震える山

クールー，食人，狂牛病

ロバート・クリッツマン著
榎本真理子 訳

法政大学出版局

Robert Klitzman
THE TREMBLING MOUNTAIN
A Personal Account of Kuru,
Cannibals, and Mad Cow Disease

いのちの始まりはいたって単純なものだった。このうえなく美しく、このうえなく素晴らしい様々な種が、そこから数限りなく生まれてきたし、今も生まれている。

——チャールズ・ダーウィン『種の起源』

都会ではまともな生活などできはしない。しかし私はまともな生活がしたかった。

——アントワーヌ・ド・サン゠テグジュペリ『風、砂漠、星々』

震える山／目次

第三部　山を越えて　245

日本語版序文

『震える山』日本語版の出版により、日本の読者の皆さんにこの本を読んでいただけるようになったことを、心より嬉しく思います。この本はきっと皆さんにも興味を持っていただけることと思います。石器時代はますます遠い歴史の彼方に薄れていこうとしていますが、石器時代とその文化について書かれた本はほとんどありません。まして石器時代と、IT化が進みインターネットで世界中と通信できる私たちの世界との違いについて書かれた本などないことは、言うまでもありません。本書で私は、急速に消え去りつつある石器時代の文化がどんなものだったかを、つまり私たちの祖先の誰もがかつてしていた生活の実態を、なんとか描き出そうと試みました。私たち自身の世界、すなわち現代の工業化社会・文明化社会をよりよく理解するために、私はできる限り遠いところへ旅してみたのです。

さらに、『震える山』を書いて以来、伝染性タンパクあるいはプリオンは、とても重要な意味を帯びてきました。それは、世界中が変異型クロイツフェルト・ヤコブ病（vCJD）、つまり人間に現れた狂牛病の行方に多大な関心を払っているからですし、またこれらの感染源が、ガンなどの病気でどんな役割を果たしているのか、研究されているからでもあります。

イギリスだけで、狂牛病によって年間二十万人に上る人が死ぬだろうと予測した科学者もいましたが、この本で触れた研究に基づく私の予測では、死者の数はもっと少ないだろうと思われます。一方で、たった一度感染源に触れただけで発病したケースもありました。つまり一九八〇年代後半から一九九〇年代前半にイギリスで、狂牛病になった牛のステーキをたった一度食べただけで、狂牛病になる可能性が誰にでもあるということです。また一方で、饗宴に参加して感染源に触れたはずの人が、必ずしも全員発病するわけではないということも分かりました。感受性、つまり病気のかかり易さの遺伝的な違いについては、現在研究が進んでいます。それが解明されれば、上述のような現象に新たな光を投げかけることは間違いないでしょう。

本書はまた、産業化社会と原始的社会の、伝染病に対する反応の違いも扱っています。伝染病のように、広範囲に蔓延する病気の場合には、ちょうど戦争や大量虐殺や、広島や長崎が核爆弾による被害を被ったときのように、一人の個人が自分自身の死と、周りの人々の死の双方に直面しなければなりません。このような災害に直面すると、どういう社会でも、人は、周りの人々との絆を回復し、喪失感から抜け出そうと必死の努力をするものです。私がニューギニアで生活を共にした、フォレ族とその周りの人たちも、正しくそういう反応を示しました。かてて加えて、今後数十年の間に別の伝染病が流行するであろうことは間違いありません。最近ではＨＩＶの場合がそうであったし、またかつてニューギニアでそうであったように、その病気は危機感と恐怖心と迷信を生み、人々は必死で治療法を探そうとするでしょう。

フォレ族は、文化に関してたくさんのことを私たちに教えてくれました。というのも、彼らはこの太平洋上の島で、人と人との緊密なつながりと、独特な習慣を培ってきたからです。彼らは精霊や自然をあがめ、滝や山などを、神聖なものとして大切に保護してきました。世界最大の大洋の果てしない広がりに取り囲まれ、大陸のプレートが移動するたびに地震と火山に揺さぶられ、脅かされる太平洋の島々には、何か独特なものがあるのでしょう。人間にその小ささを思い知らせる、これら自然の力の驚異は、あらゆる生き物に畏れを抱かせ、また一方で心を奮い立たせずにはおかないのです。

本書はまた、文化がどのような精妙な方法で、私たちの自己認識や環境の認識の形成に影響するかを探っています。私は自分の話を、未知の文化を知ろうとする、困難に満ちた冒険の話でもあると思っています。そこの人々との毎日のやりとりを通じて、人は自分の慣れ親しんだ文化と他の文化との違いを知り、その豊かさを知ることができるからです。

読者の中には、フォレ族の生活とそのカニバリズム的饗宴の描写に私が使った言葉――ことに誰が誰を食べたという細かな事実――にぞっとしたり、嫌悪の念を催す人もあるかもしれません。しかし私は、こういう風習をできるだけ正確に伝えるために、あえて、饗宴の参加者たちが私に語ってくれたとおりに記述したのです。さらに、そのような言葉によってこそ、私たちはその微妙なニュアンスも含めて正確に、私たちのものとは異なる文化を理解することが可能となるでしょう。文化が異なると、様々な人間の行動への見方も、世界観そのものも驚くほど違うものです。このような異文化理解を通じて、文化やタブーの違いをより広く、深く理解することが可能となるのです。

この本を日本語に訳してくれた榎本真理子さんの注意深い読みと、翻訳の技と洞察に、私は心から感謝します。このニューギニアに関する本を英語から日本語に訳すうえで榎本さんが提起された質問から、私は文化と思考法の双方における、日米二つの文化間の類似点と相違点について多くを学びました。この本をより多くの読者が読めるようになったのは、ひとえに彼女のおかげです。

新しい千年期が始まりました。今となっては、石器時代を思い出させるフォレ族の話は、自分たちがどんなに長い道のりを歩んできたかという私たちの感慨をいっそう深めさせ、また地球上のもっとも辺鄙なところでさえも、人間性のある部分は変わらないのだ、ということを思い知らされるだけとなってしまったようです。

本書を日本語に訳してくれた榎本真理子先生と、出版の労をとってくれた法政大学出版局の方々に心からの感謝を捧げます。日本の読者の皆さんが本書を楽しんで下さること、また本書が皆さんを心踊る新世界に誘ってくれることを願ってやみません。

二〇〇三年二月

コロンビア大学医学部臨床精神医学科助教授
生命倫理研究所副所長
医学博士　ロバート・ロイド・クリッツマン

前書き

狂牛病が人間にも広がりつつあった一九九六年頃のこと、ディナーパーティーなどで狂牛病の話をよく耳にした。そのたびに私は、狂牛病や類似の病気について、人々があまりに無知なのに驚いた。私は狂牛病とよく似た病気にかかった人を実際に見たこともあったし、経験に基づく知識もあったので、人々はこの新しい風変わりな病気のことを、私に聞きたがった。私はパプアニューギニアで、数カ月クールーの研究に取り組んだ経験がある。この病は基本的に狂牛病と同じ伝染性の病原体［プリオン］によって起こる。それはかつて、石器時代さながらの生活を送るフォレ族の人々の多くを死に追いやった病である。

クールーは今では地上から姿を消しつつあるが、病気の犯人である伝染性のタンパクは、狂牛病、つまり牛海綿状脳症によって人々の注目を集めるようになってきた。それでこの病も再び重要な意味を帯びてきた。一方でフォレ族の石器時代さながらの暮らしは、急速にこの世から消えてゆきつつある。その中で育った人も、わずかばかりの、彼らの暮らしについての所見も、じかに見聞した人間による観察記録も、すべて同様な運命を辿りつつある。ますます現代化し、均質化しつつある世界の中にあって、このような生活はもうパプアニューギニア以外のところではまったく消えてしまっている。だからこそ、人類の文化の原初のかたちを保っている、これらの人々やその暮らしぶりを、できるだけたくさん記録にとどめておくことが重要なのである。

この本に記した私の体験はまた、科学するとはどういうことか、ことに流行病学のフィールド・ワークと医学的文化人類学の実態――その難しさ、意外な成り行き、多岐にわたる成果、科学者や文化人類学者がどのようにして一人前になっていくのか――に光を投じることだろう。
プライバシー保護のため、本書では一部変更を加えてあることをあらかじめお断りしておく。

第一部　時を超えて

牛食う人々《ビーフィーター》

私たちはヨークシャーの荒れ地を一日中ハイキングしていた。霧に覆われた中、ばさばさの草がへばりついている灰白色の岩の上を歩いた。干上がった川床や滝に沿って丘を登ったが、私は遅れがちだった。やがて私たちは小さな谷に降り立ち、その谷の外れからやっとまともな道に出た。小川のほとりに小さなパブがあった。パブの建物は、今日私たちがトレッキングの間ずっと目にしてきたのと同じ、灰色の石作りだ。建てられた年が、扉の上の黒い横木に「一七四六」と金色の髭飾り付きの文字で記してある。パブの中の暖炉には火が燃えていた。私はイギリス人の友人たちと席に着き、メニューを見た。「何になさいますか」とウェイトレス。

私の連れは、皆ロースト・ビーフとヨークシャー・プディングを注文した。

私は驚いて「狂牛病が怖くないの?」と尋ねた。それより数年前、一九八五年にイギリスの牛がこの病気、つまり牛海綿状脳症（BSE）にかかっているのが見つかった。一九八八年までに何百頭もの牛が感染し、イギリス政府は、羊や牛から肉などを取ったあとの屑を砕いて作るボーン・ミール（肉骨粉）を、タンパクの補いとして家畜に与えることを禁じた。（羊が狂牛病に似たスクレイピーという病気にかかることは、かなり前から知られていた。）後にイギリス政府は、狂牛病の牛を食用にすることも禁じた。一九八九年には狂牛病の牛が何千という数に上ったため、政府は感染の可能性のきわめて高い部位、ことに脳と骨髄を売ることを禁止した。それでもなお何千頭もの牛が死んだ。一九九〇年五月には、一匹の猫がこの病気で死に、イギリスの牛肉消費量は減少した。しかし牛肉消費量はその後再びじりじりと増加していった。そして一九九〇年九月の現在、私は、友人たちが一人残らずビーフを注文したのでびっくりしてしまった。

「牛肉はもう安全だよ」とマークは、私の問いにびっくりして答えた。一行の中で医者は彼と私だけだった。

「でも狂牛病の病原体の影響が人間に現れるまでに、何十年もかかるかもしれないんだよ」と私は言った。「狂牛病に感染した牛がたった一頭市場に流れただけで、人が感染して死ぬ可能性があるんだ。」

「でもイギリス政府には専門家がいるわよ」とスーザンが反論した。スーザンは背の高い女性である。「牛肉は安全だって政府は言ってるわ。」スーザンはナイフを手に取り、ピンク色の肉を一切れ小さく切った。潜在的なリスクを考えてみると、こういうふうに政府の太鼓判を進んで受け入れようという姿勢は、私には大きなショックだった。

「注意するに越したことはないと思うけれどね」と私も反論した。

「馬鹿なこと言わないでよ」とスーザン。「政府は狂牛病の牛は全部殺したのよ。それに、私たちは牛を食べて育ったの。これはイギリスの伝統よ。」

「しかし狂牛病が発症するまでに十年、いや二十年かかる可能性だってあるんだよ。」

まるで気が狂っているとでも言わんばかりに、皆は一斉にこちらを見た。私は危険が迫っているのにそれが見えない、とでもいうような奇妙な感じがした。

「狂牛病が人にうつったことなんてないさ」とマークは答えた。
「でも牛以外の動物にはうつったよ。」
「動物は別さ。それに人間にうつるって、どうして分かるの。君はアメリカ人で、イギリス人ではないだろう？」
「確かにそうだよ。でも前にニューギニアで、狂牛病とよく似た病気の研究をしたことがあるんだ」と私は言った。「クールーといって、狂牛病を起こすのとほとんど同じウイルスのようなものによって起こる病気さ。」狂牛病もスクレイピーもクールーも、「プリオン」と呼ばれるタンパクあるいはアミロイドによって起こると一般に言われている。

狂牛病が人間にうつったと初めて報じられたのは、右に述べたヨークシャーでの晩餐——私はこのときチキンを注文した——から六年後のことだった。英国では人々が、大きな抗議の声をあげた。どうして狂牛病についてもっとよく知られていなかったのか？　なぜ人間を守る措置がとられなかったのか？　いったい何人の人が死ぬのか、そしていつ死ぬのか。イギリスの牛肉が安全かどうか分かるまでに、いったいどれくらいかかるのか。実際それらの抗議の叫びは当時のイギリス政府を揺るがしかねないほどだった。

一九九〇年のその時、ヨークシャーのパブにいる友人たちが、この新種の伝染病に違和感を感じているのが私にはつぶさに分かった。無理もない。新顔で、ほとんど何も知られていない上に、恐ろしく長い潜伏期間を持つ病気なのである。もっと驚くべきことがある。これと似た議論を、私は前に聞いたことがあった。ニューギニアで私の会った人々も、自分たちがこの奇妙な得体の知れない病原体に対して免疫があると信じていたのである。危険が襲ってくるまでそれを無視し続けるのは、いとも易しいことだ。

クールーは、原始時代さながらの生活をするパプアニューギニアの、フォレ族および近在のいくつかの部族の食人の儀式によって広まった。(「部族」という言葉は政治的な指導力を持つ政治的な集団を意味するが、ニューギニアのゆるやかな集団のほとんどはこれに該当しない。それで文化人類学者は今ではこの言葉を使いたがらない。本書ではこの言葉を、厳密な文化人類学的な意味ではなく、もっと一般的な意味で使う。)フォレ族では人が死ぬと、その男または女ともっとも親しかった女の親族が死体を細かく切り、それをバナナの葉か竹の筒に入れて蒸し焼きにして食べた。ある女がこう語るのを私は後に聞いた。「そうすることによって母の一部はいつでも私の中にあることになるのです。」ある宣教師が私に語った言葉を引用すれば「この連中にとっては胃袋が自分たちの墓場なのさ」ということになる。フォレ族の石器時代さながらの文化では物資がきわめて乏しいため、死体をあらゆる方法で利用した。やがて私も目にすることになったが、フォレ族の人たちは敵対する村に戦いに出掛けるときは、男も女も腰のまわりに祖先のしなびた指を紐でぶら下げていた。ニューギニアではかつて食人——敵など外部の人を食べるエクソ・カニバリズムと、自分の属する集団の一員を食べるエンド・カニバリズムの双方を含む——が広く行われていた。今世紀の初め、伝染病のクールーがフォレ族で発生した。フォレ族ではこういう饗宴に参加したのは、主に成人女性と男女の幼児であった。手に入る限り、男たちは豚をはじめとする動物の肉を食べる権利があった。

葬式のとき、脳は故人ともっとも親しかった親戚の女性に与えられ、その女性は子供たちとともにそれを食した。実は、クールーを媒介するウイルス様のものが、体内でもっとも高い濃度で含まれているのが脳だった。しかし人々は、脳が病気のもとであるとは夢にも思わず、最高の珍味とみなし、カニバリズムを続けていた。(事実クールーで死んだ人の死体は、肉が柔らかいため喜ばれた。)遺族は一度でも死体に触れると通常クールーにかかり、その人が死ぬとまた死体が食べられた。こうしてクールーの媒介物はますます広がっていった。中にはクールーのために、女性の九〇パーセント、全人口の三分の二が死んでしまった村も一つならずあった。

しかし実験室では、経口感染によって実験動物をクールーに感染させるのはかなり難しく、成功したのはリスザルのみだった。それで科学者たちは、フォレ族の饗宴によるクールーの蔓延は、必ずしも経口感染だけではなく、病原体の付着した手や指で目、鼻、粘膜、そして傷口に触れたり、蚊に刺されたところをひっかいたりしたためだろうと推論するに至った。石鹸も水道もないため、一度病原体のついた手が長いこと汚染されたままであるという事態が起こりうるのだった。

ひとたびクールーに感染すると、患者はやがて精神病と神経病の恐ろしい徴候を示すようになる。脚はぐらぐらして思いどおりに動かず、足元もおぼつかなくなる。指が手が、そしてからだ全体が震える。患者は食べることも歩くこともできなくなる。感情はこれといった理由もなしにめまぐるしく変化する。患者はとんでもないときに笑いの発作にとりつかれる。それで最初の頃ジャーナリストたちはこの病気を「笑い死に」と称していた。しだいに患者は口をきかなくなり、気が狂い、死ぬ。現地の言葉では「クールー」という言葉は「震える」という意味である。

一九五六年、アメリカ国立衛生研究所のD・カールトン・ガイダシェック博士は現地に赴き、クールーについてのデータを集め、非常に長い潜伏期間を持つ未知の病原体に感染することで、クールーが引き起こされることをつきとめた。また、世界のあちこちで生じている早発性痴呆の、新型クロイツフェルト・ヤコブ病を引き起こすのがこの同じ病原体であることも、ガイダシェックは立証した。この業績に対し彼は一九七六年にノーベル賞を与えられた。それまでにも、パプアニューギニアを放浪して歩いた金の探鉱者からマイケル・アルパーズのような科学者に至るまで、多くの人がクールーとカニバリズム的饗宴との間に関連があるのではないかと考えた。文化人類学者のボブ・グラスとシャーリー・リンデンバウムによる饗宴の詳細の研究は、両者の関係を明らかにするのに役立った。科学者は実験など別の方法でさらにヤコブ病とクールーを徹底的に研究した。

これらの画期的な研究成果にもかかわらず、病気は多くの謎に包まれたままだった。病原体もいまだにはっきり特定できていなかったし、どうやってその病原体が複製されるのかも分からなかった。科学者たちは脳細胞の中に蓄積するタンパク（いわゆる「プリオン」）の塊がはたして病気の原因なのか、それとも結果なのか、またもう一種類のウイルスかタンパクが病気に関係あるのか、あるとしたらどれがどう関係するかについて、まだ意見の一致をみていなかった。この新種の病原体は、通常の有機物を破壊する化学薬品にも、加熱や放射線にも耐性があった。（フォレ族の饗宴で、蒸しても病原体が不活性化しなかったのはこのためである。）ほかのあらゆる生命体には必ず遺伝子を司るＤＮＡかＲＮＡが含まれているのだが、この病原体にはそれがなかった。そのうえこの病原体は、発症に至るまで、感染後何年も体内にじっと留まっていることが可能である。その理由および期間は今も不明である。

カニバリズムが行われなくなったのだから、クールーは減少するはずだとガイダシェックは言った。しかしフォレの人たちは、病気はなおも広がり続けていると主張して譲らなかった。いまでもクールーにかかっている人がどれくらいいるのか、また病気の蔓延の状況と、病気そのものがどのように変化しつつあるかについて、誰も正確には知らなかった。個々の症例について組織的に調査する時間とエネルギーのある研究者が必要とされていた。これらのプリオン病について、右に述べた以外にはほとんど何一つ知られていないことを考えれば、これらの問題は重要で、ことに次の点が肝要だった——つまり最長の潜伏期間はどれくらいなのか。また患者の遺伝的要素、感染したときの年齢、環境、病原体の量と特性などの要因は、何らかのかたちで影響するのか。病原体の毒性はどれくらい強いのか、換言すれば感染した患者が発病に至る割合はどれくらいか。私がニューギニアに行ったのは上述のような問題に本格的に取り組むためだった。

私がニューギニアに行ってみたいと思ったのにはほかにもいくつかの理由があった。私はかなり前から生物学と文化の関係に大いに興味を抱いていた。私はマンハッタンのアッパー・ウェストサイドで生まれた。少年時代両親は、三人の姉妹と私を公園やアメリカ自然史博物館、動物園、美術館に連れて行ってくれた。生物学は魔法のような感じがした。木の根が見たくて、私はよく公園で土を掘り返したものだった。アパートの十二階にあるうちの窓辺に植木鉢を置いて、自分の食べたオレンジやレモンやグレープフルーツの種を蒔いた。種から育った若木は三〇センチそこそこまでしか育たなかった。しかし植木鉢が深ければ木もそれだけ高くなることに私は気づいた。残念ながら私が買えるのはせいぜい一五センチから二〇センチの植木鉢で、窓辺の棚に置けるのもせいぜいそんなものだった。ある夏休み、私は科学の夏期講習を受け、咽喉と食道の働きを学んだ。それで私はからだの表面と、未知の暗黒の体内との関係に興味を抱き、まるでレントゲン写真のような絵をよく描いた。

私たちの住むアパートは狭苦しく、家族はぴりぴりしていた。父は青年時代に内耳炎になった。そのときにかかった医者は何でも屋の外科医で、ひどい治療をした。そのため父は顔面神経を切られてしまった。片耳は聞こえず、顔は歪み、半ばマヒしていた。母はまだ子供の頃に父親を亡くしている。成長すると、祖母は母に家に留まるよう強制し、大学には行かせなかった。そんなわけで私の両親は子供のためであってもお金を使うのに抵抗を覚えた。「お金はあるんだよ」と母はいつも言ったものだった。「ただお父さんも私も無駄遣いするのが大嫌いなんだよ。」緊張が高まり、喧嘩が絶えなかった。父母は長時間働いた。

家を七時前に出て、帰るのは夜七時過ぎ。それが週五日続いた。母は土曜も働いた。両親はニューヨークの衣料品街に小さな衣料品会社を持っていて、毎日のように工場主やマフィアのトラック運送業者と戦わねばならなかった。服をデザインし、布を裁断し、作った服を売りさばき、荷造りし、船で輸送する手配をする――それらすべてを父は自分でやっていた。父母には様々なプレッシャーがのしかかっていた。夏休みごとに、父は私に包装の仕事を手伝え、と主張して譲らなかった。

男の子は私一人で、三人の姉妹がいた。姉は数日ごとに「ロバートを捕まえろ」と叫び、妹二人と共にばたばたと駆けてきて私をやっつけようとした。私は全速力で自分の部屋に逃げ込み、ドアをバタンと閉めたものだった。そのドアは四度彼女たちに蹴破られ、三度取り替えられた。

博物館では、私は自由だった。そこは夢の世界だ。中でも自然史博物館の、もっとも細長くて天井が高い「トーテム・ポール室」にいちばん惹き付けられた。「トーテム・ポール室」はその名のとおり、トーテム・ポールなど、アメリカ・インディアン（西海岸の北部のものだとあとで分かった）の手になる木製の彫刻が周りにずらりと並んでいる。鉤爪の上に嘴、その上に翼が積み重なった神秘的な柱は私の頭上に覆いかぶさり、広々とした天井の暗がりまで続いている。そのはるかな高みから、鷹が私を見下ろしていて、黒い目が眼窩から突き出している。これらのトーテム・ポールや木彫りの鳥は、その後何年も私の悪夢はもちろんのこと、普通の夢にも繰り返し現れた。それ以外のものは、人間でも動物でも、これほどひんぱんに私の夢に現れることなど決してなかったのだが。

この部屋の向こう端には赤と黒に彩色された、細長い木製のカヌーが展示してあり、その中に、頭に飾りをつけ、腰蓑をつけて槍で武装した、筋肉隆々のアメリカ・インディアンの人形が立っていた。

部屋を出ると大型のエレベーターがあり、それに乗ると、生きた小動物のコーナーに行けた。水槽の中には色とりどりの魚が泳いでいる。蛇はとぐろを巻いたり、木の枝に絡みついたりしている。蛇の檻の上のガラス容器には、蛇の皮が入っていた。平べったい皮の、小さな半透明のうろこは八角形で、一つ一つがみごとに幾何学的な形をしていた。うろこには焦げ茶から赤銅色まで、微妙に異なる様々な色合いのものがあった。

博物館の正面の石でできたアーチの下には大きな溶岩石があった。家に帰る前にいつも私はその上に座ってみた。石の表面は大理石のように滑らかで、まるでよその星から来たみたいに見えた。その向こうには、よそよそしく角張ったマンハッタンの灰色の街が広がっていた。

一九六九年、私が十一歳のとき、私たちはロングアイランドへ引っ越した。ほんの数カ月前までディックス・ヒルには畑しかなかった。レヴィット・タウン開発地は、昔はそっくり全体がリュバーブ［ハーブの一種］の農場だった。表土はブルドーザーで削り取られて売られ、あとには灰色の粘土質の土が残った。私たちはモデルハウスを見に行った。二百ドル余分に払うと森の中に住めるのだが、両親はそうはしなかった。父母が書類にサインをすると、レヴィット建設は私たちの家を建ててくれた。最初はブルドーザーで固めた道があるだけだった。私は車から降りて、木一本ない広々とした地面に立った。そこが家の前庭になるはずだ。踏み出した私の足はくるぶしまでずぶずぶと泥にめり込んだ。年に数回ミラクル・グロウ［肥料］を撒かない限り、その粘土質の土にはヒメシバ［野原や芝生にはびこる雑草］か雑草以外育たないと分かったのは、何年もあとのことだった。レヴィット・タウンを初めて見に行ってから二カ月後、マンハッタンの友達に別れを告げて新しい生活が始まった。

レヴィット・タウンには街も歴史も文化もなかった。なにもかも、せいぜい数年前に作られたのだ。週末には住民の誰もがショッピングセンターにたむろした。ガラスケースのようなショッピングセンターには、クロムめっきの窓枠とガラスで出来たショーケース、しょっちゅう入れ替わるファッション、大きく膨らませた流行の髪形を売り物にする美容院がひしめいていた。私は何かもっと持続的で普遍的なものに憧れた。ここで唯一の文化的なものといったら、図書館だった。そこである日私は、コールド・スプリング・ハーバー研究所の夏期講習のパンフレットを見つけた。この研究所は家から二〇キロほどのところにあり、ジェイムズ・ワトソンが所長をしていた。数年前ワトソンはＤＮＡの構造の発見に対し、フランシス・クリックとともにノーベル賞をもらっていた。私はその夏期講習に参加しようと決めた。ほかに手がなければ自転車で行き帰りすればいいのだ。

私は地質学と海洋生物学の授業をとった。地質学の授業では、大型の黄色のスクールバスでロングアイランド中を巡り、一万二千年前にできた氷河地形を観察し、氷河がどのように動いてそういう地形を作ったのかを学んだ。ロングアイランドはホットケーキのように平らだった。私たちはいちばん高い丘に登ってみたが、それですらたった一三五メートル程度しかない。南側の突き出た部分は全体がもともと点々と続く島だったものが、浸食作用によって出来た台地によって、地続きになったものである。それぞれの島は氷河が海に落ちるときに残していった、巨大な瓦礫の堆積物だった。

人間より大きい岩はロングアイランド全体でもたった三つしかない。全部氷河が運んできたものだ。私たちはその岩を三つとも見た。私がハンプトンズに行ったのはそれが初めてのことだった。地形観察のために、私たちはいくつかの高級ゴルフクラブの中を歩き回った。

海洋生物学の授業では、砂浜や砂丘をちょこちょこ走り回るカニを捕まえ、それを顕微鏡で調べ、種類別の生息地の地図を作った。私たちはカブトガニ――地球上で今も生き延びている中で、もっとも古い種の一つ――が産卵のために陸に上がってきて、からだをひょいとひっくり返す様子を観察した。もしからだがどこかに引っかかって動けなくなれば、彼らは死ぬしかない。からだの正面には三〇センチもある尖った髭を持ち、湾曲した茶色の殻を付けたそのカニたちはひどく原始的で、まるではるか昔に失われた世界の遺物のように見えた。

運転ができるようになると、私にとってはそれがもう一つの現実逃避の方法となった。家には車が一台しかなく、それをみんなで交替で使うしかなかったが、ロングアイランドの高速道路をドライブするのが私は大好きだった——夜空が頭上に広がり、道の両側には黒々とした木立、そして目の前の夜の道はどこまでも延びているように見える。しかしその道は決して、圧力鍋のような我が家を忘れられるほど遠くまでは私を連れて行ってくれなかった。

中学高校では、できのいい子のほとんどは医者になりたがっていた。私は自分が何になりたいのか分からなかった。たしかに科学は面白い。だが近所の医者や歯医者を考えてみると、ほとんどはあまり高く評価できなかった。医者だろうとそれ以外だろうと、何が自分にあっているのか、自分自身の価値基準で選ばなければ、と私は痛感した。それにはもっと情報を集める必要があると考えた。

両親が働くのを見ていたので、お金のために働くことは自分にはできないと分かっていた。また私は長く続いたラビ［ユダヤ教指導者］の家系の末裔だった。祖父も二人の曽祖父も、そのさらに上の世代の何人かもラビだった。父はその伝統を拒否して商売を始めた。しかし物事の究極をつきとめたいという欲求は、なぜか私に受け継がれた。物事の本質と、人間、私自身、そして世界とは何かを知りたいと私は渇望した。

大学に入ったとき、自分が何をしたいか分からなかった。科学的研究は面白そうに見えたが、私をひるませもした。私はいったい何者なんだ、たかが子供に過ぎないじゃないか。それなのに研究をしようだなんで思い上がりではないだろうか？　私は純粋で不変のものを捜し求めていたし、郊外の偏狭な生活と物質主義から抜け出したくて仕方なかった。

大学では生物学にも心惹かれた。我ながら驚いたことに、文学や思想史にも惹き付けられた。ことにルソーとニーチェは、人間の何が普遍的で、何が生物学的に決定されているのか、またそれぞれに異なる時代や国を特徴づけているものは何かという問題を扱っているので魅力的だった。自然の対立物としての文化はどのように男や女の、世界と自分自身についての見方を形作るのか？　大学では専攻する分野によって、人間の認識の仕方と研究の方法が異なるようだった。社会学者は集団間の相互作用、心理学者は個々人の認識、生物学者は人体生理学、文芸評論家は人々の書いたもの、そして歴史学者は過去の出来事を、それぞれ研究している。どの分野も自分たちこそが人間解釈のもっとも決定的な方法を握っていると信じて疑わないようだった。しかし私は「群盲象をなでる」の例えをしょっちゅう思い出した。どの学問も理解しているのはほんの一部分で、全体像を把握している学問は皆無だった。私は人間の心の根底にあるもの、つまり男性と女性の根源を理解したかった。

こういう問題を追求するのに、具体的には二つの道を考えた。一つは人文科学を学び、ものを書くという道であり、もう一つは医学を学んで精神科医になる道だ。しかし私は一方で、学者や作家になって世間から切り離されてしまうことにためらいを覚えた。人とかかわり、人々がどんなふうに生きているのか見るのが私は好きだった。例えばただ書くために書くということはしたくない。人間という種について研究するためには、精神科医になる道のほうが私には魅力的に思えた。しかし医学や精神医学の分野は、抽象的で冷酷なものとなる可能性もある。医者や精神科医になれば患者の診察をしなければならないわけだし、常日頃死や病と隣り合わせで生活しなければならない。医学の道に進んだとして、その仕事もたちまちありきたりの、日常的なものに堕してしまう可能性があることも気になった。医学についての知識を深めるために、私は夏の間、国立衛生研究所で働くことにした。それは世界屈指の、最先端の医学研究所の一つだった。医学的研究に興味が持てるかどうかは分からなかったが、少なくともやってみようと考えたのである。こうして私は初めてクールーについて聞くことになった。

フォート・デトリック

「あれが炭疽棟よ」とエルザ・ローハス博士はある建物を指しながら私に言った。きれいに刈り込まれた閑静な芝生に囲まれた、六階建ての赤レンガの建物の脇を、私たちは車で通り過ぎたところだった。あらゆる窓とドアは肌理の粗い灰色の板で塞がれている。辺りには人も車も見当たらない。メリーランドのフォート・デトリックにある国立衛生研究所（ＮＩＨ）に着いたところだった。いよいよ仕事が始まるのだ。

「中には何があるのですか?」と私は尋ねた。

「炭疽菌よ。四十年前に実験室から漏れ出したの。それ以来あの建物は封鎖されているのよ。」私たちはみな毎日のようにその建物の脇を車で通ったが、この後博士も他の人たちも、二度とそのことには触れなかった。その建物は使われていなくて、まるでお化け屋敷のように見えた。

ベセスダの国立衛生研究所本部と、ここフォート・デトリックにあるガイダシェックの研究室は、クールー、クロイツフェルト・ヤコブ病（ＣＪＤ）、その他のタンパク病の研究では世界でもっとも進んでいた。ヤコブ病は伝染性のタンパク質によって引き起こされる早発性の痴呆症で、世界中で毎年百万人に一人がそのために亡くなっていた。アメリカでは毎年二百人がこの病気で死んでいる。バレエ振り付け師のジョージ・バランシーンも数年前ヤコブ病で亡くなった。そのときには、野球の英雄ルー・ゲーリックが死んだあと、筋萎縮性側索硬化症が「ルー・ゲーリック病」となったのと同じように、この病気を「バランシーン病」という名に変えようかと本気で悩んだ科学者たちもいた。しかし病気に自分の名前を付けてもらうには、かなりの人気と名声が必要らしくて、バランシーンには明らかにそれが欠けていた。

ヤコブ病は何らかの菌にさらされたり感染したりしなくても発生しうる。伝染病であるクールーは、フォレ族の誰かがヤコブ病にかかったために引き起こされたという可能性も否定しきれなかった。誰かが死ぬと、その人のいちばん親しい親族がカニバリズム的な儀式を通じて感染し、クールーになり、そして同じように食べられ、この伝染病を広げた。これらの病気は、もっともまれなゲルストマン・シュトロイスラー・シャインカー病、伝染性ミンク脳症などのような病気とともに、伝染性海綿状脳症として知られている。

最近ではヤコブ病は、狂牛病にかかった牛から人間にうつる病気でもある。人間のかかるこれらの病気の媒介物についての知識のほとんどは、ヤコブ病とクールーの研究から得られたものである。ニューギニアには、世界でもっとも多くの伝染性タンパク病患者が存在した。

世界のトップレベルの科学者たちは、イギリスだけでなくアメリカでも、牛肉を食べる人たちは狂牛病になる可能性があると言っている。その理由は、アメリカでは近年牛肉検査の基準が下がってきていること、また家畜の死骸を砕き、加工して作る動物性飼料の生産に、効率は悪いがより経済性の高い方法が導入されたことである。実際、過去数年のアメリカにおけるアルツハイマー病患者の増加は、ヤコブ病をアルツハイマーと誤診したためである可能性があると言った科学者もいる。アルツハイマーとヤコブ病は、通常の診察や検査では判別しがたいことが多いのである。アメリカでは狂牛病はまだ確認されていないが、イギリス以外のヨーロッパ諸国では、イギリスから輸入された家畜または飼料が感染源となった狂牛病が、多く見つかっている。イギリスでは家畜を何百万単位で処分したにもかかわらず、狂牛病はなくなっていない。プリオンは何十年も死滅せずに土壌に潜んでいることがありうる。羊にスクレイピーが発生すると、病気の蔓延を防ぐために、農夫はそのとき飼っている羊の群れ全体を何度も始末することになる。同じ牧場に新しい羊の群れが導入されたとすると、それが数十年後でも、また同じようにスクレイピーが発生することになる。感染源のプリオンがどのようにして生き延び、どのようにして再び広がるのかは分かっていない。

この病気を理解することは、他の病気の解明にも光を投げかける可能性があるという点で重要なのである。アルツハイマーや、多発性硬化症、パーキンソン病などは何百万もの患者を苦しめ、家族や周りの人々の人生にも重大な影響を及ぼしている。とりわけ特徴的なのは、ヤコブ病でもクールーでも、中枢神経系の破壊と、痴呆、およびからだのコントロールの失調という症状を引き起こすことである。例えば医師にして文筆家だった故ルイス・トマスは、もし自分がまだ若くて医師として仕事を始めたばかりなら、医学でもっとも刺激に満ちた新しい分野に専念するのだが、と語っていた。そしてその分野とはこれら未知の伝染性の病原体の研究のことである。

しかしこれらの病気はなかなか我々の前に姿を現さず、謎に満ちている。一つには潜伏期間が長く、研究するのが困難なためである。

しかしながら、テクノロジーの進歩と旅行の機会の増加によって、世界の人々の間の距離がいっそう縮まってきているため、このような疫病の研究はますます重要になりつつある。今や病気は、もとは自然に存在していた地上の境界線を、いとも容易に越えるようになっている。

最も機密度の高い軍事基地として、ここフォート・デトリックでは、かつて生物兵器の研究が行われたのである。ゲートのところには、小さな締めきった窓の付いた、木造の背の高い白塗りの監視塔がある。幾重もの鉄条網を上にのせた、金属製の高い塀がフォート・デトリックを取り囲んでいる。その向こうにはカシュクティン山脈があり、その背後には他の軍事基地——ここと同じように制服姿の警備兵がぬかりなくパトロールをしている——がいくつか、そして大統領の別荘キャンプデービッドが隠れている。私はここフォート・デトリックとベセスダで働くことになった。

ローハス博士は私を八十四号棟に連れて行き、入口で文字盤にコードナンバーを入力した。中に入ると、壁に沿ってたくさんの棚があり、そこにちょうど婦人帽の箱くらいの大きさの、平たくて大きい円筒形の蓋付きガラス容器がずらりと並んでいた。博士によるとその中に浮かんだ人間の脳は、クールーかヤコブ病にかかった人たちの脳であった。脳は薄い緑色の液体に入っていて、瓶の横のほうに寄っているものもあれば、前方にあるものもあり、また底に沈んでガラスにぴたりと張り付いて、こちらを凝視しているように見えるものもある。赤いマーカーで文字と数字を書いた白い識別カードが、各々のガラス瓶にセロテープで貼り付けてある。瓶の中でじっと動かないピンクがかった灰色の脳は、まるで深海で捕らえられた太古の生き物のように見えた。脳の表面は螺旋状に盛り上がっていて珊瑚を思わせる。その柔らかい丸みのある塊が、かつては夢や笑いや涙や歌を生み出していたのだが、とてもそうは思えない。昔は奇跡を生み出していた、その一つ一つの脳の魔力をちっぽけなタンパクが奪い去ったのだ。

「これがP4実験室よ」とローハス博士は私を別の部屋にいざないながら言った。スラグでできた特殊実験室の真ん中に複雑な装置があった。大きな強化プラスチックの箱で、何本ものチューブが取り付けてあり、中に手を入れて作業できるように、厚い合成樹脂の手袋が内側に付いている。危険な細菌などが漏れ出すのを防ぐ、最大限の防御装置だった。私の手は箱の外側にうがたれた二つの穴から手袋に入る。すると死をもたらす危険のある因子に、直接手を触れずに済むのである。P4実験室はいくつかの小さな実験室から成り立っていて、空気吸い出し装置も付いていた。危険な菌が漏れ出すなど何かまずいことが起こるや、実験室の空気はたちどころに吸い出される。こうして死を招く菌が野放しになるという事態は決して起こらずに済む。（しかし逃げ遅れた人は窒息して死ぬのではないかと、私は思った。）

実験室から出て行きながら博士は「ここではこういう装置を置くことが義務づけられているの」と、後ろからついて行く私に言った。「でも実際はめったに使わないわね。取り扱いがひどく面倒なので、あれを使って実験するのは不可能に近いのよ。本当にあの装置が必要かどうかもはっきりしていないし。だから大概私たちは標準的な実験室を使って、できる限り注意深く実験するようにしているの。」

「本当はこういう服も着ることになっているのよ」と言って彼女は床の上の箱を指さした。私はその服を一着取り出してみた。前にチャックがついた、白い合成樹脂のつなぎ服だ。あとで分かったことだが、私たちがそのつなぎ服を着ることは、ほとんどまったくと言っていいほどなかった。通気性がわるくて、汗をかいてしまうのである。「私たちはきっとみんなこういう危ないウイルスにさらされているわね」と彼女は言った。それでいて博士も他の研究者たちもなんの支障もなく研究を続けていた。

数分後、一人の神経外科医が研究室のところで立ち止まり、自己紹介した。そして「君はついてるよ。これから生きた脳を見られるんだよ」と私に言った。私はどきどきした。生きた脳なんてそれまで見たことがなかった。

約三十分後、彼は私たちをホールの向こうの小さな部屋に案内してくれた。小猿が紐で縛り付けられている。クールーが経口感染するのか確かめるために、その小さな猿には、クールーに感染した人間の脳をあらかじめ食べさせてあった。茶褐色の毛に覆われた猿は大きな目で心細そうに神経外科医を、それから私を、じっと見た。神経外科医は猿に酸素マスクをかぶせて麻酔を施し、ワインのコルク抜きに似たT字型の小さい器具を取り出した。彼は「これはインカ人が外科手術に使ったのと同じ器具なんだ」と言って、それを猿の頭の脇にあて、回転させ、耳の上に小さな穴をあけた。「ほら、のぞいてごらん。」猿を気の毒に思ったが、身を乗り出し、外科医が頭蓋骨にあけたさいころ大の穴からのぞいてみた。脈動している輝くピンクの粘膜を、赤く輝く動脈と青っぽい静脈が覆っていた。私はそれまで脳が脈動するとは知らなかった。それはまるで、猿とは別の、独自のいのちを持った動物のように見えた。外科医は脳に針を突き刺し、少量のサンプルを抽出した。クールーという病気と、神経組織と、自然そのものの秘密がその中には隠されていた。

続く数日の間、私はローハス博士の研究室で、その伝染病の媒介物が、DNAやRNAなど遺伝子情報を伝える物質を含んでいるかどうかを判定する実験の手伝いを始めた。クールーに感染したたくさんの脳を、様々な化学薬品と混ぜ合わせてピンク色の半透明のエキスとし、それを何日か攪拌し続けるのが私の仕事だ。底が円形で上部が細長く、気体が逃れるのを妨げるようになっている、細長い三角フラスコに混合物を注ぎ入れる。そこに長方形のプラスチック磁石を入れ、電気プレートの上に置く。すると磁石は回転を始め、脳組織の入った混合物をかき混ぜるのである。その装置全体を、正面がガラス製の背の高い冷蔵庫に入れる。そこで磁石は数日間回転し続けるのである。

待っている間はほとんどやることがなかった。

そこで私は国立衛生研究所の二階の研究者たちを訪問し始めた。彼らはこれらの病気を文化人類学と流行病学の観点から研究していた。つまりどのようにして、いつ、どういう人に病気が広がるのかということとを、である。より人間くさいこの種の研究は、この病気に関する別種の謎、つまり文化と病気の相互関係を明らかにする可能性を持ち、病気そのものの研究に負けず劣らず重要であることに私はすぐ気づいた。

研究室で働きはじめて二週間たつと、ローハス博士は私に、次の実験のために、クールーにかかったネズミを、博士と私でそれぞれ百匹ずつ殺して脳を取り出す仕事をしなければならないと言った。博士は巨大なダンボール箱から一匹の白いネズミのしっぽをつかんで取り出してみせた。私もやってみた。手袋をした私の手が近づくと、ネズミはまるで自分を待ちうけている運命を知っているかのように一目散に逃げて行く。やっとのことで一匹のしっぽをつかみ、テープでとめてある、ざらざらする青い紙の上に持ち上げて置いた。ネズミは全速力で走り出す。教えられたとおり、私は鋏の刃をネズミの頸部の後ろにぐっと押し付けた。そしてぷつんという音がするまでしっぽを引っ張った。これで脊髄が切断されたことになる。私はネズミの後頭部を解剖用メスで切開し、毛皮をはぎとり、頭蓋骨を割り、ピンセットで脳を取り出した。

ローハス博士はこういう仕事をしていてもまったく平気のようだったが、私は胃がむかむかした。吐き気をこらえながらその日いったい何匹のネズミを殺したのか、今となっては覚えていない。が、ノルマの百匹の、四分の一にも遠く及ばない数だったことだけは確実だ。たしかにこれらの実験動物は病気の特性に関する重要な洞察を可能にしてくれるし、それが多くの人命を救うことにもつながる。食べるために、科学のために、衣服用に、または気晴らしに、たくさんの人が動物を殺す。その中には多くの人々に支持される用途もある（誰もかれもが肉食拒否を唱導しているわけではない）。だが、たとえ立派な目的のためであれ、人間が動物を殺しながら生きているという事実に、私たちの多くが心の痛みを覚えるのは明らかである。実験室での屠殺にはもっともな目的があった。それでも私にはネズミが殺せなかった。二階の文化人類学部門に私がいる時間は少しずつ長くなり、まもなくそちらで本格的に働くことになった。

実験の結果、DNAもRNAも、その存在は確認できないことになった。この病原体は明らかにDNAとRNAのどちらの遺伝子情報も欠如した、唯一の生命体ということになった。実際、つい最近ではガイダシェック、プルシナーほか多くの人たちが、この感染源は細胞中に普通に見られるタンパク、誰の脳にもある微細なもので、それが間違った方向にねじ曲げられたものではないかと考えている。その異常化したタンパクは突然出現するか、あるいは体外から入ってくる。いったん出現するや、そのタンパクはちょうど結晶のように周りのタンパクも変質させる。そして異常タンパクの塊を作り、それがその細胞の普通の働きを妨げてしまう。そのプロセスは、ヨウ化銀を核として雨粒が次々にできて雲が形成されるプロセスと似ている。——カート・ヴォネガット——彼の兄はマサチューセッツ工科大学の物理化学者で、雲の発生を研究した——は彼の小説の中で「アイス・ナイン」という、これに似た物質のことを描いている。それは通常とは違う形態の氷の結晶で、世界中の水を凍らせてしまうのである。悪性に変質したタンパクも、周囲の通常のタンパクに形態の変質を生じさせ、それがやがて脳の中に凝結した結晶体となって重合体【分子がくっつき合って塊となったもの】となる。これらの異常な小片は、結晶の核としての役を果たし、さらに周りの異常化を進める。最終的には何百万ものタンパクが異常化し、細胞を破壊し、次にはまた別の細胞を攻撃し、殺す。すぐに大きな穴がぽつぽつ脳に見られるようになり、顕微鏡で見るとまるでスポンジか穴だらけのスイスチーズのように見えることとなる（この病気が「海綿状」脳症と呼ばれるのはこのためである）。このタンパクは脳の一部であり、決して異物ではない。異物が侵入したことをからだが認識しないのである。ただ少々変質しただけだ。他の伝染病とは異なり、からだは発熱や膿みを伴う炎症反応は起こさない。この異常に増殖するタンパクは、どのようにして自分と同じ、形のおかし多くの疑問が残されている。

第一部　時を超えて　22

いタンパクを作り出すのか。どうしてこの病原体による症状が現れるまでにそれほど時間がかかるのか、またその間病原体は何をしているのか。病原体はおのずと活性化するのか、外的（すなわち外部の環境因子によって触発されて）、もしくは内的な要因によって実際にこの病気が出現した社会のデータが決定的な意味を持つこととなった。人間社会に現れたこの病気——ニューギニア以外ではまれだ——を綿密に調査しなければならなかった。

新たに見つかった生命体なので、名前についてすらホットな議論が行われていた。つまり「異常型スローウイルス」、「伝染性タンパク」、「伝染性アミロイド」、「ヴィロン」、「ヴィリン」のどれがいいか、だ。一九九七年、この謎に満ちた病原体の研究でノーベル賞を受賞したスタンリー・プルシナーは、プロテイン（タンパク）からプリオンという言葉を作った。同じ分野でガイダシェックがノーベル賞を受賞するまでは、この分野で使われる名前は二つに分かれていた。かたや「伝染性アミロイド」、かたや「プリオン」である。プルシナーの素晴らしい貢献にもかかわらず、プリオンという語は半ば彼自身の名前から来ているのではないか、と批判する人々もあった。

私なら例えば結晶性ウイルスまたは結晶性タンパクのような、この病原体の特質をよりよく表す名前にしただろう。どちらにせよ、プルシナーのつけた名前を人々が受け入れ、使うようになるのに、彼のノーベル賞受賞が大いに影響しただろうと私は思う。プリオンという名は短くて単純で、科学用語にとって何が重要なのかをも示している。科学者だけでなく一般の人の間でも、簡潔な言葉のほうが通りがよく、影響が大きいものだ。このことは研究論文でも新聞記事でも、また書き言葉でも話し言葉でも同じである。

ある日研究室にいると、カールトン・ガイダシェックがやって来た。ニューギニアから帰って来たばかりだった。「郵便物の開封を手伝いに誰か来てくれないか」と彼は言った。文化人類学者の一人が私に行きたいかと尋ね、私はそのチャンスに飛びついた。

ガイダシェックの家にはニューギニアをはじめとする遠い異国の美術品がひしめいていた。本棚や書類棚は文学と美術の本や、世界のあちこちの文化と文明に関する文化人類学の論文でいっぱいだった。古いかび臭い本の匂いと、世界のあちこちのジャングルで作られた、いぶした木彫りの彫刻の匂いが家中のあらゆる部屋にただよっていた。「思想なんて安っぽいもんさ」と腰を下ろしながら彼は言った。「偉大な科学は、データをこつこつと地道に集め、それを系統立てることで成り立つんだ。肉体労働を規則的に繰返すこと。それが矛盾や例外を明らかにし、新たな洞察に人を導く。それこそが世界的なレベルの科学や芸術につながる道のわけだ。」

私がこれまでに出会った中で、カールトンはもっとも非凡な知性の持ち主である。これまでの人生で私は多くのいわゆる偉人に会う幸運に恵まれている。何代かのアメリカ大統領、副大統領、マッカーサー「天才」賞受賞者、ピューリッツァー賞受賞者、カールトン以外のノーベル賞受賞者などである。しかしカールトンはもっとも印象に残る人であり、その強烈さは桁違いである。『アリス・B・トクラスの自伝』には、私が初めて彼に会ったときに感じたのと似た衝撃が描かれている。アリスが初めてガートルード・スタインに会ったとき、彼女の頭の中で小さな鐘が鳴り続け、その鐘は「天才、天才」と告げていたという。これこそまさしく私が初めてカールトンに会ったときに感じたことだった。私の生涯の中で、こういう衝撃はまだ二、三回しか感じたことがない（もっとも特筆すべきは、ハロルド・ブルームとノーマン・

メイラーだ)。例えばハーバード大学医学部は、数年前、創立二百周年記念のお祝いで名誉博士号を初めて出すことにした。そしてノーベル賞受賞者で同学部を修了した人の中から三人を選んだが、その第一号としてガイダシェックに名誉博士号を授与した。彼はまたニューギニアとミクロネシアの少年少女を数十人アメリカに連れて来てその子たちを小、中、高校、そして大学にまで自費で通わせてやっていた。私が彼らに会ったときには、ニューギニア人たちが私にピジン・イングリッシュの手ほどきをしてくれた。

(残念なことに、ガイダシェックは近年十七歳のメラネシアの少女と性的関係を持ったかどで告発された。一九九七年、情状酌量のうえ、ガイダシェックは一年間の禁固刑に服した。このケースは難しい問題を提示している。メラネシアの伝統的社会では大人が子供と性関係を持つことは是認されているどころか、ごく普通のことである。慣習やタブーは文化によって異なり、ある文化では奨励されることが他の文化では禁止されたりするが、タブーを犯せばどの文化でも罰を受けることになる。ガイダシェックとのつきあいは、知的にも科学的にも私の成長の重要な一部となった。ガイダシェックが私生活の中でしたとされることを裁判の過程で知って、私はショックを受けた。はじめは彼から学んだことの真価を疑問に思わないでもなかったが、結局のところ彼から学んだ科学、医学、伝染病学、そして文化人類学の知識は私にとって今でも有効で刺激的なものであり続けている。)

私がどんな観察をしても何を言っても、カールトンは常に私よりさらに深く物事を見ていたし、洞察を加えてくれたし、私の理解したことをいったん分解し、きちんと整理し直してくれた。あるとき彼は四色のファイル・キャビネットが欲しいと言った。黄色、オレンジ、青、赤の四色のペンキの缶を彼は持っていた。「どの色がいいんですか?」と私は尋ねた。

「どれでもいいから一つ選んでくれ」と彼は言った。

「四色全部使ったらどうですか？」と私は言った。そのほうがカラフルだし、楽しいと思ったのだ。「それはいいアイデアだ」と彼は即座に言った。「そうすれば私は、例えばある子に『これを黄色のキャビネットの上から三番目の引き出しに入れて』とか『青いキャビネットのいちばん上の引き出しに入れて』と言えるね。」私は単にそのほうがきれいだからそう言ったにすぎなかったが、彼は即座に私の提案に含まれている可能性を見抜いた。

ガイダシェックはプリオン病に関するあらゆる研究を熟知していたし、この結晶性の小片について、いつでも議論することができた。なにしろ彼は、物理学と化学の権威で、ノーベル賞を二度受賞したカリフォルニア工科大学のライナス・ポーリンと共同研究した経験の持ち主だった。ガイダシェックはまた、事物の具体的な性質——つまりある物質の特性と、その構成要素各々の特性——を感得し、正確に認識するまれな理解力と判断力を備えていた。（もし人生をやり直せるなら自分は彫刻家になりたい、と彼が言うのを聞いたことがある。）この感覚が彼を助けたのだろう。それで彼は遺伝子と、細胞と、そしてついには伝染性のタンパクに関する考えもまとめることができたのだ。

私はすぐガイダシェックのもとで働くようになった。ニューギニアの原始的な人々に関する記録やフィルムを分類したり、分析したりしたのだ。私が見て分類した何巻ものフィルムは、文化人類学的な意味で興味深いものだった。また梱包されたままの箱から工芸品や薬の瓶を取り出した。ニューギニアおよび南太平洋に浮かぶ珊瑚礁の孤島の住人のことや、彼らのかかる病気についても学んだ。私はガイダシェックに、自分が当時大学で学んでいた科学史や科学思想史や、未開人と現代人の薬への信仰について話すようになった。

研究所で会った研究員たちには強い感銘を受けた。夏の終わりになって大学に戻ったあとも、私は彼らと連絡をとり合った。

　世間から切り離されたアイビーリーグ〔アメリカ北東部にある名門八私立大学〕の教室に戻った私は、退屈で落ち着かない気がした。大きな木のテーブルを囲んで繰り広げられる人文学部のセミナーの、小説に関する抽象的な議論は、精神的なマスタベーションのように思われる。私以外の学生たちはそんなことはちっとも気にかけないどころか、それを必要としているようにすら見える。実際に現実に触れ、様々な経験をすることのほうが私には魅力的に思われた。その学期にはコンラッドの『ロード・ジム』とマルローの回想録も読んだ。私ははるか彼方の国――もっともそんな場所はもうほとんど残っていないのだが――での冒険を夢み、世界を旅し、探険し、ものを書くことに憧れるようになった。私は研究だけに没頭するのは好きではなかった。ある晩夜更けに千鳥足でパブから寮に戻ってみると、ある教授の部屋の明かりがまだついていた。彼女は研究に励んでいたのだ。ところが数カ月たって、結局彼女はテニュア〔終身在職権〕をもらえないことが判明した。私はそんな人生はごめんだった。

　しかしそれならどんな未来が私を待ち受けているのか、皆目見当がつかなかった。私にとってヒーローはコンラッド、マルロー、そしてヘミングウェイだった。だが私はたかがロングアイランド出身のユダヤ人の若造に過ぎなかった。もはやファシズムに対する戦いも終わり、世界もほとんど探険されつくしている今、二十世紀の終わりにいったい私に何ができるだろう？　当時私は海外旅行の経験さえなかった。

　私はどうやって将来の職業を選ぶべきか分からなかった。つまりどの程度大胆で、どの程度慎重であるべきかということだが。理科系か文科系かでも迷っていた。両方は無理で、かといってどちらにしたらいいか決めかねたのである。大学三年のある日、文学の教授と昼食を共にした私は、医学をやろうと考えていると話した。すると彼は「私も人体には興味があるよ。しかし君は本当に病人を扱うことを仕事にしたいのかね？」と言った。いかにも学者然と、ツイードのジャケットを着込んだ教授の指は、セロハン紙に包まれた食べ物の上でぶらぶらしていた。そうだ、と私はそのとき気づいた。書物だけを扱うのはごめんだ、と。

父と母に、私にはどういう仕事がいいと思うかと尋ねた。母は私に、ただただ医者になって欲しいと願っていた。しかし私はまだ迷っていた。しまいに母は「それなら弁護士や医者をやってるいとこたちに話を聞いてごらんなさいよ」と言った。大学三年の感謝祭のときにいとこたちと会ったので聞いてみると、弁護士をやっているいとこは法律なんてやるなと言い、医者のいとこは医学なんてやるなと言った。

感謝祭の休暇のあと大学に戻ったのは、夜も更けてからのことだった。大学の建物は黒々とした松の木々に囲まれ、空には満月がかかっている。キャンパスには落ち着いた静けさが漂っていた。帰ってきたことが私は嬉しかった。大学は純粋な何か——科学とか真実といったもの——を象徴していた。あるドアの上には「ここで我々は人々とゴシックの尖塔から、決して滅びることのない、目に見えないことどもについて教わった」と彫ってあった。私は、俗世間の塵を取り除いたありのままの状態の男たちと女たちを研究したかった。

続く数カ月の間に私は医学部に願書を出したが、医学部に進む前に何かほかのことをしたいと思っていた。クリスマス休暇に医学部への願書を整え、投函し、それから映画『アラビアのロレンス』を見た。大学を出たての二十代前半の若者がはるか彼方の地で冒険するこの映画に、私はすっかり心を奪われた。そこから受け取ったメッセージは「人は本気になれば、やりたいと思ったことを成し遂げることができる」ということだった。私は前にもまして異郷への旅に憧れるようになった。おそらく当時の私は単に空想好きな理想主義者だったに過ぎないのかもしれない。ともあれ私は冒険に憧れた。

私は、研究所から任されていたプロジェクトのいくつかを在学中に終えるよう計画を立てた。それが終わると、クリスマス休暇にガイダシェックを呼び出した。彼は卒業後何をするつもりかと私に尋ねた。

「医学部に進学します」と私は答えた。「でもその前に一年休学して、スイスで勉強しようと思い、フルブライト奨学金に応募しました。」

「もっと興味深いことをしてみたらどうかね？」

「例えば？」私の計画は充分興味深いと思っていたのに彼がそう思わなかったので、私は驚いた。

「ニューギニアに行ってみたら？」

「いいですね」と私は言った。いったい私と彼がどういう取り決めをしたことになるのかはよく分からなかったが。

ニューギニアは十九世紀当時のアフリカと同じくらい未踏の地だった。カールトンと同僚のアルパーズがたまたまその地で新たな火山を見つけたのもごく最近のことだった。一九三〇年代になるまで高地には外部から誰一人足を踏み入れたことがなく、高地全体が地上最後の未知の世界だった。西洋人の最初の探険家、ポルトガル人のアントニオ・アブルーとフランチェスコ・セラムは、一五一二年にニューギニアを発見した。しかし彼らはそれに名前すらつけなかった。同じくポルトガル人のドン・ホルヘ・ドゥ・メネスは一五二六年にたまたまニューギニアに上陸し、「オス・パプアス」と名づけた。これはモロッコ語で「縮れ髪の」という意味である。この名前がニューギニアに付きまとった。インドネシアから南アメリカへのよい航路がないかと調査していたスペイン人の探険家イニゴ・オルティーズ・ドゥ・レテスは、後にこの島を「ニューギニア」と呼んだ。住人がアフリカのギニア海岸の住人に似ていると思ったからである。次にヨーロッパ人がやってきたのは半世紀後のことであった。

その後二百年の間、スペイン、オランダ、イギリス、フランスの船が沿岸を行き来した。しかし植民地化が開始されたのは、十九世紀が始まってかなりたってからのことだった。一八二八年、東インド諸島とモルカン諸島を手に入れたオランダ人は、その隣のニューギニアの西半分も併合した。といっても手に入れただけで、彼らはほとんど何もしなかったのだが。しばらくは何も起こらなかった。一八八〇年代になると、ビスマルク率いるドイツは覇権を求め、太平洋と、残っていたニューギニア島東部の北半分に目をつけ、手に入れた。イギリスの植民地であったオーストラリアとニュージーランドは、残りの南半分を要求するよう英国女王に請願し、大英帝国はぐずぐずしたあげく、やっとその要求に応えた。それでもニューギニア島の探査は遅々として進まなかった。川はどこも航行不可能だった。マラリア蚊がうようよしていたことも島の調査を妨げていた。外部から接触できるのは海岸だけで、内陸部は未踏のままだった。一九三〇年代になって金が発見されると、一攫千金を夢みる人々が内陸部に踏み入って行ったが、その数はほんの少数にとどまった。ともあれ、その人々は、内陸に人が住んでいることを知って大いに驚いたのである。一攫千金の夢ですらも、人々にニューギニアの環境と気候という障壁を乗り越えさせることはできなかった。飛行機による必要物資の投下、そして無線通信機――その二つによって、少しは調査ができるようになった。世界はニューギニアに無関心なままだった。しかし第二次大戦が始まると、ニューギニア島は重要な戦場となった。日本軍は太平洋の覇権を求め、最終的にはオーストラリアを手中に収めることを切望し、ニューギニアに侵攻した。ニューギニア島を奪還しようと激しい戦闘が繰り広げられた。島のほとんどの地域の人々は、飛行機が上空を飛ぶのを初めて目撃した。中には、山岳地帯を突っ切ろうとして屹立する山に衝突し、墜落する飛行機もあった。

戦後になってニューギニア東部の大がかりな調査がやっと始まり、三百万の人々がいまだに石器時代さながらの生活を送っていることが判明した。深い谷と切り立った山々に囲まれ、それぞれの住民は外部世界からまったく切り離されていたし、各々完全に孤立していた。ニューギニア島では七五〇――この数字は世界中で有史以来話されてきた全言語の三分の一から二分の一に匹敵する――以上の言語が今も話されている。これらの言語は、例えばフランス語とイタリア語のように、相互に類似点を持つ方言同士のようなものではなく、ハンガリー語とハワイ語のように、それぞれまったく異なる言語なのである。文化的な違いはこれ以上ないくらいである。そしてフォレ族はこれら七五〇ある集団の一つに過ぎない。

ブロニスラフ・マリノフスキーやマーガレット・ミードのような文化人類学者は、一九二〇年代になると、周辺の島々を含むニューギニアのあちこちを訪れ、それぞれ別の部族を調査した。これらの研究者たちは彼らの価値体系を探り、文化が違うと、戦争、権力、精神性、ジェンダー、セクシュアリティへの見方、そして美的感覚が様々に異なることを明らかにした。ニューギニアは、人間の文化と精神の理解に役立つ拡大鏡や鏡の役を果たしたことになる。その後もさらに何人かの文化人類学者が、何年かにわたって東部高地に分け入った。その中にはローランド・バーント、キャサリン・バーント夫婦、ボブ・グラス、そしてシャーリー・リンデンバウムが含まれる。しかし、ここでしか得られない最も決定的なデータは、まだ誰も入手していないあげくに、今にも失われそうな状況だった。

世界中の伝染性タンパクによる病のうち、クールーはいちばん症例数が多かったので、クールーについてできるだけ多くのことを調査することも重要だった。しかしその仕事は容易なことではなさそうだった。最近になって、この病気に関する医学的、文化人類学的ないくつかの疑問が生じている。ニューギニア人たちはこの病気は対抗呪術〔病を引き起こした呪術を打ち消す呪術〕によって治療可能だというのだが、欧米の科学者はこの病気は治療不可能だと見ている。フォレ族の人々は治療法を知っているのだろうか。そうでないなら、治らないという証拠があるのに、なぜフォレ族は治ると主張し続けるのだろうか。人々はまた、多くの患者の様態が一定だと主張していた。したがって私の仕事の一つは、西洋医学の基準から見て誰がクールーにかかっていて、誰がそうではないかを見極めることであった。そうしないとこの伝染病がはたして変化しているのか、しているとしたらどのようにか、ということを見極められないからだ。

フォレ族とその近隣の人々は、いまだに呪術によってクールーが起こると考えていた。結果としてフォレ族は、次々に人が死んでいったにもかかわらず（死んだ親族への尊敬の念を表すための）カニバリズムを続けた。フォレ族の人が死ぬと、さらにまた死体が食べられた。実際、カニバリズムが減少したのはクールーのせいよりもむしろ総督府のパトロールと、第二次世界大戦後の数十年に初めてやってきた宣教師たちが現地の住民にやめるよう圧迫を加え、従わないものを告発したりしたためであった。今でもときおりカニバリズム的な饗宴がこっそり開かれるらしいという噂が飛び交った。仮に白人がこの地に足を踏み入れなかったなら、フォレ族はとっくに滅びていたかもしれない。

しかしながら病原体がカニバリズムを通じて蔓延するのだということは、当時まだ証明されていなかった。現に、文化人類学者のW・アレンズは、一九七九年に出した『人食いの神話』の中で、カニバリズムの事実など世界のどこにも実在したことはない、ただ刺激を求める西洋人がでっちあげただけだ、と論じた。アメリカの代表的な文化人類学の雑誌と「ニューヨーク・タイムズ」は、この新しい考え方を報じた。まったくの机上の空論で、なんの根拠もなかったにもかかわらず、である。この「修正主義者的」理論によると、カニバリズムの証拠はいちばん確かなものでも、現実とは何の関係もない単なる「書き物」に過ぎないということになる。そんなわけで私のもう一つの目的は、これらの饗宴がどういうものだったのかを明らかにすべく、今なお人々のうちに残っている記憶を書き留め、それを記録に書き加えることだった。

カニバリズムが廃止されたあとに生まれた人で、クールーにかかったものはいないのだが、最近現れた患者も、皆カニバリズム廃止前の生まれであると立証することが重要だった。

最後のカニバリズムが行われてからかなり時間が経過しているので、どの程度長い潜伏期間がありうるか、つまりこれら「スローウイルス」(と当時は呼ばれていた) が症状を現すのにどれくらい時間がかかるかを決定することもできるかもしれなかった。この伝染性のものに触れたあと、その人が発症するまでに最大でどれくらいかかるのか。以前はきわめて短期間にきわめて多数の饗宴が開かれたので、個々の症例がどの饗宴のせいなのか特定することは不可能だった。だが最近の症例は、数の限られた最後の饗宴のどれかに参加した結果である可能性が大きかった。かつて患者は一生のうちに何十、何百もの饗宴に参加したものだったが、これらの患者が参加した饗宴は一生に一つか二つということがありうる。それも子供のときにである。このようなわけで、感染した時期と、病原体が作用を及ぼしはじめるまでにどれくらいかかったかが、正確に特定できる可能性があった。

いくつかの村では、何年かクールーの患者はとだえていた。だが、ずっと健康だったのに、人生の半ばに突然病気になって死ぬ人が、最近になって相次いでいる。どのようにしてかは不明だが、病原体が現にその村のどこかに潜んでいたのだろうか。それとも集団発生した、これらの病人たちは、最後の一回または数回の饗宴に参加したために感染したのだろうか。とすればこれらの患者たちは皆何十年も前に感染し、発病するまではまったくの健康体だったことになる。そのあげく、繁殖の遅い病原体が今日になってついに力を得、患者を死に追いやったというわけだ。この考え方はまるでサイエンス・フィクションから借りてきたようにばかばかしく聞こえる。しかし二人あるいはそれ以上の人々の間に、約三十年という一致した潜伏期間が見られるとしたら、単なる偶然とはおよそ異なる、きわめて特殊なプロセスが脳の中で進行していたことになるだろう。もしそうであれば、二次的な環境因子は発病にはほとんど関係がないことになるだろう。これらの饗宴が具体的にいつのものかをつきとめ、それらがクールーを広げたのだと証明できれば、その土地の文化がカニバリズムを承認していた証拠として、またカニバリズムが実際行われていたという、もう一つの証拠として役立つことだろう。さらに、もしそのような伝染例が見つかれば、何十年かにわたる潜伏期間を個々の患者について測定し、確認することが初めて可能になる。上述のような発見は、クールーだけでなく他の病気に関する医学的な見方を変えるのにも役立つことだろう。例えばインフルエンザなど、ほとんどの伝染病の潜伏期間はせいぜい数日、中には数時間ということすらある。大人がかかる他の病気でも、実はそれが何十年も前に感染し、免疫反応が起こらないために気づかなかった、ウイルス様の病原体の引き起こした病気である可能性も出てくる。

「もしそういう患者群を見つけられれば、この種の病気への私たちの理解に多大な貢献をしたことになる」とカールトンは私に言った。最近クールーになった患者すべてに関するデータを集めることが決定的に重要だった。そうしなければそれらの患者の多くは欧米人の目に触れず、記録に残されることもないだろう。

世界は縮小し、経済のグローバル化の結果ますます均質になりつつあり、どこの国でも同じ商品が入手可能である。そんな中にあって、可能な限りアメリカとは異なる国を、じかに見聞きできるという期待に、私の胸は高鳴った。男も女も含め、人間に関して普遍的なことは何か、また時代や地域によって異なるのはどんなことか理解するうえで、これ以上の途はないと思われた。これまで私はこれらの問題を、歴史、社会学、文化人類学と文学をとおして学んできた。今度は自分自身の手で探ってみたかった。死、脳の病気、そして伝染病への見方の文化による違いを探ることで、これらの問題を考えてみたいと思った。西洋医学は病気、脳、そして人体を科学的にとらえるが、これも言ってみれば特殊な見方の一つなのである。文化と魂の問題に迫るのに、ニューギニアの石器時代さながらの世界との比較以上によいものはなかった。ニューギニアは地上に残された最後の秘境であり、未開の生活を送る人々が地上で最も多くいるところなのである。いわゆる文明（ごく広い意味でこの語を使うとして）に触れたことのない石器時代の生活とはどんなものだったのか。この国は私たちが自分の社会を理解するうえで役立つ、多様な類似点と相違点――服飾の習慣から、死生観、どんな夢をみるかということに至るまで――を提示してくれる可能性があった。

石器時代同然の生活も、ニューギニアの熱帯雨林も、今や消滅しつつある。コーヒープランテーションと外国木材会社、そしてストリップマイニング〔大地を削り取って鉱石を採取する〕の会社が、山や谷から木や草を急速に剝ぎ取りつつある。時間的、空間的に今にも消え去ろうとしている世界を、私は探険しようとしているのだった。そのうえニューギニア政府も周辺の政府も、今や「現地の住民の研究」に来る文化人類学者にうんざりしていて、社会学者にはめったにビザを発行しなくなっていた。ニューギニアがいかに原始的かという調査報告は、国外からの投資の奨励にはほとんど役立たないのである。だが私は、この、世にも風変りな地域に、いわば自然の中の実験室に、医学研究者として足を踏み入れることが可能だった。おそらく私はそこの文化を調査する最後のチャンスを与えられることになるだろう。さらに、石器時代が宇宙時代、情報化の時代とどう影響しあうのか、いかにして個々の人間がその限られた一生の中で、何千年にもわたる文化の発展のギャップを飛び越えるかを観察することはきわめて重要だった。どうやって彼らは二つの時代をつなぎあわせたのか。そのプロセスで、容易だったことと大変だったことはそれぞれどのようなことか。彼らの文化と私たちの文化は、各々相手をどのように見、どのように影響しあっているのか。違いは何で、また生物学的な人間の基本的条件から生じる共通点は何か。ブラジルにも確かに未開人はいたが、彼らは五百年以上にわたって外部との接触もあれば、植民地として抑圧も受けていた。そういうことはパプアニューギニアでは起こらなかった。そういうわけでこのニューギニアへの旅は、急激に変化しつつある社会と個人生活を垣間みる、またとない機会になることは間違いなかった。

研究遂行上の障害についてはあまり考えなかった。例えばピジン・イングリッシュで話さなければならないこと、マラリア蚊がいっぱいの湿地、水の中に潜む寄生虫、地滑り、部族間抗争、その他の自然災害や人為的な危険のことだが。ニューギニアには知人が誰一人いないと思うと、私は少々怖じけづいた。死にかけた病人を見たこともなかったし、命取りになる伝染病も怖かった。しかしそこにはぜひとも解かなければならない重要な問題がいくつもあった。それに、たぶん私はその後何年もアメリカの大都会に暮らすことになるだろう。とすればこれはおそらく、私がまったく文化の異なる土地にすっかり身を浸して生活する最後のチャンスだろう。

私はニューギニア行きについてカールトンとさらに話をした。ニューギニア大使館にビザも申請した。発行には数カ月かかるだろうとのことだった。それを待つ間、私はクールーや原始的な文化に関するカールトンのフィルムのカタログを編集した。

「ニューギニアで具体的には何をしたらいいのですか？」とある日私はカールトンに尋ねた。

「ゴロカに着けば、現地の医学研究所所長のマイク・アルパーズが何をしたらいいか君に指示するだろうよ。」

「ニューギニアで生き延びる秘訣は？」

「調査に出掛けるときに連れていく人数は最小限にすること」と彼は言った。「下手に大勢連れて行くと、全員が賃金と食事を要求するんだ。それから君を泊めてくれる村の人にとって外部の人間は、面倒のもとになる。」唯一のアドバイスとしてはずいぶん奇妙なものだった。新しい発想というわけでもなければ、知的でもない。

「予防接種は必要ですか?」

「そうだね。それからマラリアの予防措置もしておくべきだ。ファンシダールを持って行きなさい。だがきっとファンシダールの効かない地域にも行くだろう。クロロカインも持って行くといい。だが君はクロロカインの効かない地域にもきっと行くだろう。だから結局はファンシダールだけを使うようにして、海岸地方に行ったときは服用する分量を二倍にするのがいちばんいい手だろう。」

「でもそれで効くんですか?」

「そのはずだ。」

それでも私は怖かった。その前の年、国立衛生研究所は若い女性の研究員をパプアニューギニアに派遣した。一週間後、その研究員は神経衰弱になって飛行機で帰国させられた。

出発の数週間前になると、プロジェクトを終えたり、旅行の準備や、何カ月も文明生活から遠ざかるための準備で、私は忙しく走り回っていた。大使館は、私の出発日を承知しているはずだったがクリスマスの前の週、飛行機で発つ予定の日の二日前になって、やっとビザを受け取った。

出発前日の夕方、私はニューヨークでクリスマスの買い物をした。翌朝空港に見送りに来てくれる家族にプレゼントを渡すつもりだった。店では買い物客が我先にとエレベーターに乗り込む。混雑した店内では人々が押し合いへし合いしている。私はこの愚かしい物質主義から、もっと無垢で純粋なものの中へ逃れることを切望した。ある店では、喧噪とエレベーターのベルのさなかで人々にまったく無視されながら、五人の子供たちが『聖しこの夜』を歌っていた。だがその歌声は、騒音にかき消されてしまった。

その晩私は友人たちとニューヨークの中心部にあるハイアットホテルで酒を飲んだ。友人たちのほとんどはすでにニューヨークでの仕事に飽き、変化を求めていた。一方私の人生は今やまさに変化しようとしていた。

ゴロカ！

翌朝私は飛行機に乗り込んだ。アメリカからニューギニアへの直行便は週一度ホノルル発のエア・ニウギニ（この国のピジン語名）便だけだった。私はまずカリフォルニア（今まで行ったことがない）に飛び、それからハワイに行くことになっていた。

はるか雲の上で、私は座席に深々と身を沈め、やっとほっとしていた。ロサンゼルスでは大学の友人たちを少しずつ訪問し、それからアメリカ大陸をあとにした。再び上空から眺めると、小さなきれっぱしのようなカリフォルニアの上に雲がいくつかかかっていた。その様は果てしない青い海原に白い絵の具をうっすら刷いたようだった。これから一年とたたないうちに私は医学部に進学することになっていた。だがさしあたりは自由の身だ。

ハワイには夜到着した。翌朝私は浜辺を散策し、太平洋を初めて目の当たりにした。一九八一年元旦のことである。大海原ははるか彼方まで広がり、その果てで泡立つ海に光がにじみ、空と溶け合っている。この海は大西洋——私の知っている唯一の他の大洋——よりもずっと柔らかな感じがした。浜辺では瑞々しく茂った木々を、豊かなかぐわしい空気が満たしている。イトスギ、樺、そしてヤシの木が私を取り囲んでいる。ここは楽園であり、常夏の国、夢の世界だ。私はそれまで自然の美しさをすっかり忘れていた。

ゴーギャン、ロバート・ルイス・スティーヴンソン、そしてキャプテン・クックが南太平洋の島々になぜそれほど惹き付けられたのかが、今私には分かった。

浜辺には一人の女を除いては、誰もいなかった。その人はジーンズに普段着のワイシャツを着て、青い四角い敷物の上に座っている。彼女は私の視線をとらえ、私たちは互いに会釈した。その人はカードを広げている。「占ってあげましょうか」と彼女は私に向かって叫んだ。彼女のいるところまでぶらぶらと歩いて行った。「カードを一枚抜いて、表にして。それがあなたの運勢よ。」私の手は自然とあるカードの上で止まった。それをさっとひっくり返すと、彼女ははっと息を呑んだ。「あなたが選んだのはカップのエースよ！」と彼女は叫んだ。「この一年はとても実り多いものになるでしょう。」

翌朝私はパプアニューギニア行きの飛行機に乗り込んだ。アメリカをほぼ一年離れることが、突然悲しく感じられる。これまで一年も国を離れたことはない。空港のターミナルに入る前、最後にもう一度あたりを、つまり西洋を、じっくりと眺めた。木々の枝が静かに揺れている。スーツケースを持ち上げ、空港の建物に向かって歩いて行くと、鏡のようにコーティングしてあるガラスのドアに映った自分の姿が目に入った。連れもなく、ジーンズと、大きな胸ポケットつきの普段着のTシャツというでたちだ。大きなスーツケースを二つ下げ、ナップザックをしょって、未知の国へ向かおうとしている旅行者。それが私だった。

パプアニューギニアには誰も知り合いはいなかったので、私以外にどんな人がこの彼方の島に行こうとしているのか、見てみたいと思った。

巨大な七四七型旅客機に乗り込んだのはたった十四人で、幾列もの座席が空いたままだ。

私は座席を三つ使った。シートベルトを締めながらも不安を感じていた。パプアニューギニアでする仕事について、もっと知っておくべきだったと思ったのだ。淋しくなったり、ホームシックになったりしないかも心配だった。心理学、文化人類学、文学の研究をする中から生じてきた疑問が私にはたくさんあった。文化が違うと、夢や神話はどんなふうに違うものなのか。人間はもともと社会に対し疎外感を持つものなのか。だがこれらの問題も今や的外れで非現実的に思われた。私は窓の外を眺めた。

「ここ、誰かいますか」と、平凡な顔立ちの白髪の男が、通路に立って手を振りながら突然聞いてきた。

「いいえ」と私は不承不承答えた。彼は私の隣の、クッションの置いてある座席に身を滑り込ませた。彼の口からは奇妙な音が漏れている。私が一瞬妙な顔をしたのを彼は見逃さなかった。「私は口唇術ができるんですよ。」彼はもごもごと説明した。「生まれつき耳が聞こえないんです。」

初対面の人に言うにはずいぶんプライベートなことに思えた。私が驚いたのを感じ取って彼は「そう」と言葉を続けた。「八歳になるまで両親は私のことを精神異常だと思っていたのです。叩かれるのには慣れっこになっていました。家が農場だったので、父が毎日の決まりきった作業をするのを見ていました。それで私も手伝いはじめたんです。狂った人間だったら、そういう仕事が正確にできるわけがないことに、父は気づきました。私は検査を受け、耳が聞こえないと診断されました。口唇術を身につけるのに十六歳までかかりました。少しずつ大工になる修行をしました。今では毎年三週間、ニューギニアに行って伝道をし、大工仕事を教えることにしているんです。」

背の高い黒人の男が通路をやって来た。我々の脇で立ち止まり、「やあ元気かい？　僕はウォルター」と隣の男と私に言った。彼は私に職業は何で、ニューギニアには何をしに行くのかと尋ねた。

「医学的な調査ですよ」と私。「あなたは？」

「宣教しに行くんだ。ふだん僕はロサンゼルス・ラムズのクォーターバックをしている。あるとき僕は生まれ変わり、今では毎年数週間使って神の御言葉を広めているんだ。」

「なるほど。」私は宣教師にはうんざりしていて、彼らのことを、二世紀前にスペインやポルトガルなどの列強が、南アメリカを植民地化する口実として使われたに過ぎない人たちと思っていた。立派な行いの背後には、いつでも政治的・経済的な利害がからんでいるようだった。

「宗教は?」

「ユダヤ教だよ。」

「ああ」と彼は、まるで走っている最中に突然止められてしまったみたいに言った。「それはすごいな。」ちょうどそのとき、縮れた白髪の年配の女性が、通路を私たちのほうへ近づいてきた。彼女は立ち止まって、座席のてっぺんにつかまった。彼女より若い女性が二人ぴたりと寄り添い、その歩みを見守っていた。「やあ、お元気ですか」とウォルターは振り返って彼女に声をかけた。彼の積極性に私はびっくりしたが、その老婦人の目はぱっと輝いた。

「元気よ、ありがとう」と彼女は嬉しそうに答えた。「あなたは?」

「元気いっぱい。大旅行に出掛けるところみたいですね」とウォルターは言った。

「そのとおりよ。私、ずーっとニューギニアに行ってみたかった。今行かないと、いつ行けるか分からない。」

「休暇で?」

「もちろんよ」と彼女は答えた。「小児科医をしていたけど、何年も前に仕事はやめたわ。」

「ここにいるボブ〔ロバートの愛称〕は医学生だって」とウォルターは私を紹介してくれた。私は立ち上がって彼女と握手した。ベティと名乗るその女性の手は、きゃしゃだがしっかりしていた。「私が医学生だった頃、女子学生はクラスで私一人でした。医学部全体でもたった二人で、もう一人が私の姉だったの。」

「お姉さんも小児科が専門だったのですか?」私は尋ねた。

「いいえ。内科です。姉はジョン・F・ケネディ大統領の主治医をしていました。数年前に亡くなったけれど。」

「よく旅行なさるんですか?」私は尋ねた。

「そうするようにしているの。でも最近はちょっと難しくなってきた。幸いなことに、時差ボケにならないで済むこつは何年も前に学んだけれど。」

「ほんとですか。時差ボケにならないようにするにはどうしたらいいんですか?」

「一時間に一回は立ち上がって、歩き回るの。それと、アルコールの入っていない飲み物を飲むの。これ、驚くほど効くのよ。」

私はさらに数分ベティと話をした。ウォルターは今は私の前の肘掛けに腰掛けて、ジーンズをはき、テニスシューズ姿の中年の女性と話をしていた。その人は日焼けしていて顔にはしわがあり、白黒まだらの髪はカールしていた。

「こちらはボブ」とウォルターは私のほうに腕を差し伸べながら言った。「こちらはスザンヌ。彼女もベイエリア出身。」

「あなたの場合はなぜニューギニアに行くのですか」と私は彼女に尋ねた。

「数年前に離婚し、子供たちも皆大人になって独立したので、私は新しい生活を始め、今では毎年どこかエキゾチックなところに行くことにしています。去年はチベット、その前の年はパタゴニア。三年前はガラパゴスに行きました。今年はニューギニア。倹約して、一年かかってお金を貯めるの。ところでもうあなたはマークとスティーヴのことはご存じ？」と彼女は尋ねた。彼女の前の列の座席に、頭にバンダナを巻き、Tシャツの上に格子縞のフランネルのシャツをはおった二人の男がいた。空港で彼らが長いオールを持ってチェックインしたのを、私は覚えていた。

「僕たちはラフティングに行くんだ」と彼らは説明してくれた。

「ラフティング？」

「そうさ。真水のラフティング向きだと言われている、世界中の大概のところにはもう行ってみた。去年はアマゾン。ニューギニアは僕たちの行ったことのない唯一の場所なんだ。」

「危なくないの？」

「だから楽しいのさ。」

「ラフティング歴は長いの？」と私は尋ねた。

「二、三年かな。マークが去年医学部に入ったので、前ほどは時間がとれないね。時間さえあれば必ず出かけるんだ。」

二十代で、しかも宣教師でないのは、我々三人だけだった。

「ところでポートモレスビーではどこに泊まるの？」私は彼らに尋ねた。私はどこも予約していなかったし、ホテルは一つも知らなかった。興奮と無知のために、泊まる場所のことを考えていなかった――どころか、モレスビーで何をするかさえ考えていなかった。モレスビーには二、三日いるつもりだった。首都だから見物しておいたほうがいいと思ったのだ。カールトンは忙しくて、私にモレスビーのどこにどれくらい泊まるべきか、などという日常的で細かな指示をする暇などとてもなかったので、私は自分で考えねばならなかった。

「僕たちはパプアニューギニア大学医学部の寮に泊まれることになっている。予約しておいたんだ。大学はクリスマス休暇で休みだから、空室はいっぱいあるだろうってさ。それに安いんだ。一晩だけ泊まって、明日の朝には飛行機で目的地まで行って、ラフティングする予定さ。きっと君もその寮に泊めてもらえると思うよ。だって君は医学的な調査をしに行くんだからね。」

その頃にはベティーと二人の娘たちはスザンヌとお喋りしていた。まもなく私たちはまるでカクテルパーティーみたいに、皆通路に立ってお喋りし始めていた。私たち一人一人の冒険が、みんなを結び付けたようだ。「なんて楽しいフライトなんだ！」とウォルターが叫んだ。

いまだに席に着いたままなのは、いちばん前の列の一家だけだ。中年のカップルと二人の娘は、皆座って読書している。ウォルターは彼らの座席まで行って、彼らともお喋りを始めた。「ホイッティアーズさんたちとはもう知り合いかい？」彼はすぐ私に向かって叫んだ。私はそちらのほうまでぶらぶら歩いていった。彼らはロサンゼルス出身だった。

「ニューギニアでは何をするご予定ですか」と私は尋ねた。

「私たち、クリスマスにはいつも旅行するんです。ニューギニアは世界中でこれまでに私たちが行ったことのない、いちばん変わった場所ですね。」

彼らは私に出身高校はどこか尋ねた。私が答えると、彼らの友人で、ビバリーヒルズに住む映画監督の息子が、私の同級生だということが分かった。ホイッティアーズ一家と私は、そんなつながりがあると知って喜んだ。太平洋の真ん中、どの陸地からも何千キロも離れたところで、私たちは結局二時間半もお喋りを楽しんだ。

白くなりかけた長いあごひげの、眼鏡をかけた長身の男が、はじっこに立って私たち全員を見ていた。

私は結局彼のところに行って自己紹介した。彼はリチャード・ボーサムと名乗る文化人類学者で、部族法を研究しにニューギニアに行くところだった。彼は、私がしようとしているリサーチについて尋ねた。

「すごくわくわくしているだろうね、きっと。」

「ええ。でもちょっと神経質にもなっています。今まで一度もこういう調査をしたことはありませんから。」

「これまでに文化人類学の研究はかなりしているの?」彼は尋ねた。

「少しは。」私たちは同じ教授に習ったことがあると分かった。クリフォード・ギアツはかつてシカゴ大でリチャードを教え、その何年もあとにプリンストンで私を教えたのだ。

「文化人類学をあまり正式にたくさん学んでいないのはきっといいことだよ。そのほうが物事がはっきり見えるし、余分な理論で頭が混乱させられていないからね。文化人類学でいちばん大事なことだけは覚えておくといいよ。」

「それは何ですか?」と私は尋ねた。

「地図はテリトリーとは違うということさ。」私は困惑した。「誰もがある場所について彼または彼女自身の地図を作るんだよ」と彼は説明した。「自分の感覚や経験に基づいてね。私たちは皆人のとは違う地図を持っている。」

ファーストクラスの乗客は一人だけだった。濃い色のサングラスをかけた背の高い女性だ。全身黒ずくめのパンツスーツ姿で、金のブレスレットをし、指輪をたくさんはめている。ひとりぼっちで退屈しているらしく、後ろを向いて私たちのほうをのぞき込んでいる。ほどなくエコノミークラスのほうにやってきて、彼女も私たちに加わった。彼女はオーストラリア人で、ニューギニアの熱帯雨林の鉱石採掘会社の社長をしている夫のもとに帰るところだった。

「ニューギニアに来るのはどういう人か知っているでしょう？」彼女はあたりを見回しながら私に尋ねた。「宣教師、金の亡者、社会の落ちこぼれ。」彼女がそのどれに属するかは分かったが、私自身はそのどれなのだろうと思った。彼女のいやみな言い方が気に食わなかった。

一八時間後、私たちはポートモレスビーに着いた。荷物を待っている間、私はリチャードの隣に立っていた。やっと地上係員が荷物を持って現れ、床の上に積み上げた。棚すらない。荷物用カートがいくつかあたりに散らばっていたが、どれも壊れている。カートにはカゴもついていなければ、塗料も塗られていない。私は「検疫」と書かれたカウンターのところを通り過ぎ、デスクの後ろの「マラリアはニューギニアの風土病です。ニューギニア入国六週間以内に具合が悪くなった場合は、内科医の診察を受けて下さい」と書いてある看板に少し気をとられた。暑さとすでに服用しはじめていたマラリア予防薬のために、頭ががんがんした。

私たち乗客は荷物を取り、税関を通過した。係員に止められたのは、高価なギフトの入った箱をいっぱいに積み上げたカートを押してきたファーストクラスの女性と、スリーピングバッグや、空気注入式のゴムボートが詰まったバックパックが頭の上にそびえているマークとスティーヴだけだった。この空港には建物がたった一つしかなく、三人を除く私たちは、仕切りの向こうに入って行った。壁は全面がうんざりするような黄色に塗られている。頭上で扇風機がゆっくりと回転していた。

「私はここでスポンサーと会うことになっているんだ」とリチャードは、きょろきょろあたりを見ながら言った。

小柄な中国人の男が我々のいるところまでやってきた。彼は、レモンイエローのシャネルのワンピースを着た、金髪で背の高い女性を連れていた。「あなたがたのどちらかがリチャード・ボーサムですか？」

と彼は私たちに聞いた。

「私です」とリチャードは微笑みを浮かべて答えた。

「ラリー・チューと申します」と男は私たち二人に言い、「こちらは妻のダイアナです」と付け加えた。

次にリチャードが私を紹介してくれ、私たちは皆握手した。

「あなたはパプアニューギニアで何をなさる予定なのですか？」とラリーは私に聞いた。

「東部高地でクールーの研究をする予定です。」

「医学研究所に所属してですか？」とラリー。

「そうです」と私は答えたが、彼がよく知っていることに驚いた。

「素晴らしい研究者たちです」と彼は言った。「一流ですね。ところでモレスビーでどこか泊まるところはおありですか？」

「その予定です。」

「もし困ったら、いつでも知らせて下さい。今夜の夕飯はどうするかもうお決めですか？」

この街には誰一人知人はいなかったので、「いいえ」と答えた。

「ご一緒できたら嬉しいですが。」

「本当ですか？　本当にご迷惑ではありませんか？」

「大丈夫です。いらして下さると大変嬉しいです。」彼は私に自分の住所と、首都で唯一のタクシー会社の電話番号を教えてくれた。

マークとスティーヴはやっとのことで税関を通過し、私たち三人はタクシーで寮まで行った。寮は芝生とジャングルに挟まれて、たくさんの部屋がずらりと一列に並んでいるというしろものだ。私たちは皆一部屋ずつあてがわれた。

マークとスティーヴは昼寝をすることにした。私は街を散策してみることにした。

どの道を行っても、蒸し暑い市街地を抜けて八〇キロと行かないうちに突然ジャングルに突き当たる。国中の他のどこからにせよ、ポートモレスビーに至るには飛行機に頼るしかない。この国は石器時代から突然浮上して、今では他のどんな交通手段よりも飛行機に依存しているのであった。多くのニューギニア人が、協力しあって何年かかかって十分なお金を貯え、この都市に飛行機でやってきて仕事を探す。結局何一つ見つけられず、帰りの航空運賃がないためここに足止めされる。有り金を使い果たした彼らは、結局盗みに走ることになる。チュー家や他の外国人（またはエクスパット）の家はどこも年に最低一度は泥棒に入られた。

街は港沿いに弓なりに広がっている。海に突き出た高台のあちこちに大邸宅が散らばっていて、どこの邸からも海が広々と見渡せるのであった。それでいて丘のはずれにはスラム街があり、丘の上まで続いている。また第二次大戦のコンクリートの塹壕が今も打ち捨てられたまま残っていて、夜には娼婦がそこを使っていた。市バスに乗り、未舗装でぬかるむ道の、外れに位置する国会議事堂を見に行った。白い漆喰の建物の横の壁にかけてあった国の紋章はとうにはがれ落ちてなく、その跡が灰色のシルエットになって残っている。近くの国立博物館には「屋根の雨漏りのため無期閉館」と書かれた看板がある。道の向こう側の植物園に入ってみた。あとからドイツ人のカップルもやってきた。だが蚊の大群に襲われ、私たちは全速力で逃げ出した。「僕たちはオーストラリアに行ってきたところで、ドイツに戻る途中、ニューギニアに立ち寄ってみようと思ったんです」と男のほうが説明してくれた。「来たことがなかったものですからね。でも僕たちは航空券を変更したところです。すでに四日いますが、ここは恐ろしくて気が塞ぐところです。二週間いるつもりでしたが、明日の朝の便で帰ることにしました。飛行機が飛び立ったらさぞほっとすると思いますよ。」

医学部の寮に戻った。まったく周りにとけこめない感じがして、友達や家族が恋しかった。私は絶え間なく、何をなすべきかについて難しい決定を下し、判断を下さねばならない。

あたりをぶらついて、寮の近くの病院を見てみることにした。背の低い建物の間にはセメントの歩道があり、その両側は深いぬかるみになっている。病院の中では病気の子供の脇の地面の上に、母親が寝ていた。患者たちは皆靴を持っていないので、裸足で歩き回っている。壁に貼られたユニセフの、色あせた古いポスターには英語の文が書いてある。しかし女たちにはそれは読めない。あちこちのドアには、性器を大きく誇張した、男性のからだの稚拙な絵がかかっていた。

その晩私はチュー家の人々と夕飯を共にした。彼らの家は海が見晴らせる崖の上にある。高さ二メートル半ほどの黒い金属製の塀が家の周囲を取り囲んでいる。十六になる彼らの娘ジェニファーも食事に加わった。ジェニファーはしゃれた黄色の、からだに巻き付けるワンピースを着て、髪には飾りのついた黄色いヘアピンをとめ、ぴかぴかの金色の靴をはき、赤のつややかなマニキュアとペディキュアをしていた。彼女はポートモレスビー育ちで、オーストラリアの寄宿学校に行っていたが、今はクリスマスの休みで帰省している。

「ところで今日は何をしましたか?」とダイアナが私に聞いた。

「国会議事堂を見に行きました。」

「あら、いったいどうやって行ったの?」と彼女は驚いて尋ねた。

「バスに乗りましたよ。」

「まあ本当?」とジェニファー。「私は一回も乗ったことないわ。どこ行きのバスがあるかさえ知らないもの。土地の人は大概バスに乗るのよねえ?」

「そうだね」と私は言った。

「なるべく土地の者とはかかわらないようにしているんです。」チュー家の人たちはニューギニア人のことを「土地の者」(ナショナルズ)と呼んでいた。このほうが政治的には受け入れられるだろう。だが「原住民」という言葉ほどひどくはないにしても、同じくらい侮蔑的な響きがそこにはあった。

「国会議事堂で何をしたの?」ダイアナが聞いた。

「写真を撮りました。」

「どうして?」ジェニファーが聞いた。「あの建物は倒れかかっているじゃない?」

「だからさ」と私は答えた。

彼らには理解できないようだった。

「私たちは宗教的には寛容なんです」とチュー氏が話題を変えて言った。「例えばあなたの宗教は何ですか?」

この質問にショックを受け、また慎重が肝要と思い、「母はユダヤ教徒です」と私は答えた。

「私はちっとも反ユダヤ主義じゃないですよ」と彼は言った。「その証拠に、アラブ・イスラエル問題について私がどう思っているか、お話ししましょう。アラブとイスラエルは和解すべきです。そして彼らの真の敵は熊、つまりソ連だということを認識すべきですよ。でもアラブ人は愚かだからそれが分からないんだ。」

「アラブ人を愚かと言っていいかどうか私には分かりません。」

「ねえ、私はあなたの親御さんが二人ともユダヤ人でもちっとも気にならないんですよ」と彼は説明した。

ダイアナは私のほうを向いて言った。「夫は本当に気にしません。」

「妻の大学法学部時代の親友はユダヤ人だったんです」と彼は付け加えた。

「その人を知っているかもしれません」と私は言った。

「ニューギニア人みたいなたわごとをおっしゃいますね」とダイアナは言った。

「今までユダヤ人に会ったことなかったわ」とジェニファーが話に割り込んだ。

「私たちは他の人たちとちっとも変わりませんよ。」

「もしユダヤ人だということを秘密にしたいなら、ユダヤ人の大臣、つまり厚生省の大臣ですが、彼と会えるように取り計らってあげましょうか」とチュー氏は続けた。

「この人にはそんな必要はないのじゃないかしら」とダイアナは言った。

私たちは彼らの家を出て車で中華レストランに行った。そのレストランでは食材をすべて輸入している。「土地の者」である、司法省副大臣が私たちに加わった。ラリーは声をひそめて彼と話をしていたが、しばらくすると大臣は私のほうを振り向いた。

「君、ユダヤ人?」と彼は尋ねた。ラリーが漏らしたのは明らかだった。

「そうですよ」と私は答え、「あなたも?」と聞いた。彼はなんと答えていいか分からなかった。

食事が済むと、私はチュー一家に連れられて再び彼らの家に行った。そしてハリウッド製の最新のビデオを見た。それがここポートモレスビーの外国人とその友人たちにとっては最高の娯楽なのだった。ニューギニアの首都は、文化とはおよそ無縁の町だった。私が行ったことのある中で、最も文化的に貧しい地域で、西洋文化も、ニューギニアの美術も、かけらさえも見当たらない。病院のドアに描かれた絵を別とすれば、の話だが。ポートモレスビーを発つまでに何人かの外国人の家庭を訪れたが、そのどこにも、西洋のもニューギニアのも、美術品と名のつくものは、複製品ですら見当たらなかった。私はアメリカによくある、モネの安っぽいポスターですら恋しいと思った。

「私たちは飛行機でラエまで飛んで、それから車でハイウェイを高地の上まで行く予定です」とラリーは言った。「一緒に来たらどうです？　ゴロカで降ろしてあげますよ。」

私は一人になりたかった。だがこの国をもっと見たい気もした。彼らと一緒に行けば、ラエを訪れることができる。そこはアミーリア・エアハルトの姿が最後に見かけられたところ、彼女が最後に地上から飛び立った地点だ。私は行くことにした。

翌朝寮で目覚めた私は、バスルームのある建物に行った。その屋根のない建造物には、ドアも窓もなく、ただ風の流れ込んでくる屋根のない門構えがあるだけだ。洗面台の鏡の前でひげを剃っていると、何かが私の頭上を動いていることに気づいた。トカゲ――ちょうど子ワニそっくりの――が私の背後の壁をよじ登っている。色は褐色がかった黒で、長さは二〇センチほどもある。私のからだはこわばった。トカゲのからだもこわばった。私はゆっくり振り向いた。トカゲは壁でじっとして、舌を出したり引っ込めたりしている。たぶん無害なヤモリだろうと私は判断した。それでも私はできるだけ急いでひげを剃り、急いで外に出た。

その日の昼前、私たちはポートモレスビーを発ってラエに飛んだ。ラエは第二次大戦中は太平洋地域で三番目に大きい空港だったが、五十年たった今でも、滑走路沿いにトタン板の建物と木造のバラックがいくつかあるだけだった。ジャングルが空港を取り囲み、すぐ近くまで迫っている。

その晩夕飯を食べに、チュー一家は私をサム・チャンのところへ連れて行ってくれた。彼は首相サー・ジュリアス・チャンの親戚だ。サムの父は二人の兄弟とともに中国からやってきた。女を連れて来ることは禁止されていたので、彼らはニューギニア人と結婚した。サムは今では住宅付きの店を所有している。ここの商店のうち、二軒を除いてあとはすべて中国人の所有だ。あとの二つ、いちばん大きいバーンズ・フィリップと蒸気船会社はオーストラリアの船会社の所有で、そこが輸入もしている。それによって彼らの市場支配はいっそう堅固なものとなっていた。

「もっと大勢のアメリカ人に、ニューギニアに来てもらいたいものです」とチュー氏は言った。「オーストラリア人は何もかも支配しすぎです。」彼は目を細めた。「ここにはオーストラリア人以外の白人も必要ですよ。」

この州の他の大臣も話に加わった。「外国人でなく、ニューギニア人が要職に就くべきだ」という意見に彼らは皆同意した。「しかし昔ながらの秩序や村の掟は崩れつつあるねえ。」この発言の真意は、今なお外国人が権力を握ることが必要だということだ。

パプアニューギニアは一九七六年にオーストラリアから独立した。それ以来、ニューギニア人で最初の首相、マイケル・ソマレの率いる党と、ジュリアス・チャンの率いる党が交互に政権を担ってきた。政治はこれら二つの党の盛衰をめぐって展開してきたことになる。どちらの党も、優勢を誇ったと思うとまた衰退するということを繰り返していた。

「今は対立党が政権を握っているが、今の政府は国民の利益なんか考えちゃいないのさ」とラリーは身を乗り出して私に説明してくれた。

その晩私は町でたった一軒のモーテルに泊まり、疎外感を感じた。なにしろこのなじみのない国に知り合いはいなかったし、出会った人々の態度にも動揺させられた。なぜ私はここにいるのか？　本当のところ自分はいったい何をしたいのか？　時間を無駄にしているのか？　やがて私は、自分がこの町やそこの人々のことを知ろうとここに来ていること、もうすぐ他のところに行くことを思い出した。すべての冒険家、科学者、そして文化人類学者が耐えてきたであろう、あらゆる困難を思った。「リラックスしよう」と自分に言い聞かせた。「こういう経験はおそらく生涯でたった一度のことだろう」と。

翌朝、私たちは高地《ハイランド》高速道路を上って行った。それはこの国で高速道路と呼ばれる唯一の道路で、海岸から山脈の中へと分け入っている。高速道路という名が付いてはいるが、高地《ハイランド》高速道路は、ほんの数年前にジャングルを鋤で切り開いて作った、未舗装の、細いわだちに過ぎなかった。雨が降っていなければ、一筋の砂ぼこりの連なりに過ぎない。その道は、海岸地方から、いまだに地図上のあちこちに空白の部分が残る高地に至る、唯一の手段だった。この山だらけの国には、西洋人が足を踏み入れていないところがまだそこら中にあった。政府による公式の地図には今でも空白部分が大きく広がっている。そこは全体が薄緑色で、「未踏査」と記してある。私は振り向いて、太平洋の岸辺の村、ラエのトタン屋根の小屋を見てみた。何か忘れ物をしてきたように感じた。

道路は大概一車線だ。対向車が来ると路肩に車を寄せて待機しなければならない。それでもこの道路はこの国の大部分の住民にとって、大切なライフラインには違いなかった。

一つ目の峠で地滑りがあり、車が渋滞していた。曲がりくねった道に沿って、巨大な運送用トラックや、乗客でいっぱいの小型トラックが止まっている。ニューギニア人たちは一向に気にしていないらしく、まるで時間だったらいくらでもあるとでもいうようにじっと座っていた。私たちの小さい車は大きい車の脇を擦り抜け、先に進むことができた。

窓から周りの熱帯雨林を眺めた。初めての経験だ。想像していたよりはるかに深く、はるかに緑豊かで、どの木もどの葉も見慣れない形をしている。さらに山の奥へ分け入った。山々の薄青い頂は、渦巻く厚い雲に包まれている。この道は、これ以上ありえないくらい違う、二つの世界をつないでいた。自分がどんなところに向かっているのか、私にはほとんど分かっていなかった。

車で埃っぽいでこぼこ道を行く一日はとても長く感じられた。やっとのことで私たちは道沿いのとあるレストランに入り、遅い昼食にありついた。ビールを飲み、ハンバーガーとフライドポテトを食べる。それがメニューにあるすべてだ。それからやっとゴロカに到着した。ゴロカはこの先数カ月にわたって、私を外の世界とつなぐ唯一の場所となるはずだった。少なくとも電話、電気、郵便の集配、輸入物資があるという意味で、ここは文明世界の果ての前哨基地だ。ゴロカの南にも北にも、数百キロにわたって、このうちのどれも存在しない。ゴロカの町は屹立する山に囲まれた細長い谷底に位置している。その山の向こうにはさらに険しくそびえ立つ山々があって、薄い空色の峰々がどこまでも続いている。この広大な山々を背景に見慣れぬ木々が突き立っていて、いちばんてっぺんにだけ葉を茂らせている。明るい緑の光り輝く草が谷底を埋め尽くし、その草のじゅうたんは山のふもとで唐突に途切れていた。

ポートモレスビーと比べると、高地では西洋の影響はずっと少なく、外国人も少ない。空気はあくまでも澄み、貧困は存在しなかった。ともかく高地は、何千年にもわたってそこに住む人々のすべてを養い、人々は自給自足の生活をしてきたのだった。

ゴロカという町の存在自体が奇妙で、ほとんど奇跡のように感じられた。数軒の木造の店舗が並ぶ目抜き通りを裸足のニューギニア人がぶらついている。バーが一軒、小さなホテル（「極楽鳥」と呼ばれている）が一つ、銀行が一つ、雑貨屋が一つ、そしてパン屋（この辺り数百キロでパンとケーキを焼いて売っている唯一の店）が一軒、それがこの商店街のすべてだった。陸の孤島特有の孤独感が辺りの空気に満ちている。言い換えれば、ここが事実上文明果つるところだ、という雰囲気である。この町には昔のアメリカ西部の辺境の地のような感じがあった。広大な未踏の原野の真っ只中のこの地に、いま挙げた数軒の店が、外の文明世界のささやかな忘れ形見のように立っていた。

もともとゴロカは滑走路に過ぎなかった。背の高い草に囲まれたたった一本の滑走路は、外の世界との唯一のパイプだった。そして今ある店がゆっくりと建てられていった。ちょうど昔の都市が川沿いに形成されたように、ゴロカの街は今でも空港を中心に広がっている。高速道路ができたのはもっとあとの話だ。

チュー家の人たちは私を医学研究所の近くで降ろした。それは丘の上の、褐色の木造建築数棟からなっていた。私はスーツケースを持って丘の車道を上がって行き、網戸を開け、中に入って行った。

私の新しい上司であり、この国の唯一の知人である所長のマイケル・アルパーズ博士について、私はほとんど何も知らなかった。若くてあまり人生経験もなかった私は、彼に会うのが不安だった。彼とうまくやれるといいがと思っていた。ニューギニアに着いてからこれまでの、「外国人」とのつきあいは私を用心深くさせていた。

研究所にいた唯一の人は、マイケルの秘書のアミだった。「アルパーズ博士は二週間の予定で出掛けています」と彼は私に言った。「あなたにお渡しするよう、博士の家の鍵を預かっていますし、家まで連れて行くように言われています。月曜にワイサまで車でお送りしましょう。そこがあなたの任地です。」その日は金曜日だった。

「アルパーズ博士は何か私に指示を残していきませんでしたか？」と私は尋ねた。

「いいえ。あなたはワイサに行って、ロジャー・リチャードソン、メアリアン・リチャードソン夫妻のところに泊まって下さい。彼らはワイサの人たちのために、洗濯場の建物を作っています。そこに行けば何をしたらいいか分かるはずです。たぶん彼らの手伝いをすることになると思います。」

「洗濯場を作る手伝いですか？」

「ええ。そのあと何をしたらいいか、リチャードソン夫妻が教えてくれるでしょう。」私はそれを聞いてがっかりした。ここまではるばるきたのが洗濯場を作るためだったとは！

アミはアルパーズの家まで車で行って鍵をくれ、私を降ろすとあっというまに立ち去った。

一階は車庫になっている。建物の脇にある金属の階段がベランダに通じていて、そこに玄関があるらしい。私は階段を上り始めた。周りじゅうクモの巣だらけで、階段は絹で織られた厚いテントに包まれているようだ。クモの巣の天蓋に頭を突っ込まないで済むよう、私は何度か首をすくめなければならなかった。絹のような網目の真ん中を、丸まるとしたクモが歩き回っている。黒に青い斑点のある毛深いクモと、黄色に赤い斑点があってつやつやしたクモで、多くはプチトマトくらいのサイズで、毒グモのように見える。いろいろな種類のクモがいることに私は怖じけづき、毒グモがいなければいいがと思った。クモの巣は軒下にまで広がっていた。

ドアを開け、中に入った。長くて先のとがった槍と、ワニと人の姿が彫ってある盾が壁に飾ってある。盾は全体が歪んでいる（四隅を直角にしようと努力したあとも見られなかった）。盾の中心部には人とおぼしき姿が浮かんでいる。その姿からはいくつかの螺旋状の線が突き出していて、どうやら腕、脚、ペニス、そして睾丸のつもりらしかった。そのすべてが妙な角度に傾いている。どれも厳密に水平でも垂直でもなかった。（実際人体のどの部分も水平でも垂直でもないのだと私は気づいた。）上部にガラスのはまった箱には、目の覚めるような明るい青や、黄土色がかった金色の蝶の標本が収めてある。もう一つの箱には様々な形と大きさの巻き貝の殻が入っている。小さな木の葉のような白い点々がついた、緑がかった黒い貝殻もあった。手とペダルで操作する、旧式の大きな機織り機がリビングルームの中心を占めている。おそらく所長の奥さんのものだろう。紫、黄色、オレンジ色、そして赤の、織りかけのウールの毛布が織り機から垂れ下がって丸まっている。色のついた織り糸が機織り機の両側から垂れ下がっていた。床から天井までの書棚には孔子、セルバンテス、ソロー、プルーストを含む世界中の名作と、バッハとモーツァルトの全集が入っていた。もっとも、それ以外のものはほとんど何一つなかったが。私は本は二冊しか持って来ていなかった。そしてこの辺りには何百キロ四方にわたって、本屋など一軒もないのである。アルパーズの家は私がアメリカに残してきたもののすべてを思い起こさせた。半分は自然史博物館、半分はシャングリラ［理想郷］のアルパーズ家は、人を暖かく迎え入れるオアシスのようなものだった。

私は週末をここで一人で過ごすのである。朝、私は街までぶらぶら歩いて行った。通りはすべて未舗装である。いちばん背の高い建物でも二階建で、ほとんどは平屋だ。男が一人、一メートル近い長さのサトウキビの茎をしゃぶりながら、通りを歩いている。男が汁を吸い出すにつれて、湿った白っぽい繊維が男の口から突き出す。男はそれをぺっと地面に吐き出した。市場では女たちが地べたにしゃがみ込んで、色のついた敷物の上に数房のバナナ、堅い外殻に入ったままのココナツ、そしてベテルナッツをひろげて売っている。バナナには小さくてずんぐりしたのと、細長いのと二種類ある。細長いほうはアメリカのバナナに似ていて値段が高かった。私は細長いほうのバナナを買い、大喜びで早速一本皮をむいてみた。見たところごく普通のバナナに見えたので、口に入れた。だが嚙むことすらできない。まるでスポンジを食べるみたいだ。バナナを道端のゴミ箱に投げ捨て、ベンチに腰を降ろした。近くで私を見ていた村人が笑った。「どうしてごちそうを捨てるのかね？」と彼らは尋ねた。

「熟れていないんだ」と私は言った。人々はまた笑う。

「これを食べようとしたのかね？」彼らはくすくす笑った。「食べられるさ。ただし料理しないとね。」生のまま食べられるのは小さいほうだけだった。

私はさらに歩き回り、明るい緑色のベテルナッツを買って食べてみた。それはライムパウダーがまぶしてある。ニューギニア人はベテルナッツの繊維を嚙み、吐き出し、そうすることによってハイになると聞いたことがあった。しかしこのナッツは私の口の中の水分をすべて吸い取ってしまう。少しぼーっとしたが、疲れのせいか、空腹のせいか、気が動転していたせいかもしれない。それはハイというのとは違う、必ずしも心地よくない感じだった。

マイク・アルパーズのところに戻った私は、部屋の隅のテーブルに電話があることに気づいた。家にコレクトコールで電話してみた。

電話がカチカチと音を立て、やっとニューギニア人の声がした。「もしもし、もしもし。」三度目でやっとつながった。母が電話に出、私はほっとした。「元気でやっているよ」と私は母に言った。「でもいろいろと大変なんだ。誰も知り合いがいないしね。」

「それはそうよ。着いたばかりだもの」と母は私に思い出させてくれた。「忘れないで。いやになったらいつでも家に帰れるのよ。」母がそう言ってくれるのを聞いて心が休まった。だが私は家に帰りはしないと分かってもいた。孤独だし様々な困難もあったが、わざわざここまで来たのにしっぽを巻いて帰ろうとは思わなかった。

電話のそばのモダンな安楽椅子に座っていると、カチャカチャいう音が聞こえた。音はしだいに大きくなる。私は立ち上がった。食堂のテーブルの脇の、サイドボードの中のワイングラスが音を立てているのだ。皿もカタカタいい始めた。突然分かった。ああどうしよう、地震だ。これまで地震にあったことはない。どうすべきなのだろう？　床に横になる？　それとも椅子に座っている？　外に出るのかな？　数秒間私はぼけっと突っ立っていた。すると揺れは徐々に収まった。揺れていたのはほんの数秒だ。私の鼓動と呼吸もしだいに落ち着いてきた。やがて揺れはすっかり収まった。ニューギニアは環太平洋火山帯に属しているので、しょっちゅう地震が起こるのである。

二日後、アミがカナウアという名の運転手を連れて来てくれた。私は彼の運転で、高地《ハイランド》高速道路以上にお粗末な山道をワイサに向けて出発した。ふりしきる雨はキャンバス地のフードに音を立てて降り注いだ。フロントガラスのワイパーは、汚れたガラスの上にベージュ色の跡を大きくつけながらシャッシャッと動き続けている。私は身をかがめ、泥が水っぽいために、ワイパーの跡が比較的薄いところを選んでのぞき込んだが、周りの景色は見えない。雨と靄であたりの景色は煙っていたのである。窓の上の透き間から水が流れ込み、私の脇を流れ落ち、シートと私の服を濡らした。背中がぞくぞくしたので、私はできる限り車の内側に身を寄せた。

道は山岳地帯の小山を次々に越え、少しずつ山をよじ登って行った。道に沿って切り立った山肌が続いている。滑らかな岩の間の黄土色、灰色、そして赤の粘板岩の川床の上を、澄んだ水がしぶきを上げて流れ落ちている。色鮮やかな粘板岩からは、茎の長い緑の草が青々と茂っている。わき立つような緑の木々の下には藁葺小屋がうずくまっている。とがった峰の上にさらに別の峰が重なってそびえ立ち、彼方では薄青くかすみ、空を背景にぎざぎざの青い紙のように見える。この山脈は大陸移動によってできたものだ。つまりオーストラリアが、北に位置するニューギニアに激しくぶつかり、くしゃくしゃの紙のように大地を押し上げた結果、現在のように三方に屹立する山々となったものである。

このささやかな道は、地上で最も辺鄙な集落までうねうねと続いている。ここまで入り込んできた外部の人間はこれまでほとんどいない。初めて白人を見る子供たちもいた。地滑りのために定期的に何もかも押し流されてしまうところもあった。私たちはクールー山のふもとを通り過ぎた。クールー山はすそのが広く、高い山で、隣接するゴロカの谷や他の地域からフォレの人々を隔て、何千年にもわたって隔離してきた。クールー病は山の向こう側でのみ猛威を振るい、こちら側では見つからなかったのである。病気にちなんで地名のつけられた例は世界でもこの山のほかにない。ペスト、梅毒、結核、ガン――そのどれをとっても地名となったためしはない。ただし病院の病棟名を別とすれば、の話だが。クールー病のインパクトはそれくらいすごかったのだ。

今やそのクールー山の峰は、暮れなずむ空を背景に高くそびえ立っていた。続く数カ月の間、それは私を閉じ込める新しい家の壁となるはずであった。一九五〇年代になってこの道が作られるまでは、フォレ族は誰一人山の向こうに行ったことがなかったので、この山の向こうに存在するものを表す言葉を持たなかった。かつてはもよりのフォレの村からゴロカ谷に行くには、徒歩で数日を要した。おまけに山越えする人は、男女にかかわらず、食料として優に自分の体重の三分の一はあるヤム芋をかついでいくしかなかった。

道沿いに数人の人々がいるところを何度か通りかかった。彼らは「アイアイアイアイアイ」と歌いながら手を振っていた。といっても西洋式とは違って、指を垂直に広げ横に振る、「王族式」の手の振り方だ。子供たちはピジンで「ハイ、マスタ」と叫んだ。英語で言えば「マスター」にあたり、白人に呼びかけるのに使われる語だが、明らかに意味は分かっていないようだ。

何時間も車に揺られたあと、カナウアはやっと車を路肩に寄せて止まった。辺りはもう真っ暗だ。雨が音を立てて車の屋根に叩きつけている。外を眺めたが、何一つ見えない。ただ闇と木々が見えるだけで、明かりはまったく見えなかった。

「ここはどこ?」と私はピジンで聞いた。カナウアは医学研究所ではピジンで喋っていたし、私はアメリカを発つ前に、カールトンの養子からピジンの基礎を習っておいたのだ。

「ワイサ。」

「ここがワイサ?」と私は驚いて尋ねた。

「そう。」私はがっかりした。

カナウアは車を降りた。私は深呼吸してから彼について雨の降りしきる中、トラックの後ろに走って行き、防水シートの下から二つのスーツケースを取り出した。スーツケースはずぶ濡れだ。私はカナウアについて雨を跳ね上げながら走った。小道を降りて行ったところに、ポーチ付きの小さな小屋がある。木造のポーチで足踏みして水を切った。カナウアはドアを開けた。

「こちらはボブ」とカナウアは、中にいる薄茶色のあご髭をはやした長身の男と、茶褐色の長い髪の、背の低い女に私を紹介した。

「僕はロジャー・リチャードソン」と長身の男は言った。「これは妻のメアリアン。」彼女は私を見上げ、よそよそしく会釈した。「来るの大変じゃなかった?」と彼は尋ねた。このような未開の地でオーストラリア訛りの英語を聞くのは、驚きだった。オーストラリア訛りの英語は耳慣れなかったが、それでも英語を聞いて私は元気づけられた。

「ええ」と私。濡れた衣服がからだにまとわりつく。「大丈夫です。」

「私、行く」とカナウアが突然言った。私は振り向いた。来たときと同じように、カナウアは全速力で走り出した。ひたひたと泥の中を走って行く彼の足音は、たちまち雨の音に紛れて消えてしまった。彼はまだこれから車で延々とゴロカまで戻らなければならないのだ。私は今やひとりぼっちだった。

「家の中を案内しよう」とロジャーは言った。「ここが君の部屋。」彼は薄い木のドアを開け、簡易ベッド、机、本棚、そして小さい窓のある狭い部屋へ私を案内してくれた。壁には肌理の粗い木の部分と、竹を編んだ部分とがあった。これから私は木と竹のバスケットの中に住むことになる。

「こっちが我々の部屋。」彼はもう一つの部屋を指さした。そこには入らなかった。「ここが台所」と言って彼は流しと、金網で覆われた食器棚のある小さな場所を指し示した。「金網はネズミよけさ。」次に彼は「ここは洗濯場だ」と、家の奥の小さなカウンターと流しを通り過ぎながら言った。小さな髭剃り用鏡が壁に立て掛けてある。「最後に、ここがシャワールーム。」小さな押し入れのようなスペースの天井に鉤がぶら下がっている。だが蛇口もなければ、水が流れているわけでもない。私は困って顔をしかめた。

「バケツに水をいっぱい入れるだろ。それをよいしょと持ち上げて鉤にかけ、自分に水がかかるようにそれを傾けるんだ。」

「分かりました。」私は思わず咳払いをした。

「トイレはというとだね」と彼は付け加えた。「道をちょっと行ったところに屋外トイレがあるんだ。」

私たちは家の真ん中辺に立っていた。そこにはテーブルと、黒い鋳鉄の薪ストーブがある。家はこれで全部だった。電気はない。シューシューと音を立てるコールマン石油ランプが唯一の明かりを提供している。壁には絵も何も掛かっていない。私はできるだけ礼儀正しく振る舞おうと努めたが、これほどの物資の乏しさは予期していなかった。十九世紀のアメリカ西部にいるような気がした。この家にはフラッシュライト短波ラジオもあると知ったのは、もっとあとのことだった。

屋根が（円形でなく）四角く、かつ（藁葺きでなく）トタン葺きなのは、このあたりで唯一この家だけなのだということをやがて私は知った。屋根は灰色のトタン板一枚でできており、傾斜がつけてあった。脇についている樋が雨水を集め、それがドラム缶に入る。そこから管が流しに通じていて、水が出る仕組みだ。昔は、現地の人たちは川の水を飲んでいた。豚や猪がその川で排泄していたので、川の水を飲む人たちにはおそらく一人残らず回虫がいたことだろう。

衛生のために、医学研究所はロジャーとメアリアンに洗濯場を作らせた。それは一メートル四方ほどの小さい建物で、小さいトタン板の屋根があり、小型のドラム缶数缶に水を集めるようになっていた。また研究所長のマイケルは、現地調査の基地として、私たちが今いるこの小屋を研究所に建てさせたのだった。

私たちは家の中心の、テーブルのある部屋に座っていた。私が右、メアリアンが真ん中、そしてロジャーが左に。

「何か私への指示をご存じですか？」と私はロジャーに尋ねた。

「いや」と彼は驚いて答えた。「君はここでクールーの調査をするんだろう。」私は洗濯場作りをさせられるわけではないと知ってほっとした。「カールトンのガイドだった二人、サナとサユマが、そのために明日の朝ここに寄るよ。君と出掛けたくてうずうずしているんだ。だが気をつけたまえ。このジャングルの中で人に命令して何かさせるのはとても難しいんだ。二年前に我々がここに着いたとき、マイク・アルパーズが言ったことはたった一つ、『何一つうまくいくとは期待するな』だった。それは正しかったね。」

彼が間違っていればいいが、と私は思った。しかし寝ようと思って自分の部屋に行ってドアを閉めたときには、マイケルの言葉が私の頭の中で鳴り響いていた。

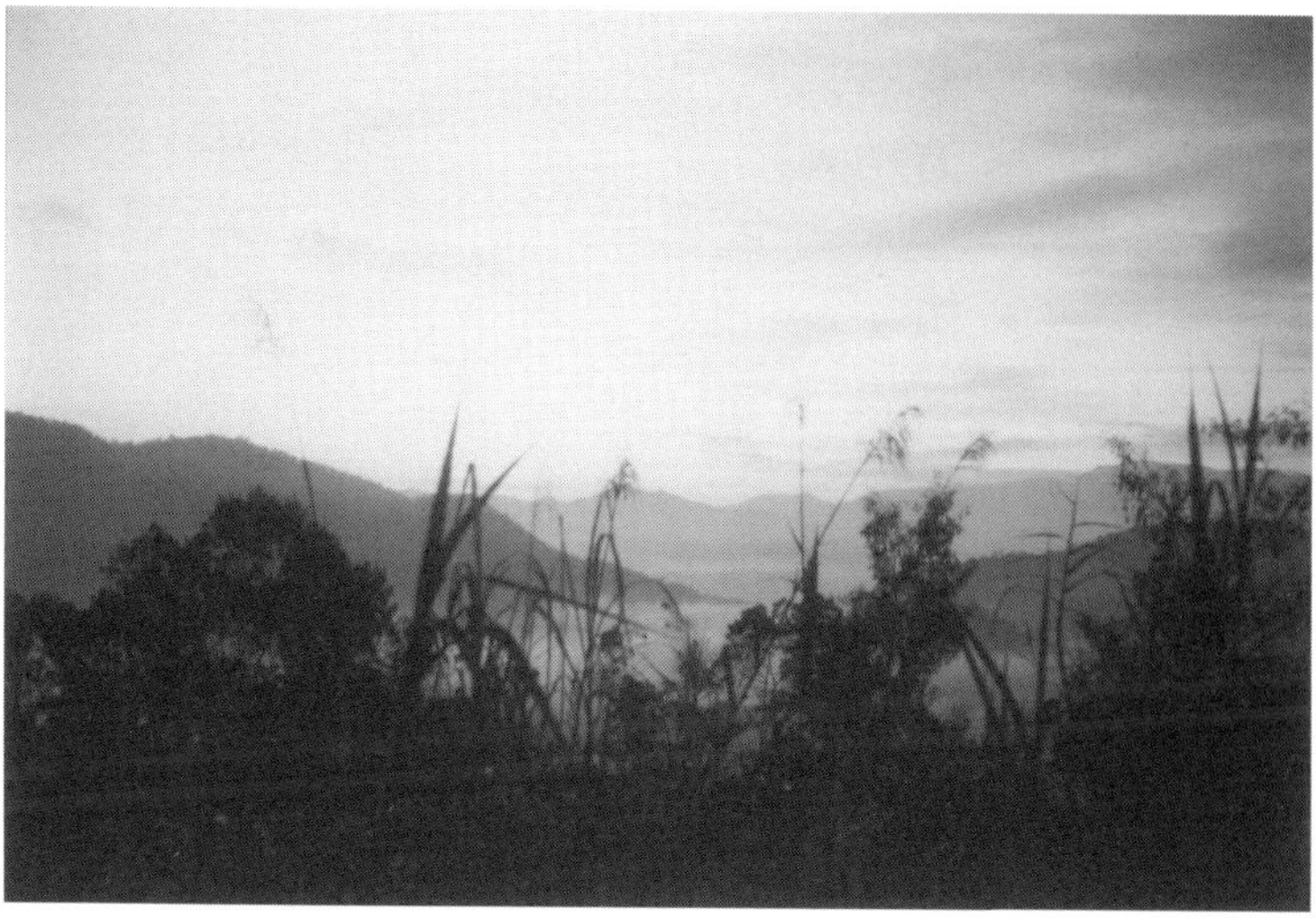

フォレの風景・夜明け

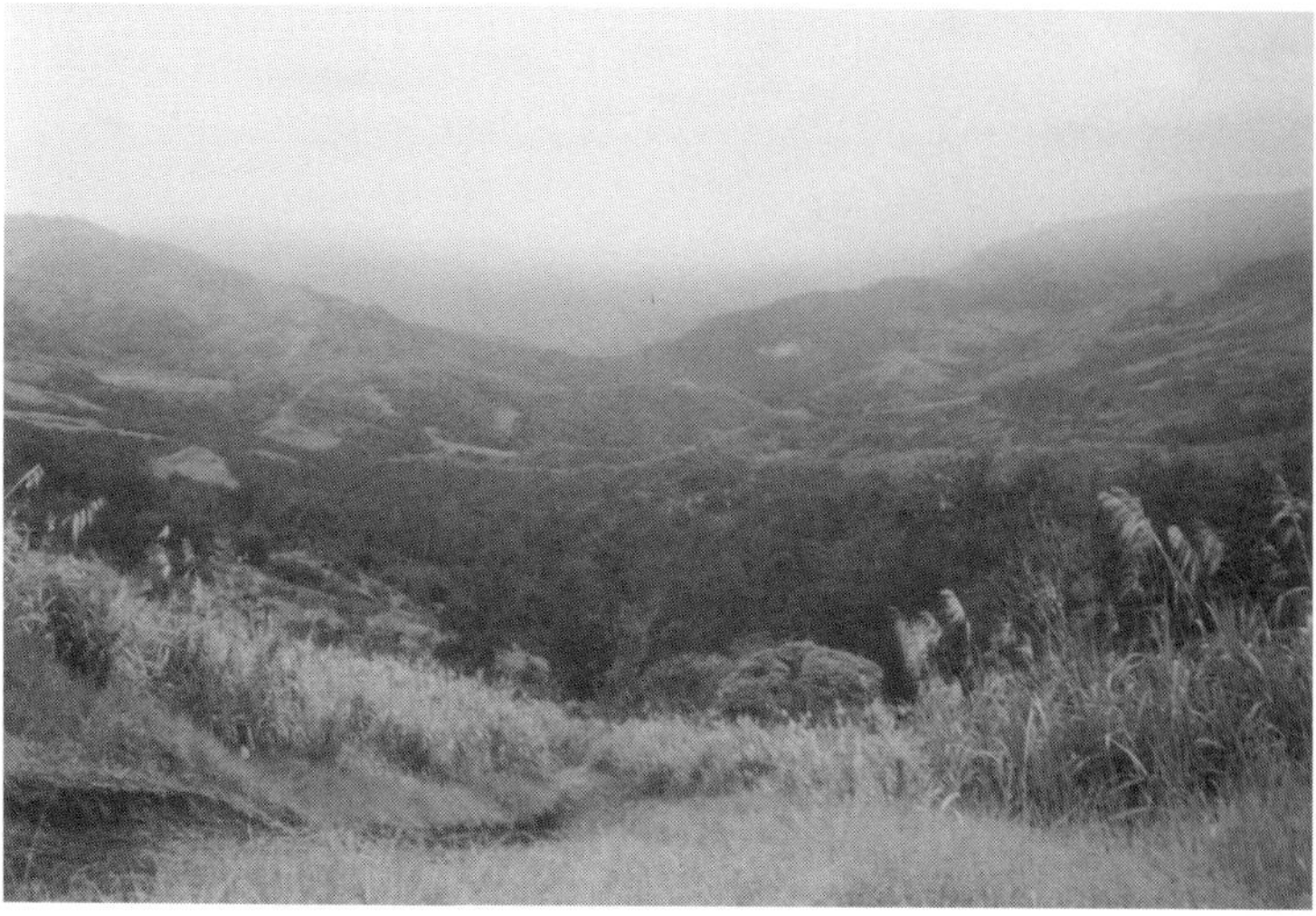

フォレの風景・朝

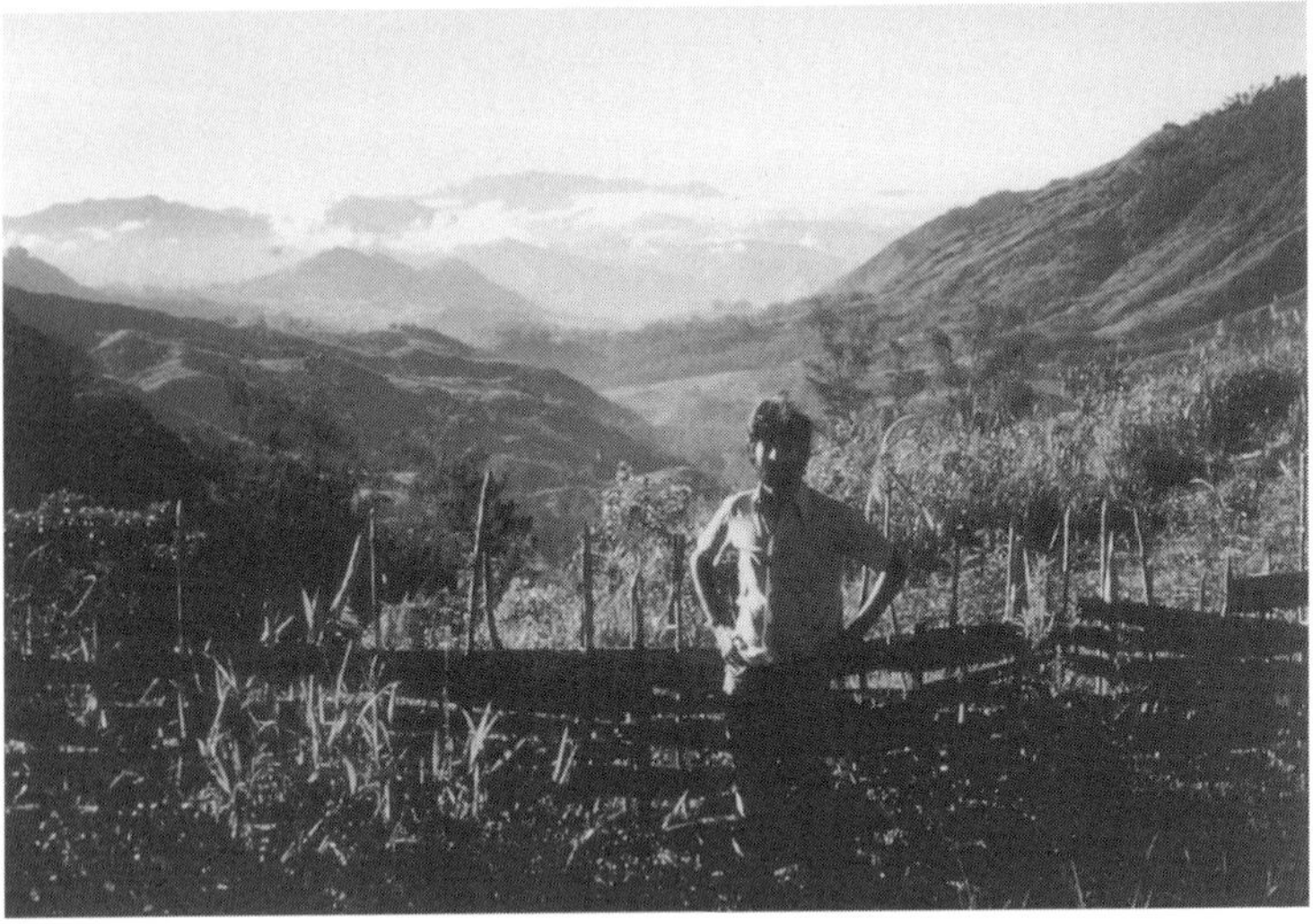

筆者・高地にて

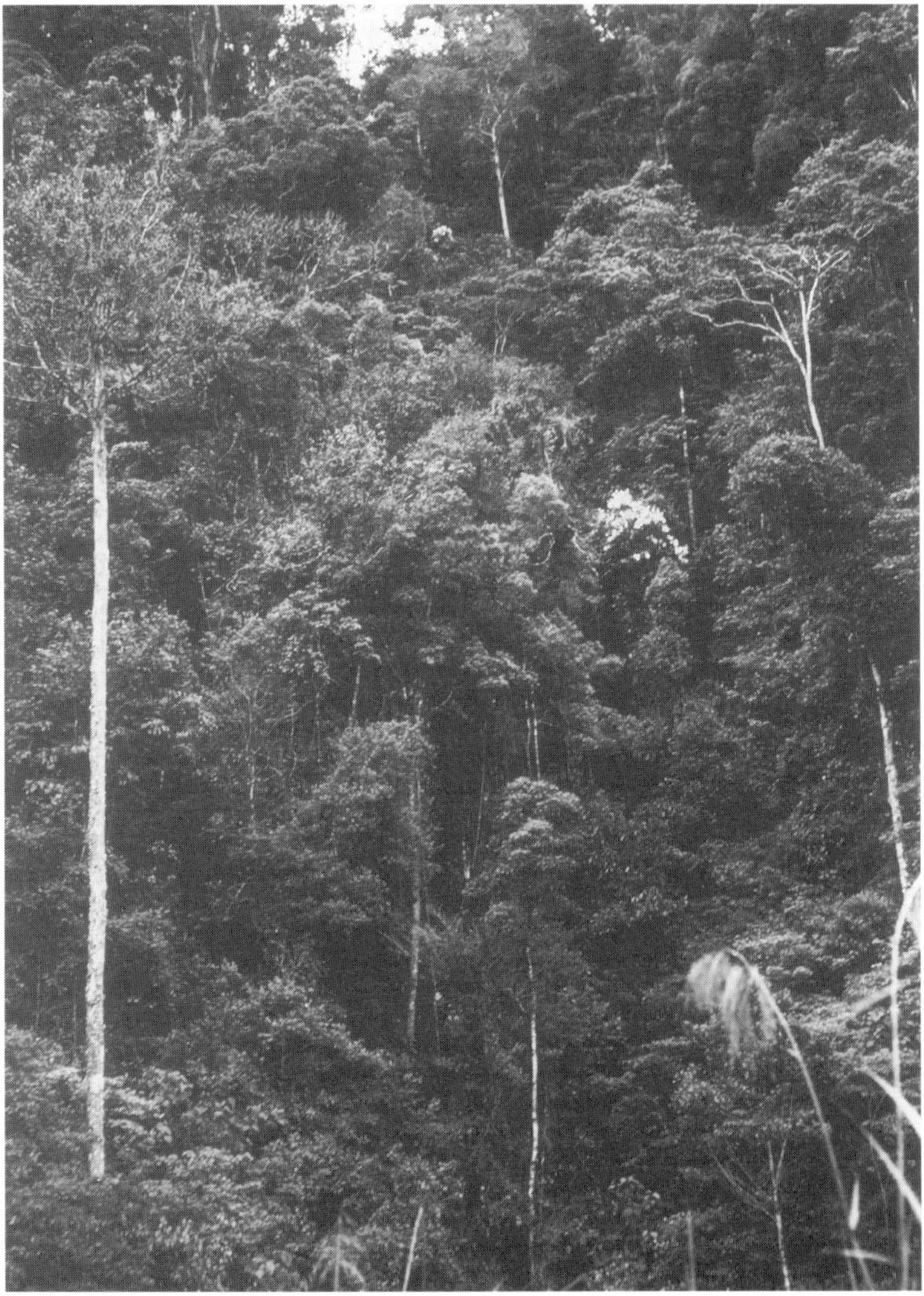

高地の風景

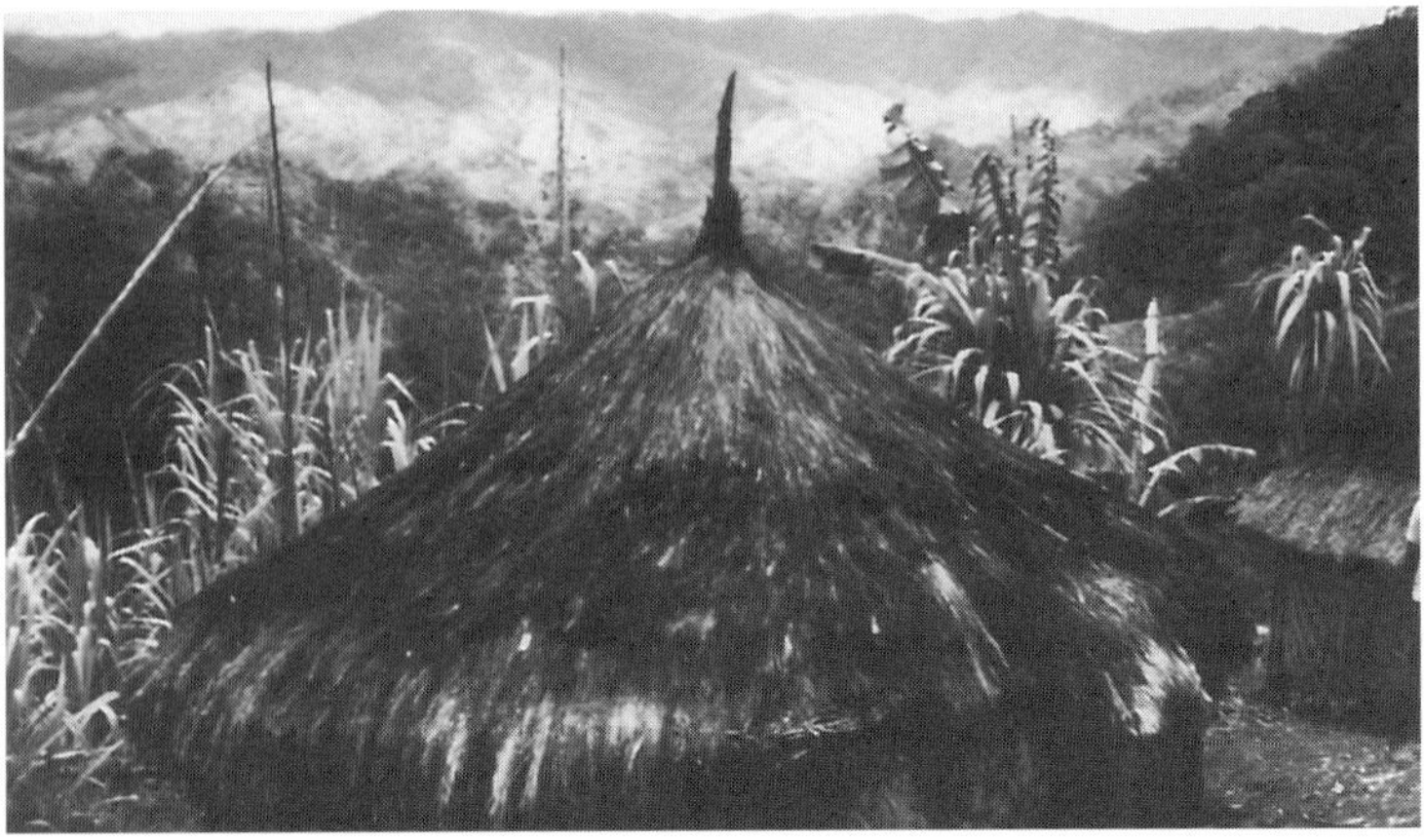

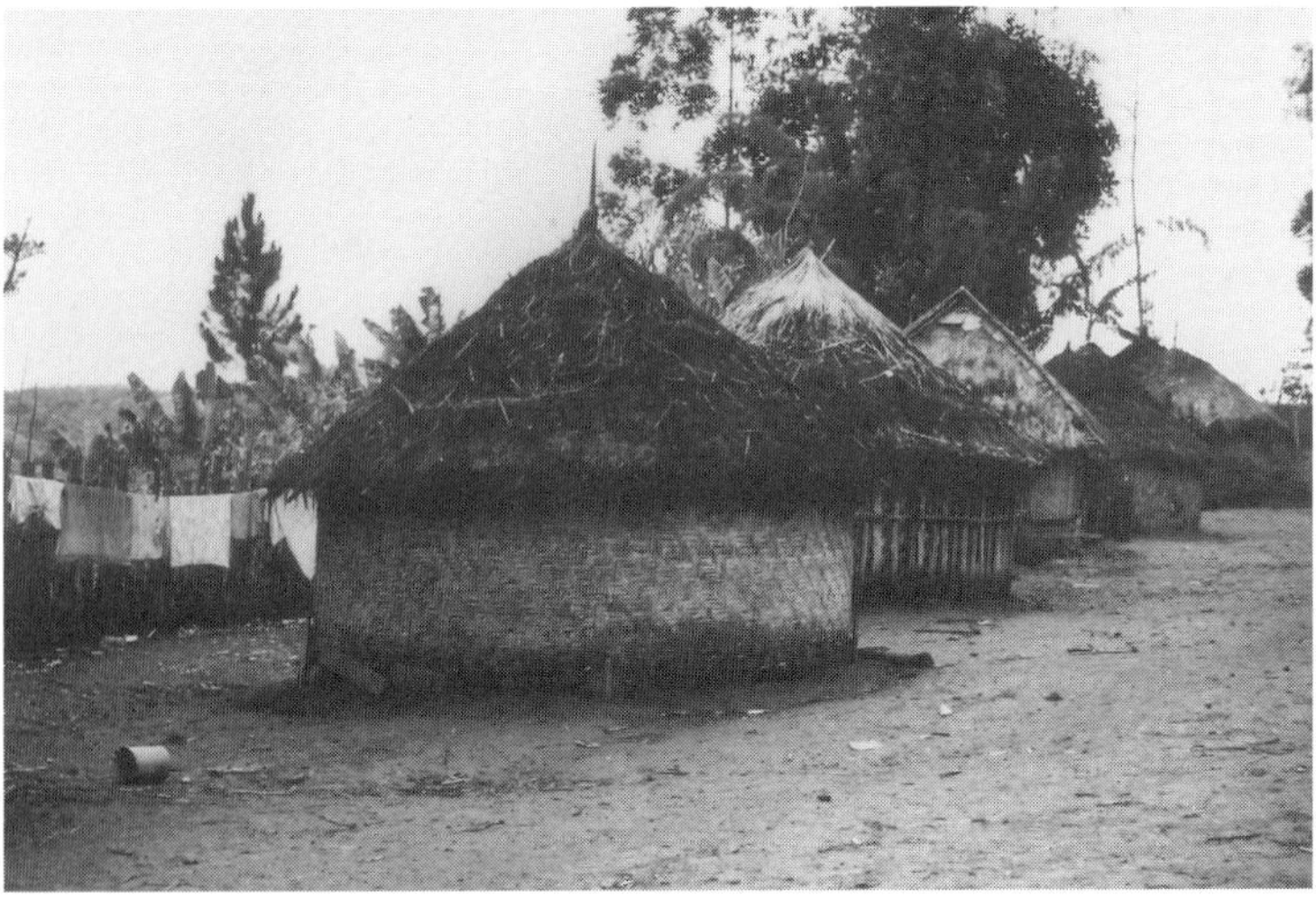

フォレの小屋

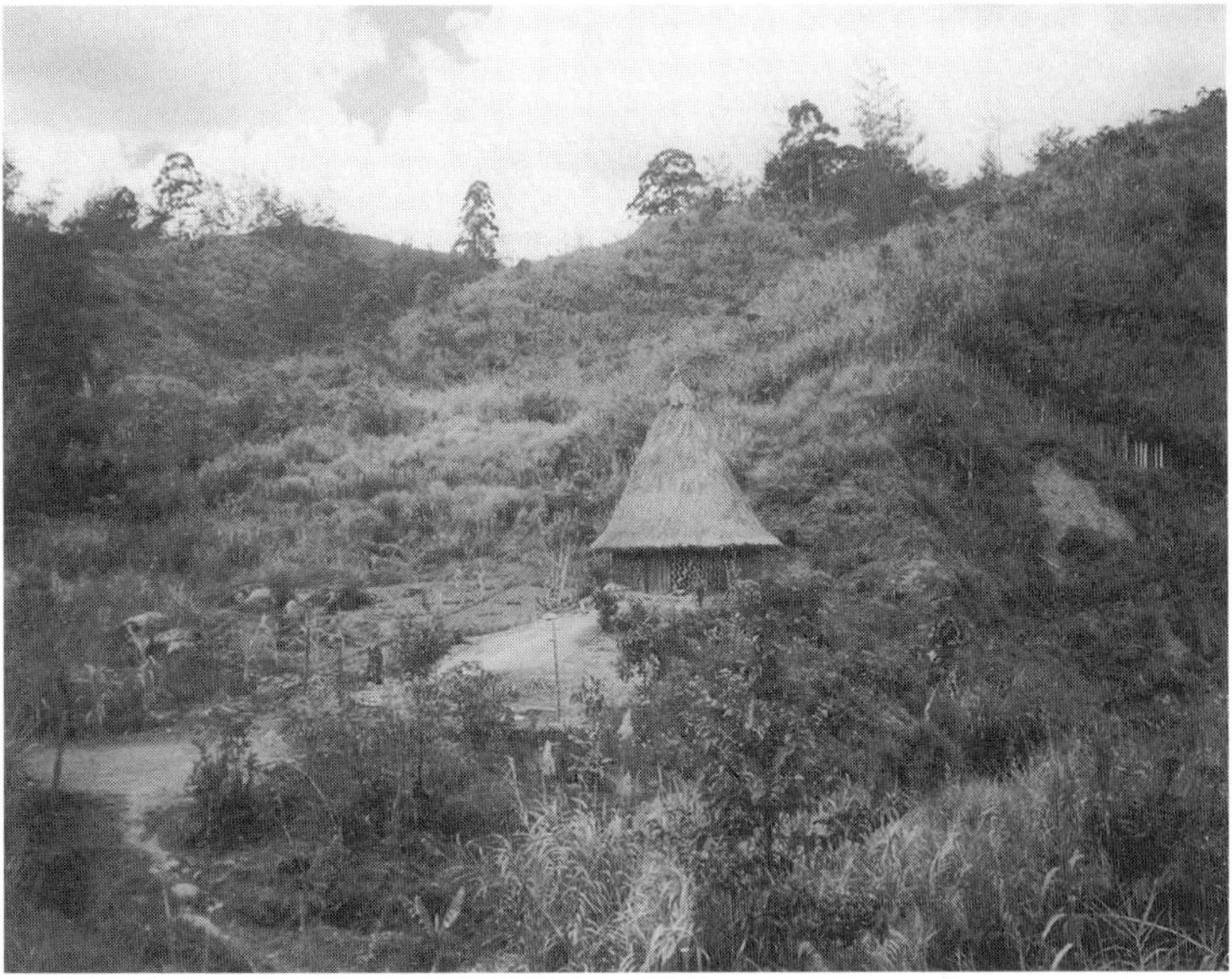

最新式の小屋・1997年撮影

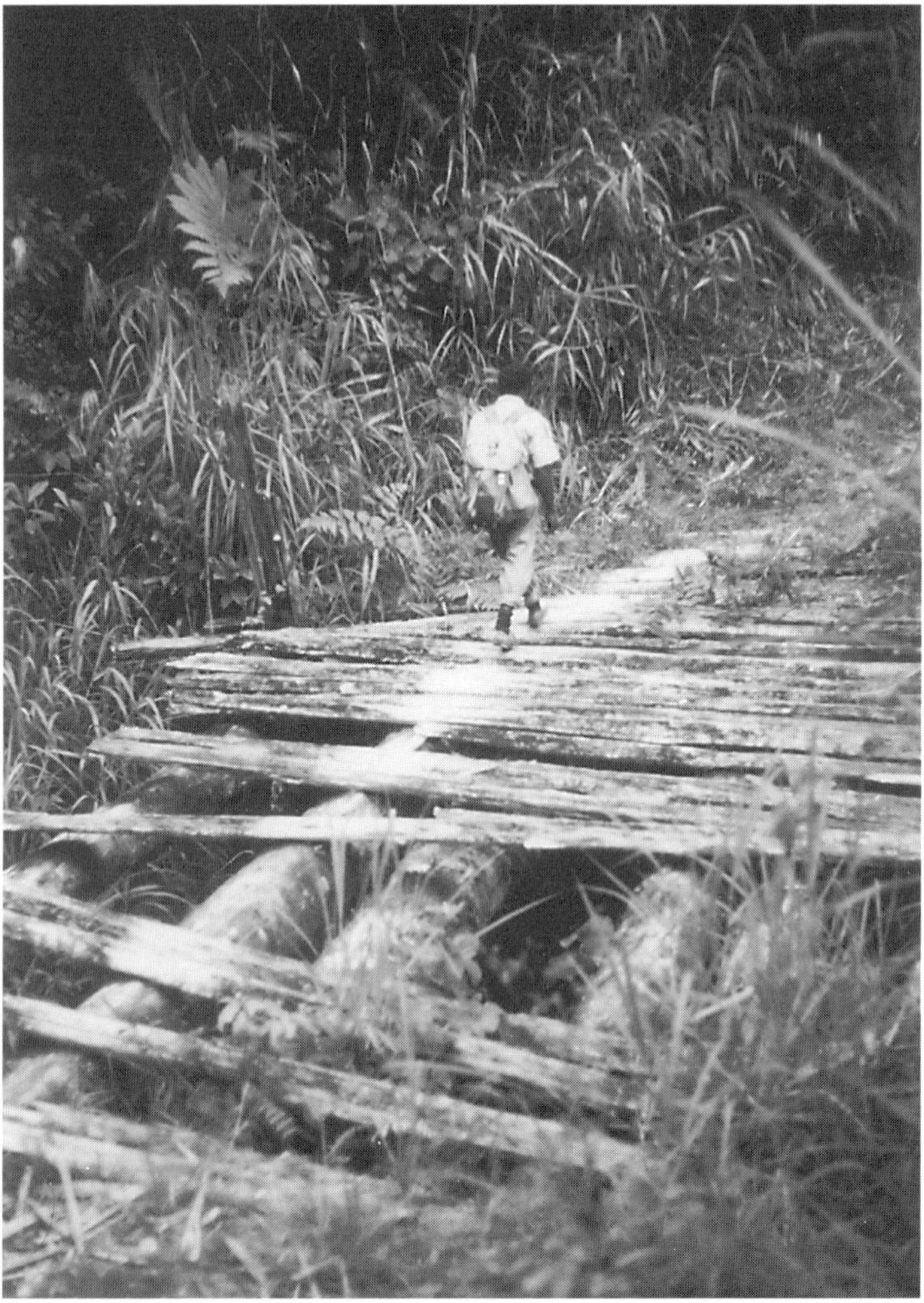

トレッキング

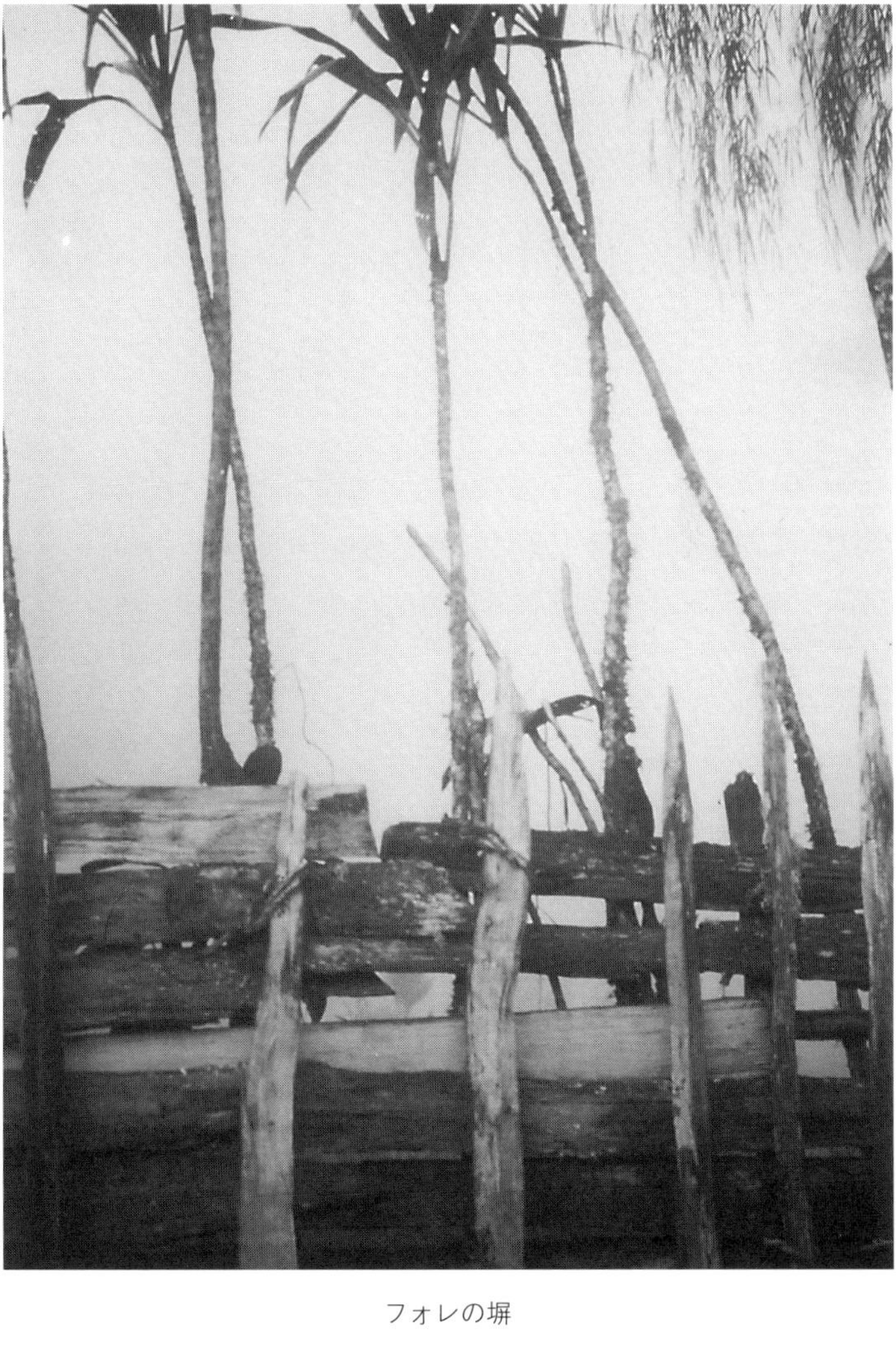

フォレの塀

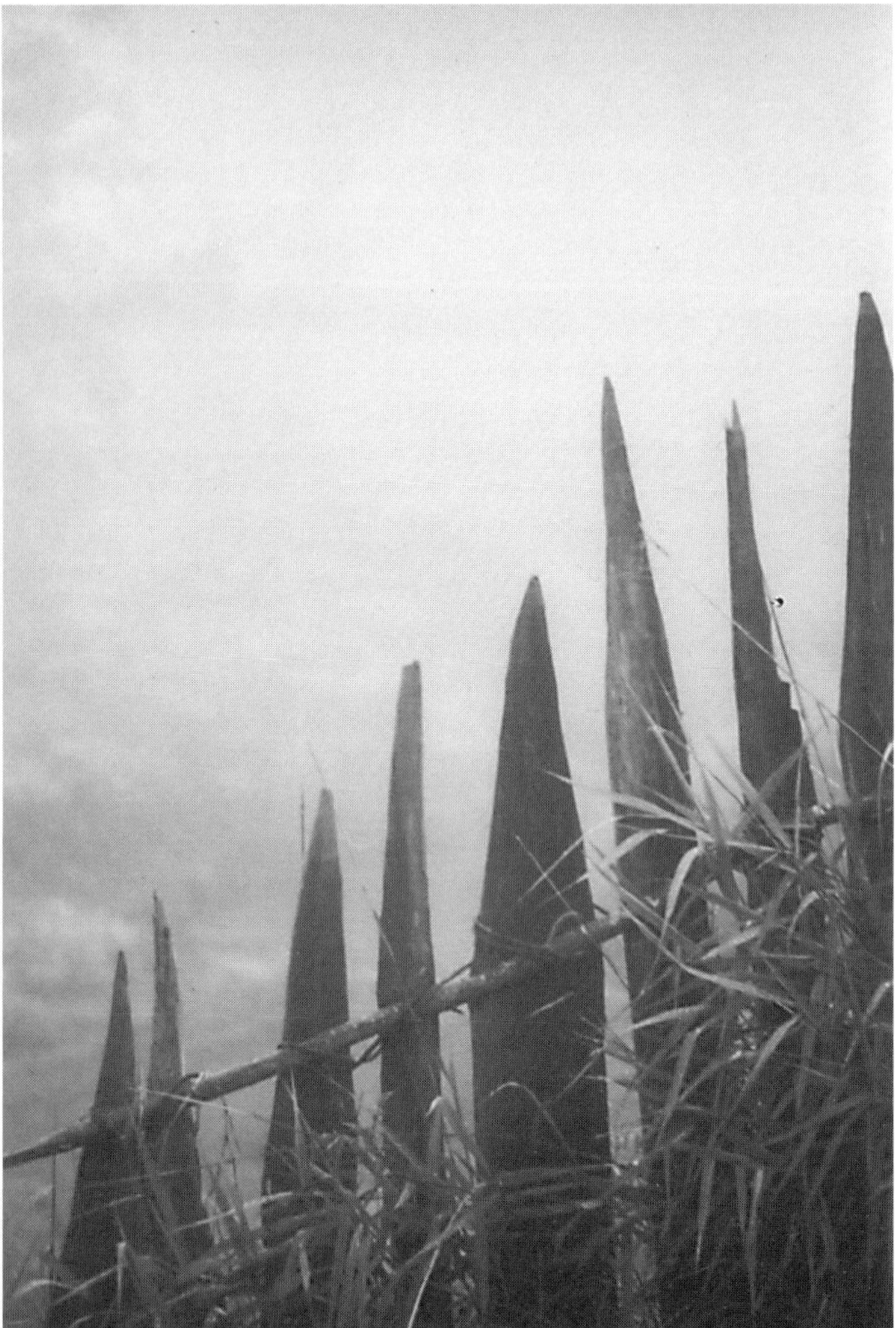

フォレの塀

第二部　熱帯雨林巡り

木を渡して川を渡る人

朝になるとメアリアンは、小さな石油バーナーを使ってコーヒーを入れてくれた。私たちがコーヒーを飲んでいると、誰かがドアをノックする。ロジャーがドアを開けた。

「君のガイドのサナだ。」外に出てみるとサナがいた。サナは背が低く、頭のてっぺんがちょうど私の胸の真ん中にくるくらいだ。だが彼は誇りに満ちてあごを高く上げ、頬骨も高く、目は輝いていて、いい顔立ちをしている。サナは、彫刻がほどこしてある、ワニス塗りの木の把手がついた黒い傘をステッキ代わりにしていた。ロンドンの町中でもあるまいし、ここではそれは奇妙なアクセサリーに見えた。ロンドンでニューギニア製のお面が珍重されるように、ここでは雨傘が珍重されるのだった。その奇妙さにもかかわらず、それは彼に一種独特の、ほとんどエドワード朝ふうと言っていいような雰囲気を与えていた。

「私、来た」彼はピジンでそう言った。

何と答えたものか、ピジンで「初めまして」は何と言うか分からないし、そう言っていいのか、そもそもそんな言葉がピジンに存在するのかも私は分からなかった。だが彼は私に会えたことを喜んでいるようだった。「ユー・プレン・ビロング・カールトン」（あなたはカールトンの友達ですね）と彼は付け加えた。

「そうですよ」と私は言った。彼にとってはそれが重要だった。役所その他、あらゆる公的機関を欠いているこの国では、彼の知っている誰かを私が知っているという事実が紹介状代わりとなった。後に分かったことだが、彼の心の中では私はカールトンの「ワントック」（英語では「一つの言葉」にあたり、親戚を意味する）であった。

その日の午後、メアリアンと私が家でお茶を飲み、ストロベリージャムをつけてパンを食べていると、またドアをノックする音がした。メアリアンが出た。「サユマが来たわ」と彼女。やせた男がメアリアンを押しのけて家の中に入って来た。男は四角く骨ばった顔で右目のそばには傷痕があり、歯はほとんど抜け落ちている。残った数本の歯は黄色っぽく、歯茎が露出していた。ひっきりなしにベテルナッツを嚙むものだから、歯肉が痛んで後退してしまったとあとから知った。「私、あなたのガイド」と彼は宣言した。

「そう、サナもだね」と私。

「はい」彼は不承不承言った。「サナもです。」

翌朝初めてクールーの患者を診に、少し離れた村までサユマに連れて行ってもらうことにした。サユマ自身はカラムニ村の出身だった。

「サナにも連絡を取ったほうがいいのかな？」と私は聞いた。

「私が知らせましょう。」

「本当？……でもどうやって？」

「彼の親戚の人が今ワイサにいて、サナのいるプロサに今日帰るんです。明日の朝ここに来るようにその男からサナに伝えてもらいましょう。何時に出発したいですか？」

「できるだけ早く」と私は言った。サユマが時間のことが分かっていて、何時にするかと私に聞いてきたことに驚いた。「何時なら都合がいいの？」

「あなたが時間を決めて下さい。」

「分かった。それじゃ一一時。」

「もっと早く行ったほうがいいわ」とメアリアンが言葉をさし挟んだ。「毎日午後も半ばになると雨が降りだすのよ。ロジャーは毎朝七時に家を出ているわ。」年に六カ月続く雨季の間、朝のうちは灼熱の太陽が大地をじりじりと焦がすのに、午後から夕方にかけては大概にわか雨が降るのを、私はたちまち目の当たりにすることになった。

「分かった。八時ではどう？」

「承知しました」とサユマは自信たっぷりに言った。

「本当にそれで大丈夫？」と私は尋ねた。

「はい。」彼は頷き、立ち上がるとパンを一切れ取って帰って行った。

しかし翌朝九時半になっても、ガイドは二人とも現れなかった。やっとサユマが姿を現したのは九時四五分頃、サナに至っては一〇時近くだった。私はカメラとノートとペン、さらに全員分の水の瓶を入れたナップザックを持っていた。ガイドたちが持っているのは手作りの弓と矢だけだった。どうしてかは分からない。

彼らは私を患者に会いに連れて行ってくれた。道々、私たちは緑豊かな谷間や、まるで海の波のように重なり合う青くかすむ山々を眺めながら進んでいった。巨大な竹が何本も優雅にそびえ立ち、てっぺんには薄い緑の葉がうっそうと生い茂っている。トランペットフラワーは、まるで教会の鐘のようにずらりと並んで、垂直にぶら下がっている。巨大な木の葉のように見えるサトウキビの茂みは二メートルから二メートル半の丈にすっくと伸び、てっぺんにはふわふわのヒゲが生えている。小ぶりのバナナの房が木々から垂れ下がっている。丸みのあるつるりとしたライムグリーンのバナナは、作り物かと思うほどどれもよく似通って見えた。バナナの葉は長く伸びすぎたとでもいうように、塀の上で絡まり合っている。道の両脇では、深紅の粘土質の土から優美な羊歯が生えているし、黄色の花弁で中心が黒い花（聞くところによるとゴロカとカイナントゥの宣教師の家の庭からこぼれ出たコスモスだそうだ）がそこら中に咲き誇っていた。穀物袋や木の幹などの重い荷物を頭に載せ、手で支えて運ぶ女たちと何度もすれ違った。

二、三時間後、細くてほとんど周りと見分けのつかない道に沿って、私たちは森の中に入って行った。深々とした熱帯雨林がたちまち私たちを取り囲む。今やあらゆる村や人家から何キロも離れているのだ。なんということだ、私は今二人の人食い人種と一緒にいて、完全に彼らのなすがままなのだ、と私は突然思った。ニューヨークの街を歩くときの感覚を思い出し、私は緊張した。

カニバリズムが存在したという事実を否定するのは容易だ。西洋ではいまだにそれは究極のタブーであり、人間の尊厳への冒瀆である。アメリカではマイケル・ロックフェラーの死体が食われたという噂がいまだにはびこっているが、真実ではない。カニバリズムは長い間人を魅惑し続けてきたし、伝説もたくさんある。モンテーニュですらカニバリズムについてエッセイを書き、その事実を受け入れよと読者に迫った。カニバリズムだけでなく性的虐待も行ったジェフリー・ダーマーの事件は、マスコミに登場したいちばん最近の例である。ここニューギニアではカニバリズムが現実に行われたのであり、人は単に道徳的に非難するのではなく、その事実を受け入れる必要がある。私のガイドたちは攻撃的ではなく、信頼できそうだった。どちらにしろこの熱帯雨林の真っ只中では、私はただ歩き続けるほかはなかった。

突然サナが振り返り、唇に指を当てて止まるよう合図した。

「ワネム・イ・パス？」（「どうしたんだ？」）と私はピジンで尋ねた。サナは私に向かって頭を振り、それから何も言わずに向こうを向いた。私の言ったことが分からなかったのか、それとも返事をしたくないのか？

「ワネム？」私は繰り返した。それでもサナは答えなかった。私は足を踏み鳴らした。

「鳥」としまいに彼はささやいた。

「鳥？」

サナの指さしたほうを見たが、私には、そびえ立つ黒々とした木立と、うっそうと絡み合った蔦しか見えない。空はほとんどのぞめず、鳥など一羽も見当たらない。

彼は竹の矢筒からゆっくりと矢を取り出し、弓につがえた。弓をいっぱいに引き絞り、狙いをつけ、音も立てずに矢を放った。

シャーーーッ！　突然はるか頭上の枝のどこかから、頭に白い飾り羽のついた、美しい赤と黄色の鳥が、あちこちにひっかかりながら落ちてきて我々の五、六〇センチ前にどさっと落ちた。

私は軽い赤緑色盲だし、軽度の近視だ――と言っても眼鏡なしで運転できる程度だが。アメリカではこのことで困ったこともなかったし、特に問題もなかった。だがこの狩猟採集経済の部族の中では生き延びていけないだろう。工業化社会では色盲は原始社会よりずっとよくあることだ。原始社会ではそれは生き抜くうえで不利な要素であり、そのため自然淘汰されてしまったのだろう。結果として、私のガイドたちは私には欠けているサバイバルの術を身につけているのだ。人間の文化はこのように、遺伝と進化に非常に大きな影響を及ぼしている。

私たちはぬかるむ道を登り続けた。私はしょっちゅう足を滑らせ、遅れがちだった。家では私は週三回ジョギングを欠かさなかったが、それでもこの二人に比べれば運動不足だった。彼らは山道を登ったり降りたり、日に三〇キロ以上歩くのが普通なのだ。

歩いているとサナが教えてくれた。「この木は小屋を作るのに使い、この植物は食用にし、この葉っぱは染料にする。これは役に立たない植物だ。」

村に着くとおどおどしてしまったが、冷静なふりを装った。ガイドと私は村人全員と握手した。サナとサユマは静かに腰を下ろし、私にもそうしろと合図する。それ以外は誰も何も言わず、何もしなかった。立ち並ぶ小屋の藁葺き屋根から煙がのぼっている。中で火が焚かれているらしい。青い煙が藁屋根から漏れ出していた。小屋に火がつかないのが私には驚きだった。

この地域のほとんどの人々は丸い藁葺き屋根の家に住んでいた。中には森に住んでいる人たちもいて、「非開拓地人」と呼ばれていた。ほとんどの村落はそんなものだとあとで知ったのだが、この村落は三、四軒の家からなっていた。さらに、歩いて一時間以内のところにあるいくつかの村落が集まって村となり、村と村の間は歩いて数時間から一日の距離である。普通、数十の「村」がひとまとまりとなって、独自の文化と言語を持っていた。

数分後、サナはそこの男たちにトク・プレス（英語の「話す《トーク》」と「場所《プレイス》」からきた語で「土地の言葉」の意）で話しはじめた。彼らは皆、それでもなお自分の足の間の地面を見下ろし続けていた。長い話し合いのあと、サナはこちらを見上げ私に向かって頷いた。私の出番らしかった。私はピジンで、自分がアメリカからきた医師で、クールーの患者を調べにここに来たことを説明した。「ターニム・トクス」（「代わりに話す」、つまり通訳）である私のガイドたちは、ピジンを土地の言葉に翻訳した。険しい山々によってそれぞれの村が分断され、各々の村が異なる文化を持ち、結果として大変な数のまったく異なる言語が話されているこの島国では、ピジンが公用語だった。この「リンガ・フランカ」〔通商の言葉〕は、フランス語

（たとえば「サヴ・エイ」save はフランス語の savoir からきていて「知ること」を意味した）、ドイツ語、オランダ語、英語、マレーシア語をミックスしたものだ。国会はピジンで運営されたし、新聞もピジンで書かれている。私はすでに『ブク・ビロング・トク・ピジン』（ピジン＝イングリッシュ辞典）を買って持っていたが、それでもなお意思疎通は難しかった。

私は次にその男の妻に会いたいのだと説明した。サナは私の説明が足りなかったところを補ってくれた。私が説明しおわると、皆黙ってしまった。彼らがいいと言ってくれるのかどうか分からない。いちばん年かさの男がゆっくりと口を開いた。サナは耳を傾け、私のほうを向き、頷いた。

「今すぐその人の小屋に行けますか？」私は彼に聞いた。彼は再び頷き、ゆっくりと立ち上がる。私は彼について行った。それまで一度も患者を見たことのなかった私は不安に襲われた。だがカールトンの撮ったクールー患者のフィルムならたくさん見たことがあった。それで私はクールーのどの段階の患者がどういう症状を呈するかは知っていた。

私はサナのあとについて威厳をもって歩き、身を屈めて小さな入り口から丸い小屋の中に入って行った。中は狭苦しく、暗く、煙たかった。小屋の中央には白い灰がくすぶっている。明かりはといえば、竹を組み合わせて作った壁の隙間からほんのわずかに漏れ入ってくるだけだ。煙が目にしみる。しんとした暗闇が私を呑み込んだ。床より高くなった台の上に人のからだが辛うじて見えた。サナは私に患者と並んで腰を下ろすように言い、私の横にしゃがんだ。

患者に触れるのは怖かった。感染した脳が高い濃度のウイルス様の物質を含んでいることを私は知っていた。もし女の手に唾液や尿や排泄物がついていたとしたら？　私も感染するのだろうか？　怖がるべきではないのは分かっていた（科学者のとるべき態度ではないから）。しかし私は怖かった。自分が怖がっていることを認めること自体も怖かった。感染症の発見はしばしば危険を冒すことを要する。だがカールトンとマイケルはクールーの患者を診察したのだ。この研究者たちは長いことかかって免疫ができていたのかもしれない。まあ疑問だとは思ったが。

私はゆっくりと患者の手を持ち上げた。その手は空中でガタガタと前後に動く。手を高く上げるように言ったが、それはできなかった。名前を呼んでみた。返事もせず、自分の前をただじっと見ているだけだ。私はからだの各部の協調関係を調べる、他のテストもしてみたかった。それでサナに患者を外に連れ出せるかと聞いてみた。彼は頭を横に振った。彼女は死にかけていた。

私は彼女の呼吸数と脈拍を数えてみた。からだを動かしていないにもかかわらずどちらも早かった。ワネビというこの女性はカニバリズムに参加した。そしてクールーにかかり、そのために今や死にゆこうとしているのである。「ほかに何か私にできることがあるだろうか——カールトンやマイケルならやりそうなことで？」私はサナに尋ねた。

彼は頭を振った。

自分がほとんど何もしてあげられない——少なくとも治療はまったくできない——ことに、また彼女のかかっている病気の医学的知識がまだいかに限られているかに私は気づいた。彼女にとって何と恐ろしいことだろうと心から思った。彼女が横たわっている姿を見て、押し潰されるような、息の詰まるような思いがした。一瞬、彼女の病気は私たち二人をがっしりと捕らえた。各々まったく違うふうにではあったが。死はいつでも私に冷たさと不気味さを感じさせた。私たちは皆いずれ死ぬ運命だ。しかし誰かが死ぬのはやはりとても悲しいことだ。身近な人に死なれた経験はそれまでに一度だけあった。父方の伯母が重い心臓発作に襲われ、一年前に亡くなっていた。その死の唐突さに私は茫然としてしまった。物心ついてからというもの、休みになって会うたびに必ず私をぎゅっと抱擁してくれた伯母が、突然いなくなってしまったのだ。足元にぽっかりと穴があいたように感じた。幼い頃の死の体験の一つはケネディ大統領の葬式である。十一月の寒い灰色の日に、乗り手のいない馬が黒い布のかかった柩を先導していく様子を、白黒のテレビで繰り返し繰り返し、何日も見たのだった。ほんの最近でさえ、大洋を見下ろす墓場を歩いていて、私は鳥肌が立つのを覚えた。墓地は、まるで何かがつかみかかってきているかのような、押し潰されるような、また閉所恐怖症的な感じを私に与えた。顔のない墓が何列も並ぶその場所から、一刻も早く逃げ出したいと思ったのであった。もちろん私だっていつか死ぬ。頭では分かっていても、それを実感として受け入れられるようになるのは容易なことではない。科学は一縷の慰めは与えてくれる――その患者の病状を研究することで、その病気や他の病気の原因や治療法が分かってきて、他の患者が救われる可能性がある、だからその患者の苦しみは無駄にはならない、といった類いの慰めである。私はワネビを診察した経験から、何かしら役立つことを引き出すこともできたかもしれない。だがそのとき私は、ワネビを見ながらそこに突っ立っているのがとても決まり悪かった。狭苦しい室内から外の赤道直下のまぶしい日の光のもとに出た私は、混乱し、困惑しきっていた。

私は彼女のために毛布と棒状の石鹼を持って来ていた。どちらもここでは貴重品だ。彼女の家族はそれを受け取り、感謝してくれた。私の気遣いと感謝のささやかな印だ。彼女の夫と兄が家の脇に座っていた。私もそこに加わった。「彼女が最初に具合が悪くなったのはいつですか?」と私は聞いた。

「去年のクリスマスです。はじめ私たちは彼女を祈禱師のところへ連れて行きました。祈禱師は薬草をくれました。でも効きませんでした。」私たちはなおもじっとしていた。突然この年かさの村人たちが、もっと別の、役に立つ情報を持っているのではないかという考えが閃いた。

「彼女の家族でクールーになった人はほかにいますか?」

「母親、伯母、姉がなりました。」私はびっくりした。だがほかに何を聞いたらいいか分からなかった。ガイドたちは帰ろうと立ち上がり、私も続いた。

帰る道々、聞くべきだった質問を思いついた。彼女は他の葬式にも出たことがあるか、あるとすればどの葬式か、そこにはほかに誰がいたか、あとでクールーになった人は何人いたか、そしていつなったか、などだ。

私たちはワイサに戻った。ワイサが、粗末で原始的な作りの塀に囲まれていることに、そのとき初めて気がついた。塀は水平に積んだ丸太からできていて、このあたりによく見られる蔦をロープ代わりに使い、継ぎ合わせて垂直に置いた木の切り株と、ピットピット(サトウキビ科の植物でいくつか種類があり、ここで使われているのは食用に適さないもの)という名の生きた植物にくくりつけてあった。私は平らな細長い板で作った階段を登り、塀の向こう側に降りて行った。それが村の中への通路の役を果たしている。この簡単な作りの門ないし玄関があるために、ここは家だという感じがした。塀に囲まれて安全だからだ。ただし、それは鶏や豚も囲い込んでいるのではあったけれども。家ではロジャーがソバと話していた。彼は研究所の土地を貸してくれている人で、かつてゴロカで医者の助手として働いたことがあった。「こちらはボブ」とロジャーは私たちを引き合わせてくれた。ソバはちらりとこちらを見、会釈した。彼は赤とネイビーブルーのスキー帽をかぶっていた。帽子は野菜の切れっ端、泥、白い綿ぼこりの斑点などで覆われていた。あとで分かったことだが、帽子は彼のトレードマークで、彼はいつもこの帽子をかぶっていた。ロジャーとの話しはすぐ終わり、ソバは出て行った。

明日は何時に出発したいかとサユマが私に尋ねた。サナとサユマがプラスチックのデジタル時計をしていることに私は気づいた。この辺りではおそらくこの二つだけしかないのだろう。ガイドたちはその時計を得意そうに見せびらかしていた。あとで聞いたところによると、スタン・プルシナーが彼らに贈ったものだそうだ。「どう使うか分かる？」私は尋ねた。

「もちろん」と彼らは自信たっぷりに答えた。

「できるだけ早く出かけられるとありがたいなあ」と私は言った。次の患者を診に隣村まで行くのだが、かなり長い行程で、下手をすると辿り着けない可能性もあった。「だけど難しいかな。」

「いいえ」とサナ。「何時がいいか言って下さい。」

結局七時ということで合意したが、彼らが来たのは八時三〇分だった。

私はデジタル時計からどうやって時間を知るかを、私は彼らに教えようとした。「集合時間を書き留めておくんだ。」だが彼らは数字を、全体として一つの意味を表すものとしてではなく、一つ一つばらばらに紙の上に書き付けた。数字を書くことはできても、それらが相互に関連があるとは考えなかったのである。彼らを取り巻く環境には文章というものがないので、彼らは文章でものを考えることをしないし、新聞も本も読まなかった。歴史的には文字は通商とともに始まった。商品管理のためだ。ここでもまた、人々がしている仕事にとって必要なのは数字と名前だけだった。書き言葉の動詞と文章が発達してきたのはずっとあとのことに違いないと私は気づいた。私のガイドたちはカールトンやマイケルの手伝いをしたことがあって、西洋人のように働いているふりをしたがった。しかし現実にはそれはまだ難しかった。

私たちは熱帯雨林の中を通って行った。自分でも驚いたが、はるか文明を離れて、原始林の曲がりくねった道を辿るのが私には楽しかった。

その日私はワソルという患者を訪ねた。彼女は一旦クールーにかかって回復したが、今ではもう杖なしでは歩けなくなっていると家族は言う。彼らはこの辺で取れる薬草も試してみたが、効き目はなかった。彼女は明らかにクールーにかかっている。今では手作りの杖に頼らないと立つこともできず、からだがきかないためよろよろとしか歩けない。彼女にも何もしてあげられないので、私は焦燥感を感じた。フォレ族ができるのは対抗呪術による治療のみで、それは無効だという検査結果がすでに出ている。冷静に客観的になって、事態を臨床的に見ることは容易だった。あとで知ったのだが、実際欧米の医者のほとんどはそうしているのである。そのアプローチの仕方にはたしかに慰めがあることは認める。しかしそういう態度は決してこの目の前の患者も、これから診る患者も、救いはしないだろう。いずれニューギニアを去るのだということ、ここにはほんのわずかの間研究者として調査しに来ているに過ぎないのだと分かっていることも、私にとっては幾分か救いになった。しかしそんなことは、彼女と家族が直面している問題の恐ろしさを和らげる助けには、少しもならない。医者は患者との間に距離があるからこそ、次から次へと患者を診察し、その一人一人を助けることができる。しかし医者は「距離」をとるだけでなく、同情によってバランスをとる必要がある。

私は彼女の家族と並んで座り、さらに情報を集めた。彼女の母も二人の姉もクールーで死んでいた。

「ワソルは誰の葬式の饗宴に出たのですか？」と私。

「いくつも、いくつも」と一人の老人が答えた。それは「タイム・ビロング・クティム・ナ・カイカイ」(切り分けて食べていた時代）のことだった。

「何年にもわたって？」

「そう。」彼女はおそらく一生のうち何度もプリオンにさらされたのだろう。彼女の親族は皆彼女と同様、一度ならず饗宴に参加していた。

村を去ろうとしたとき、かなりの歳の老人がおぼつかない足取りで私のところにやってきて、オレンジ色がかった茶色の、ひょうたんの一部のような細長いものを差し出した。カルカを縦に二つに切ったもので、ざくろのような実がぎっしりつまっている。その全体が白っぽい灰に覆われていた。明らかに燠火の中に突っ込んで火を通したのだ。私は彼の手の中の、この見慣れない球形の奇妙なものを見下ろした。彼は私の不安を感じ取り、食べ方を実演して見せてくれた。つまり種をいくつかつまみ出して口に放り込み、歯で砕き、殻をぺっと吐き出したのである。それから彼は私のほうに、汚れた灰だらけの果物を突き出した。誰もが期待に満ちて私を見上げる。私は食べてみるのが礼儀だと思い、種をすくい上げ、口に入れた。堅くて苦くて乾いていて、噛み砕こうと種を噛むと、灰だらけの酸っぱい皮が口の内壁を刺激する。誰もが私の反応を見守っていた。微笑んで、目を見開いて、私が喜ぶのを待ち望んで。

「エミ・イ・グトゥペラ?」アンヤナがピジンで「おいしいかい?」と聞いた。

私は頷いた。

彼らは皆にっこりしてほっとした。老人は持ち帰るようにと私にその果物をくれた。

私はそれを受け取り、礼を言った。

帰る途中、サナとサユマに少しいらないかと尋ねた。彼らはとても喜んで果物を受け取った。どうやら特別な贈り物だったらしい。後にそれがここでは珍味のようなものだと分かった。私は彼らに全部食べていいよと勧めた。

帰りは近道をし、川を渡らなければならなかった。ここ数日の雨で水嵩は増し、歩いて渡るには水深がありすぎるし、流れも速すぎる。私たちは下流に下り、倒木が一方の岸から向こう岸に、しかも川面よりかなり高いところに架かっているのを見つけた。ガイドたちは心配し、私には渡れないと思った。彼らはもっと下流まで回り道をし、橋を渡ろうと言ったが、それにはさらに数時間かかる。あたりはすでに暗くなりかけている。「ここで木の上を渡ってみるよ」と私は宣言した。

「だめです」とサナは言った。「私たちはどうやって渡るか知っている。前にやったことがあるから。でもあなたは『木を渡して川を渡る人』ではない。あなたは普通の橋を渡るほうがいいでしょう。」サユマは頭を振った。彼も私を馬鹿だと思っているのだ。だが私には迫って来る暗闇のほうが気がかりだった。遠回りだけはしたくない。思い切って丸太の上を渡ってみることにした。

最初にサナが爪先立ちで素早く渡った。子供の頃、マディソン・スクウェア・ガーデンの上のほうの大衆席からサーカスの綱渡りを見たことがある。私はナップザックとカメラをサユマに預け、靴を脱いだ。靴下を丸めてそれぞれのブーツに入れ、左右の手に一つずつブーツを下げ、腕を肩の高さに伸ばす。それから片方の足が下についで安定するまでは絶対にその足に体重をかけないようにし、爪先立って一歩ずつ、常に両手のブーツでバランスをとって渡りはじめた。眼下には急流がほとばしり、白いしぶきが岩に踊っている。しかし私は全神経を一歩一歩に集中させた。一度足を滑らせれば一巻の終わりだ。このときの強い精神集中はまるで禅のようだった。

ついに私は向こう岸に着いた。

（数カ月後に写真を現像したとき、サユマが撮った、川を渡っている私の写真を発見した。その写真はぶれていた。カメラは動かしてはいけないということを知らず、彼は私が動くにつれて動いたのだ。）サナは私がやり遂げたのが信じられず、とても喜んでくれた。「いったいどうやったの？」と彼は聞いた。

私は禅のようにやったのだと説明したかった。だがピジンにはそんな言葉はない。「ああいうふうにやる以外思いつかなかったんだ」と私は言った。ガイドたちには分からなかった。「あれがナンバワン（英語のナンバーワンからきていて、「最上」を意味する。ピジンでただ一つの最上級）だったんだ」と私は付け加えた。彼らは礼儀正しく頷く。どんなに緊張したか、うまく伝えられない。言いたいことを伝えられないために、私はフラストレーションを感じた。運の悪いことにこの後数日間、私は大概この制約のある言語で話さなければならなかった。精神的にとても窮屈に感じた。語彙が限られているので、少しでも込み入った言葉は長くなる。短波ラジオのニュースは、英語なら五分の内容がピジンだと二〇分かかる。それでいて使われている言葉はしばしば私を圧倒した。たとえばピアノを表す語句は「ビッグ・ママ・ワンタイム・プレンティ・ティトゥ・ユ・ヒッティム・ナ・エム・イ・クリ・トゥマス」で、「大きなママが一度に（同時に）多くの歯を、あなたは彼を叩き彼はものすごく泣く」ということになる。ブラジャーは「ビッグ・シャツ・エム・ホルディム・トゥー・ティッティ・ビロング・ホワイト・ママ」である。「ルキム・ユー・ビヒン」は「あとで会いましょう」の意である。例えば新聞でチャールズ王子は「ナンバワン・ピキニニ・ビロング・ミシス・クウィン」（女王の長子）と表記される。ピジンはもともと「商用」英語から出てきたものである。ニューギニア人はものすごく早口で喋ることで、個々の表記の長さを帳消しにしていた。現地の人たちは英語を知らず、したがって各々の語がどういう語からきているのかを知らないので、こういう言葉を変だとは思っていなかった。それでいて私がうっかり一音節でも抜かそうものなら、現地人たちは私の言葉を正すか、言ったことが理解できないかのどちらかだった。「キル」と「キリム」は別の言葉だが、「キリム・イ・ダイ」は「彼を殺す、彼は死ぬ」という意味である。

一日中トレッキングをして家に帰りついた私は、ガイドたちを家の中に招じ入れた。彼らは出せば何でも食べるだろうと分かってはいたが、けちなまねはしたくなかったので、それなりのごちそうを振る舞った。二人はおのおのクールーの患者の噂をいくつか教えてくれた。ワイサからそれぞれ一日がかりの日程で、その人たちを訪れる計画を皆で立てた。またこの地域のはずれへの一泊の旅もいくつか計画した。

「この調査旅行をするには、大人の男や少年がもっと必要でしょう」とサユマが言った。

「いや、とりあえずは私たちだけで行こう」と私は言った。

「いや、もっと連れて行きましょう。」

サユマは譲らなかったが、私はカールトンのくれた唯一のアドバイスが、連れて行くガイドの数を最小限にするようにということだったのを思い出した。私も譲らなかった。

その宵、私は村の灯と緑豊かな谷を見下ろす崖の縁まで歩いて行った。谷は幅が広く、竹や見慣れない木が生えている。その木は真っすぐで、まるで日の光をめぐる競争の勝利者であるかのように、他の木々よりはるかに高いところにだけ、青々と葉を茂らせていた。生物進化学者は、人間をはじめとするほとんどの種はこういう熱帯で進化して生じ、他の地域へ広がって行ったのだと証明した。熱帯雨林は様々な可能性に満ちた場所である。私はここにいることの不思議さに打たれた。ここでは男も女も、人間という種が初めて生まれて来たときとさして変わらない生活をしている。ここに人間の原点があった。

ほんの数年前までフォレ族は車や電気製品は言わずもがな、金属すら持たなかった。この人たちは何世紀もここで生き続けてきた。それでいてここに人が数年以上住んだことを示すいかなる建物も建造物も存在しない。ほとんど半年も続く雨季の間、ジャングルの中では毎日のように豪雨に見舞われる。そのためこの地域の普通の家や建造物は長くもたないのである。フォレ族が二、三年以上前からここにいたという証拠は、焼き畑農業がかつて行われた形跡のある丘である。そのほとんどはゴロカの近くにあり、今では木よりも草に覆われている。焼き畑農業の結果、いくつかの森林は再生した。だがそれが五十年、百年、千年、それとも五千年前なのか、またどのくらいの期間にわたって行われたのかは不明だった。(最先端の科学技術を駆使する科学者だけが、こういう歴史をつなぎ合わせられるのだろう。）

欧米では、何百年にもわたって発展してきた科学技術が、物質に関する知識を増大させ、財産、行動、欲望の可能性を拡大してきた。それなのにここでは衣服もほとんどなく、穀物も一握りしかなかった。フォレ族は文字で書かれた歴史も絵画も持っていない。つまり死んだ後まで人を記憶にとどめておく術を誰も持たないのである。お互いのほか何も持っていない。やがて私は、おしゃれのために彼らが顔を染料で染めたり、おでこや頬やあごに、のたくった線を描いたりするのを見ることになった。彼らの持つ唯一の芸術表現の手段は自分たちの身体だ。お互い同士とその身体以外ほとんど何もないので、彼らの身体的な愛情表現は強烈だ。ムームー（大規模な饗宴）と葬式のときには誰もが仕事を投げ捨てて寄り集い、何日も共に過ごすのである。

ぶらぶら歩いて家に戻り、その晩はぐっすり眠った。

日の出時に私は再び出かけた。広々とした山と谷を脇に見ながら。私は「マーチング・プレトリア」を歌い出した。サナとサユマもそれに合わせてハミングした。その日はタナワという患者に会った。その兄マガネは前の年にクールーで亡くなっている。マガネはずっと健康だったが、二十六の時にクールーの徴候を示し、一年後に亡くなった。自分のからだもぐらぐらすることに妹のタナワが気づいたのは、彼が死んだあとのことだった。この前の雨季が終わって以来彼女は少しずつ悪くなって行き、杖がないと歩けなくなった。今ではまったく歩けない。だとすれば、この二人のケースは、潜伏期間がどちらも二十年以上にわたっているのが、決して偶然の一致ではないという点から見て、これまでその存在が予測されながら、実際には見つかっていなかった集団発生の例である可能性もあった。どうやら潜伏期間に何か特殊な過程が進行していたようだ。さらに情報を集めるうちに、この兄妹が複数の饗宴に参加していたらしいことが分かってきた。それも何年かにわたってである。彼らがクールーに感染したのは同時期ではないかもしれない。私は土地の言葉で簡単な質問をしてみた。お母さんの名前は？　妹または弟の名前は？　そこに居合わせた人々は皆私のアクセントと間違いを笑った。ひとなつこいある老人は、ことに大笑いした。彼らは皆西洋の文化に接して劣等感を感じていた。だから、彼らの文化に接した私のおぼつかない様子が、私たちを対等にしてくれたというわけだ。

帰り道を辿りながら、私は「解決して」を歌った。そして歌詞をピジンに訳した。サナとサユマがまたハミングした。私は彼らに溶け込みつつあり、自分と彼らを信頼し始めていた。来るときには苦労した険しい坂道も、帰りには苦もなく歩けた。

「人生で何かいちばんやりたいことは？」と私はサナとサユマに聞いてみた。「夢はなんだい？」

「アメリカに行くこと」とサナが答えた。

「またどうして？」

「……カールトンが作っている、クールーの薬を見るために。」

「でもカールトンはまだそんな薬は持っていないよ。」

サユマが割って入った。「私が気になっていることは二つだけ」と彼は言った。「カールトンに、息子のビナビをアメリカに連れて行ってもらって、ビナビに会いに私がアメリカに行くんだ。それから私が患者を見に行けるように、研究所にトラックを買って欲しい。」

「アメリカはナンバワンのところだ」とサナは繰り返した。彼らはアメリカをオズの国と思っていた。何でも可能な不思議の国だと。

「でもアメリカにも問題はあるんだよ」と私は言った。彼らは理解できなかった。「アメリカにも不幸な人はたくさんいて、その理由はいろいろあるんだ。人が多すぎるし、貧しい人もいる。」しかしそういう問題はここでは何の意味も持たないのである。

私たちは濃い緑の木々がうっそうと茂った、とりわけ美しい谷にさしかかった。私は歩みを止めて眺め入った。

「ここはマセライの土地だ」とサナは教えてくれた。「この森の中には湖がある。」

「見に行こう！」と私は言った。サナはパニックを起こし、身を引いた。

「行くことはできない。」

「いいじゃないか？」

サナとサユマは言葉を失って、素早く視線を交わした。

「蛇がいるから」としまいにサユマが言った。

「蛇が？」

「蛇……それとマセライが」サナは静かに付け加えた。

彼らはマセライ（霊）の存在を信じていて、それは幽霊のように森にとりついている。ニューギニアの人たちはマセライ、つまり家族や祖先や土地の霊が人の運命を決定すると信じていた。自分の畑でどれくらいヤムいもがとれるか、また豪雨に襲われて身動きできなくなるのが家の中にいるときか外にいるときかは、その人の霊がその人にどの程度親切かによって決まる。

これらのマセライがここではどのような働きをしているのか、知りたくなってきた。それはどのように不安を和らげ、どのように世界について説明するのか。この解釈のシステムが、我々の世界ではどのようにして科学と宗教に取って代わられているか。ここの人々は自然、神話、善悪、歴史、時間、未来、身体、宇宙、心、夢についてどのように考えているのだろうか。厳密に言って文明は、一人一人の個人に、これら以外の何を提供しているのだろうか。私はこの「文明」という言葉がそもそも偏見に満ちていることに気づいた。つまり私たちは「文明人」といわゆる「未開人」の間に大きなギャップがあるものと想定している。だがいったいその違いが何なのか、今の私には前ほど確信が持てなかった。

翌日私は前回訪れたところよりさらに原始的な村まで徒歩で出掛けた。小屋はいっそう荒れていて、作りも粗末で、木の切り方ももっと大ざっぱだ。洋服を着ている住民はほとんどいない。伝統的な衣服、つまり枯れ葉で作った腰蓑を身につけただけの男たちもいる。それでもこの村では服はとても大切で、服を身につけないのはタブーだった。ニューギニアの大概の地域の男たちは、中が空の長い筒で作ったペニスサックしか身につけない。ペニスサックがないと、男たちは裸だと感じて恥ずかしがるのである。道路からさらに離れたこの村では、人々はいっそう親切でひとなつっこい感じがした。西洋人との接触によってすさんでいないからだろう。

人口の少ないこの小さな村でさえ、人々のからだの特徴はきわめて多様なので、私は驚いた。皆ごく近い親類同士だが、兄弟、姉妹ですらひどく違って見える。遺伝子のかけあわせが、信じられないほど多様な顔つきを作り出していることは明らかだった。こんなに小さな村でさえ、遺伝子の組み合わせは肉体的、そしておそらく性格的にも非常な多様性を生み出している。つまり遺伝子のかけあわせは多様性を生み、それによって明らかに進化に寄与しているのだ。

この村の患者にも、クールーで死んだ女の親族が数人いた。しかし患者が実際に知っているのは一人だけで、亡くなったのは十年前のことだった。

その晩私はすっかり疲れきり、家の後ろにある流しを使ってからだと顔と手を洗ってから寝た。狭い簡易ベッドはグラグラだが、それでもやっと横になれて私はほっとした。だがすぐには眠れない。私の網膜には森林や小屋や患者たちの姿が次々に浮かんだ。心を静めようと、枕を目の上にのせた。『オズの魔法使い』のドロシーを思い出した。ドロシーは家を出て未知の国に旅立つ。周りは見知らぬ人々ばかりで、死の危険にさらされ、魔法使いや、トカゲに囲まれていた。まどろみはじめた私は、突然目を覚まされた。家中が前後に激しく揺れている。まるで家を支えている柱の一つを誰かがノコギリで切っているかのようだ。マイケルの家で出くわした地震よりもずっとひどい揺れだ。びっくりした私は急いで半ズボンをはき、いったい何が起こっているのかと外に出てみた。この建物は一〇センチ角の四本の柱に支えられて、地上一メートル強のところに建っている。毛むくじゃらの黒豚（猪とのあいのこ）がこの垂直な柱の一本の角にからだを押し当てて前後に揺すって、かゆいところをかいているらしい。それで家中が揺れていたのだった。私は回れ右をしてベッドに戻り、眠ろうとつとめた。揺れと騒音は収まらなかったが。

なおも私は眠れなかった。からだ中がかゆい。腕と脚と頭をかいた。虫に刺されたのだ。懐中電灯をつけてみると、シーツの上で小さな黒いものが跳びはねている。蚤だった。ぞっとしてベッドから立ち上がり毛布をめくってみると、真っ黒な虫がもう二匹見つかった。部屋から出てヤカンに湯を沸かし、それをバケツに注ぎ、水でうめ、シャワー室のフックにバケツを下げた。それから服を脱ぎ、バケツの下に立ち、バケツの中身を少しずつ注ぎ、からだ中を濡らした。石鹸を泡立ててからだにつけ、洗い流した。私は怒り狂いながらシーツを替え、再び眠ろうとした。

翌日はさらに遠くのカニガタサという村まで歩いた。その日は長い一日になりそうで、おまけに暑くなりそうだった。私はスポーツマンタイプの人間ではないので、自分を奮い立たせなければならない。だが諦めずに努力し続ければなんとかなるものだ、と次第に分ってきた。一一時頃にはすでに汗びっしょりだった。ここは赤道に近いので、太陽はものすごい迫力で頭上にまっすぐじりじりと照りつけてくる。私たちは、二メートル近い長さの葉が枯れて白くなっているところを通った。前方約二メートルの地面を凝視し続け、一歩一歩に気を配り、決して目を上げなかった。ストレスを感じた。なぜ私はこんなことをしているのだろう？　医学のためだ、と自分に言い聞かせた。苦労するだけの価値があることだといいが、何か意味のあることを見つけられるといいが、と思った。

カニガタサは、滝に注ぐ、流れの速い小さな川のほとりにあった。この村はおそらく何世紀も前からここにあるのだろうが、真相を知るすべはない。村には遺跡も、歴史や過去に関する記録も何一つない。過去と現在の境界線もはっきりしない。仮に彼らが今と違う文化をかつては持っていたとしても、それを示すものは存在しない。ここでは過去は凍りつき、そのまま永遠に存在しているように見えた。人々は実際、初めて地上に人類が現れた頃とたいして変わらない生活をしている。

その村の患者サルトゥはクールーにかかっているようには見えなかった。いつでも簡単に判断がつくわけではないのである。あとで聞いたことだが、スタン・プルシナーが数年前ここを訪れたときには、患者に会うことが許されなかったという。サユマによるとその人はクールーにかかっていたそうだ。ムームー（饗宴）に出席していたその女性は、逃げて行った。その逃げて行く様子を観察した結果、スタンはその女が病気にかかっていないと診断した。だがそのあと彼女は神経の具合が悪くなり、一年後に死亡した。診断は慎重を期して行わねばならないし、それでも間違うことがありうる。スタンの診たもう一人の患者は、彼に診てもらったあとで地元の呪術師に診てもらいに「熱帯雨林に」行った。自分が病気になったのはスタンが彼女の名を声高に呼び、書き付けたせいだと、彼女は彼を非難した。

さて私はサルトゥのところに行き、歩いてみてくれと頼んだ。歩けた。次に片足で立って片手を鼻に当て、最後に両手の人差し指を揃えてみてくれと頼んだ。これらはすべて身体各部の協調をみるテストだ。彼女はこういうテストをばかばかしいと思ったようだ。もちろん、簡単にできると分かっている、クールーにかかっていない男女にとってはばかばかしい。だがクールーにかかっている人にとってはこのテストは意味がある。その人はなんの疑いも抱かずテストをやってみる。するとからだの不調や限界が明らかになるというわけなのだ。

サロマというもう一人のクールー患者がここカニガタサにいる、とサナが教えてくれた。サロマはカルの村の人なのだが、たまたまここを訪れていた。私は彼女を診たいと思ったが、まず夫のところに行って許可を得るのがいちばんいいと、居合わせた長老たちは言った。

カルはここことは別の方角にあり、徒歩で数時間かかった。今診ればすぐ済むわけだが、そこまで歩いて行って彼女の夫に会って許可をもらい、それから戻って来て診察するのでは大変な時間がかかる。それでも私は村人の気持ちを尊重するのがいちばんだと思った。

その日の午後、私たちは雨と泥の中を戻って行った。幸いなことに、ニューヨークを発つ前にスポーツ洋品店で購入しておいた、紺色のビニールのポンチョを持参していた。私はその小さな包みをナップザックから取り出して広げ、さっと被った。フード付きだ。フォレ族の人たちは雨具というものを持たず、降り注ぐ雨の中をずぶ濡れになりながら歩く。それまでにポンチョを見たことがなかった私のガイドたちは驚嘆した。小さな包みがこれほど便利な衣服になることにびっくりしたのである。

それでも私の足や腕や顔は泥だらけになった。はてしない戦場を横断して、前線からよろよろと戻っていく兵士になったような気がした。やっとのことで家に着いた。村の男の一人、ブサカラが、ポンチョをかぶっている私を見てやはり驚き、そばまできて指で触れてみた。ポーチで私は一人の男とその四人の子供に取り囲まれた。彼らはロジャーを待っていた。その目には空腹がありありと現れていて、彼らの舌は文字どおり口から垂れ下がっていた。私は彼らを招じ入れ、食べ物と飲み物を出さないわけにはいかないと思った。きゅうりを二本切ってテーブルの上に置くと、それはたちまちなくなった。サユマが突然入ってきて座り、状況を見て取り、立ち上がると再び出て行った。だが自分の袋を置いて行った。わざとそうしたらしい。一時間後ロジャーが戻って来て男と話をした。ロジャーは彼のために洗濯小屋を作っているのだ。

長いこと歩き回ったためと、一日中ピジンを聞き取ったり話したりしたために、その日の終わる頃には私はくたびれきっていた。その晩ベッドの中でまたかゆみを感じ、蚤を二匹見つけた。ニューギニア人の小屋に入るたびに蚤にたかられる可能性があるので、そういうときはいつもシャワーを浴びたほうがいいのだと私は気づいた。つまり彼らは皆蚤にたかられていることになる。いったい彼らはどうして眠れるのだろう?

シャワーを浴びてベッドに戻った。その晩私は夢を見た。大きな輝く都市の港をヨットで夜明けに出港する。ヨットには私と同い歳の人たちが大勢乗っていた。男は紺色のスポーツジャケットと白いズボン、女は黒のワンピース姿で、飲み物を手にして立っていた。私たちは広々とした静かで穏やかな海原を進んで行った。

翌日私とガイドは、さらに遠いマンティラサという村へ歩いて行った。サユマが村人と話している間私は地面に座っていた。椅子も丸椅子も、腰掛けられる丸太さえもない。私のそばでは小さな男の子が、汚い棒をしゃぶりながら素っ裸で寝転んでいる。最初私は、その子にとりつきつつあるあらゆる菌のことを考えた。それから、その子はとっくに周りのあらゆる寄生虫や菌にさらされているのだと気づいた。赤ん坊はおしめも下着もパンツもはいていなくて、地面に直接排便している。一人の幼児が尻を泥んこの地面につけたままずるずると動き回っている。地面には腐ったものが散らばっていて、それを鶏がつつき回っている。豚が数頭、自分たちが襲って食べた、他の豚の残りかすを細く引きちぎっていた。豚はよその豚の仔を襲うのだとサユマが教えてくれた。なんて不潔な環境と生き方だろうと思った。文明社会はたぶん健康と清潔さにこだわりすぎだ（水を節約するには、例えばトイレにはシャワーで使った水を再利用すればいいのである。私たちは死と病気から逃避しようとしている）。しかしこの別世界では人々は死や病気の危険と隣り合わせで生きている。

私たちが会おうとしている患者は小屋の中にいる、とサユマが教えてくれた。サユマは長いこと村人たちと話していた。そのあと彼は、自分が間違っていた、その女はここにはいないと言った。私は彼が嘘をついているのではないかと疑い、彼女に会いに小屋に入ろうと主張した。だがここに来るのは初めてだったので、結局私は折れた。カールトンなら間違いなく強引に小屋に入っていくところだったろうが。サナはあとで、男たちの話し合いの結果、女の夫の許可をまず取ったほうがいいということになったと教えてくれた。本当のことを言ってくれてありがとうと、私はサナに感謝した。

あとで私はサナとサユマに、私は真実が知りたいのだ、そしてその結果については受け止める、しかし嘘は受け入れない、と申し渡した。サユマはまったく関心を払わなかった。私はカールトンならしたであろうように断固たる態度で明確に述べた。西洋とはまったく異なるこの社会でも、最初の印象は重要だった。つまり最初から好感が持てて信じられる人もいるし、そうでない人もいるのである。

救われるにはどうしたらいいか？

「ジェイク・ルイスとミルドレッド・ルイスにはまだ会ったことないわよね？」とその晩メアリアンが私に尋ねた。ルイス夫妻は宣教師で、この近辺の白人は、私たちを除けば彼らだけだった。

「いいえ」と私はあまり熱もなしに答えた。

「会うべきよ。彼らはアメリカ人だし。紹介してあげるわ。」私はそれでも慎重だった。彼らと何を話したらいいか分からなかったせいもある。飛行機で若い宣教師に会ったにもかかわらず、いまだに宣教師というと、長いマントを着て一七〇〇年代の南アメリカにいのちがけで出掛ける修道僧を思い浮かべてしまう。プロテスタントにも宣教師がいることさえ私は知らなかった。知っているのはカトリックだけで、それも映画で見たり歴史の本で読んで知っているだけだった。この国に来るまで宣教師など一人も見たことがなかったし、ましてつきあったこともない。しかしメアリアンは、この熱帯雨林のよそ者同士として、彼らと友達になったという。

結局行ってみることにした私は、それから数日後のある朝、メアリアンと一緒に出掛けた。ずっと道沿いに歩いて行き、やがて金網の塀のあるところまで来た。ここで金網の塀を見るのは初めてだ。塀は家を取り囲んでいる。門を開けて中に入ると、前庭では鶏が数羽あたりをつつき回っている。メアリアンは、この近辺数百キロにわたって唯一と思われるドアベルを鳴らした。金縁の眼鏡をかけ、背の高いやせた白髪の男が、ドアを開けて私たちを出迎えた。「こんにちは」とメアリアンは恥ずかしそうに言った。「こちらがボブ。こちらはジェイク・ルイス。」メアリアンはそれだけ言うと下を向いてしまった。オーストラリアの田舎育ちのメアリアンは、社交に慣れていない。ジェイクは私たちを居間に案内した。そこには白いレース編みの花びん敷や、鉢植えや、まるでアメリカのイーサン・アレンのショールーム直輸入みたいな船長室用家具がしつらえられている。レモネードをのせたトレイを持ってミルドレッド・ルイスが入って来た。私はエキササイズ用自転車の隣のロッキングチェアに座った。その自転車はミルドレッドので、フリルのついたレースのカーテン越しに山の景色が見える絵がついていた。その部屋はこの熱帯地方の、アメリカ中西部の前哨基地のようだった。

ルイス夫妻は十年前にニューギニアにやってきた。ルイス氏はサウスダコタ、ルイス夫人はもとはノースダコタの出身だ。白い襟と白いベルトの付いた、水色の縞模様の、ギンガムのワンピースを着た小柄な夫人は、まるで今もファーゴのどこかにいるかのようだ。彼女の眼鏡の隅は尖り、そこに模造ダイヤモンドがはめ込まれている。一九五〇年代の終わりから六〇年代初めに流行って、その後すたれたタイプの眼鏡だ。もっともつい最近ニューヨークのロウアー・イーストサイドでまたちょっと流行ったらしいが。ルイス夫妻は歪んだ時間の中に住んでいるようだった。

彼らは昼を食べて行くように勧め、私たちはそれに従った。昼食の席に着くと、彼らは食前の祈りを捧げた。食後私たちはコーヒーテーブルで、シナモンとオレンジとスパイスの入った香りのよい紅茶を飲んだ。夫人はカールトンとクールーについて、とても鋭い質問をした。それからおずおずと他のことも聞いた。「どちらの大学の出身ですか……お父さんのお仕事は？ ご兄弟はおありなの？ その方たちは結婚していらっしゃるの?」

ルイス夫妻はこの土地の文化に詳しいし、ここの言葉をとても流暢に話す。それでいてこの地域の文化そのものには何の関心も持っていない。彼らは近隣のあらゆるゴシップとスキャンダルの最新情報に詳しい。例えば男たちが賭けトランプで店の品物をなくしたとか、息子の学費をなくしたとか。しかもそれを、異教徒の生き方がでたらめな証拠として語った。

この国の二つのグループである、ニューギニア人と外国人の間には大きな違いがある。それぞれ異なる軌道を走っていて、お互いに交わることはない。私はまるでオブザーバーみたいに、どちらでもなくて両者の中間だという気がした。土地の言葉を話すのが宣教師だけとはなんてひどいことだろう。しかも彼らの目的はもっぱらニューギニア人を改宗させることだ。文化人類学者もやってきて言葉を身につけはしたが、とっくにいなくなっていた。彼らは一年から三年いるだけで立ち去ってしまう。戻って来るとしても何十年もあとで、それもほんの短期間というのが常だった。

「また鶏を盗まれたんですよ」とジェイクは私に言う。「サユマの息子のジェイソンに違いないんです。彼が夜このあたりをうろついているのを見ましたし、一度などは現場を捕まえたことだってあるんです。彼は本当にならずものです。あなたも気をつけたほうがいいですよ。」

ジェイクはアメリカでは雑貨屋をやっていたし、今でも本質的にはちょっとしたビジネスマンだ。「私たちはニューギニア人を使って学校で土産物を作らせているんです。ビーズとか羽の付いた矢とか。それを船でアメリカに運び、教会を通じて売ってお金にするんです。売り上げがどんなにすごいか、聞いたらびっくりしますよ。」彼は私にサンプルを見せてくれた。だがそれらの小物は昔からここで作られていたものではない。ルイス氏がフォレ族の人たちに作り方を教えたのだ。未開の部族だったらいかにも作りそうなしろものだとルイス氏は思ったのである。

アメリカに戻るときは途中香港に立ち寄るつもりだと言うと、ルイス氏はカメラや部品を安く買える店や、免税店での買い物のこつなどを教えてくれた。「カメラのレンズと象牙とヒスイを買うといいですよ。香港では安く買えます。ほら、将来象牙は今以上に貴重品になるでしょう？　でも買ったものを家に送るのが一仕事なんですよ。何カ月もかかりますからねえ。だからスーツケースを空にして持って行くといいですよ。」アメリカにいたらこういう会話は、反発を感じないまでも、つまらないと思っただろう。だがここでは大歓迎と言ってもいいくらいだった。昼下がり、心地よい居間でくつろいで、紅茶を飲みながらずっと同国人とお喋りしていられるのだから。今言ったことが自分にとって大きい意味を持つことに私は驚いた。自分がそんなに故郷を恋しがっているなんて。

トイレに行くと、まがいもののバロックふう鏡の下に赤、白、青三色の小さな本が一冊立ててあった。表紙には「救われるためにはどうしたらいいか？」と書いてある。中には「異教徒をキリスト教に改宗させること」という答えが書いてあった。

後に知ったのだが、ルイス夫妻の息子は、数年前バイク事故のためこの高地で亡くなっていた。ミルドレッドとジェイクは非常に嘆き悲しんだが、自分たちがパプアニューギニアに留まっていっそう布教に身を捧げることが神の意志だと思い定めた。とは言っても彼らはしょっちゅう息子の死についてくどくどと泣き言を言っていたが。

それでも彼らはたくさんのことを私に教えてくれたし、彼らのここでの苦労話を聞くことは私の助けになった。私たちはお互いの不幸を憐れみ合った。未開の文化にさらされると見知らぬ同士が手を結び合う、というわけだ。

その数日後、私はゴロカに行ってみることにした。ワイサにきてからもう二週間が過ぎている。まだマイケルに会っていなかったのだが、彼もそろそろ戻っている頃だろうと思ったのである。一つ手に入れたい物もあった。国立衛生研究所で、一九五七年以来のクールー患者の記録をプリントアウトしたのを見たことを思い出したのだ。政府の巡回員が集めた、村の人口調査記録の中にあった名前もそれに入っていた。できればそのプリントアウトしたものをエアメールで送ってくれるよう頼むつもりだった。私が戻って来たらサロマに会えるかどうか、留守の間に、カルに行ってサロマの夫に聞いておいてくれとサユマに頼んだ。サユマは聞いておくと答えた。

私はPMV（プライベート・モーター・ヴィーイクル。普通は乗合トラックとして使う。料金を取って人々を乗せる）に乗って行った。この大変な車の旅はすでに一度経験している。だが今はすべてが違って見えた。最初のときはあらゆる小屋や、あらゆる人の浮かべている表情を注意深く観察した。すべての細々したことが記憶に焼き付いたし、私は木々を透かして谷間をのぞき込み、未知の世界の風変わりな眺めを求めてきょろきょろした。今回は前のようにあたりを一々眺めはしなかった。その代わり私は山から谷、また原始的な村から町へと風景が徐々に移り変わる様を観察した。

今や私は高地への出発地点まで戻って来たことになる。この新しい、奇妙な土地で、私は二週間生き抜いてきた。当時の状況を客観的に見られるようになった今になって初めて、私の心の奥に潜んで私を神経質にさせていた、言葉にならない不安がいかに大きかったかが分かる。クールー患者を診ることへの恐れと自信のなさを私は克服したし、この原始的社会でなんとか持ちこたえた。文明社会から、本質的に石器時代と変わらない社会、知らない文化の中に入って行くことによって、私はいわば通過儀礼を経験したのである。フォレの社会は明らかに石器時代から浮上しつつあった。村人たちは今やトランプもすればトラックにも乗ったし、洋服もちょっとずつ身につけ始めている。しかし多くの点でまだこれらの変化は表面的なものにすぎないようだ。根本的にはもとのままのことが非常に多くあるという事実を、私は何度痛感させられたことだろう。後に分かったことだが、変化はあくまでも目に見える範囲にとどまり、魔術や霊への信仰や「積み荷崇拝」（カーゴ・カルト）が相変わらずはびこっていたのである。おそらくこれからの数十年のうちにはこれらも変化していくだろう。しかしとりあえず現在のフォレ族は、有史以前の人間がどうやって生き、生活を成り立たせ、それをどう見ていたかについて、多くのことを教えてくれる。新たに観察したことや疑問が私の心を満たした。私は少々違った人間となってゴロカに戻ったのだった。

この頃までに私はピジンをかなりマスターしていた。アミはとても感心して、ほめてくれた。研究所に着いてみると、マイケルは帰りが遅れ、翌日まで戻って来ないということだった。私は神経質になった。自分は修業が足りない、と思ってきまりが悪くなったからだ。だがきちんとした修業とは一体どのようなものだろう？　私はこれまで熱帯雨林の中でなんとか生きのびて来たし、すでに多くのものを見、多くのことを学んできた。

それでも私は不安で、マイケルが来なければいい、会うのはあとにして村に戻りたいとすら思ったほどだ。だが逃げ出すなんて馬鹿げている。私は彼に質問することを無理やり考えついた。患者の診察はどの程度詳細にすべきか。どの範囲までの家系図を作るべきか。

私に届く手紙のほとんどは友人たちからだったが、中に一通姉からのものがあった。姉は、母と地元の公立図書館に行って『ナショナル・ジオグラフィック』でニューギニアを探してみたという。「こんなに原始的で未開のところだと知っていたら、あの子を行かせなかったのに」と母は姉に言ったという。だが私はそのときすでにニューギニアにいたのだし、止められても来たことだろう。今や私は一人前の大人だった。

両替をしようと銀行に行った。木の仕切りの向こうには銀行員が六人いたが、何もしていなかった。女の人が私のトラベラーズチェックを受け取り、スタンプを押し、男の人に渡すと、彼は何か書き付けてその包みを三番目の人に渡した。その人が窓口係だった。銀行ではTシャツも売っていた。Tシャツの表には二つのお面の脇に「パプアニューギニア銀行」とあり、背中には「ナンバワン・ハウス・モニ・ビロング・ニウギニ」と書いてあった。Tシャツが必要だったので、私はそれを一つ買った。

街にスナックバーが一軒あった。藁葺き傘二つの下にテーブルが二つと椅子がある。コカコーラとミートパイを買って座った。白人がもう一人、道をやってきた。私より少し歳上に見える。彼は私を見ると仲間を見つけてほっとしたというように微笑み、こちらにやってきた。

「座っていいかな?」彼はオーストラリア訛りの英語で聞いた。

「もちろん。」

彼は休暇でニューギニアに来ていた。「ずっと前から来たかったんだ」と彼は言った。「本当にエキゾチックなところに行くのも、本当にエキゾチックなものを見るのも、最近じゃ難しくなってきてるよね。君はここで何してるの?」

「調査だよ」と私は答えた。彼はありとあらゆることを尋ねた。

「あいつらは本当に人食いなの?」と彼。私は説明しはじめた。話していると、彼は突然カメラを取り出し、私のスナップ写真を撮った。彼にとっては私も、この奇妙な土地での自分の冒険物語の一部に過ぎないのは明らかだった。家に帰って開く旅のスライドショーの中に入れる、「変わり者」のスナップというわけだ。私はさっさと昼食を終え、退散した。

二日目にマイケルが戻ってきた。彼は長い茶色のあご髭を生やした背の高い男で、大きな胸ポケットが二つ付いた作業用シャツを着ていて、そのポケットにはペンがたくさん差し込んである。「紅茶?」彼は腰を下ろしながら尋ねた。

「はい、いただきます」と私。

「あの熱帯雨林で君は今まで何をしていたね。」

「サナとサユマとともに、患者を診にあちこち徒歩で回っています。」

「結構」と言って彼は初めて笑顔を見せた。「もう一人、ガナラというガイドがいるんだ。パイガタサというたって原始的で遠くの村の外れに。」

「彼に会いに行ったほうがいいですか、それとも私がワイサにいることを知らせてやりましょうか。」

「ああ、ほっといていいよ。いずれ耳に入るさ。そのうちやってくるだろう。」マイケルはこちらをほっとさせる話し方をする人だった。それで私は余計やる気になった。

「クールーにかかっているかどうか、はっきりしない患者はどうしたらいいでしょうか」と私は聞いた。

「そのうちはっきりするさ。どうなるか見ているとしよう。」彼は視線を机に落とし、再び仕事を始めた。会話は終わった。

マイケルの家に戻っていくと、電話が鳴った。ニューギニアに留守番電話はない。私は受話器を取った。アミだった。「あなたの友達が来ていますよ」と彼は言った。

「私の友達?」

「そうです。」

「誰?」

「さあ。」

「その人たちの名前は?」

「言わないんです。」

ともかく行ってみることにした。研究所に行ってみると、驚いたことにホイッティアーズさんたちがホールにいた。もう何カ月も前のような気がするが、三週間前に飛行機で会った人たちだ。

「車でこの近くを通りかかって、医学研究所の看板を見ました」とホイッティアーズ氏。「そこであなたが働いていることを覚えていたので、立ち寄ったというわけです。」彼らに会えて本当に嬉しかった。宣教師ではないアメリカ人だったたからだ。

「私たちは旅行が終わってアメリカに帰るところなんです。五日後には家に着いているでしょう」とホイッティアーズ氏。

私は彼らに紅茶を出した。どこに紅茶があるか分かっているので、研究所ではちょっと家にいるような気分が味わえた。「旅行はどうでした?」

「素晴らしかったです。マウント・ハーゲンではウォルターに会いましたよ。彼は先週アメリカに帰りました。海岸ではマークとスティーヴにばったり。彼らは今日サンフランシスコに発つはずです。サンドラに偶然会って、帰りが同じフライトだと分かったと言っていましたよ。」まもなく私は、あの飛行機に乗り合わせた中で、残っている唯一の人間になるのだった。

「家に帰るというのはいいですねえ」と私は言った。家なんて世界の、いや宇宙のはるか彼方に思えた。

「だけどあなたの前には実に素晴らしい一年が待ち構えているではないですか。やりとげた暁にはきっと、とても充実した気分でこの一年を振り返ることでしょうよ。」

私はため息をついた。そのとおりだ。そういう見通しをなくしてしまっていることに気づいて、私ははっとした。だがこの国で暮らすのは大変なことだ。どこかに出掛けるたびに、何かをやってもらおうとするたびに、口論しなければならないのだから。それにこの国の重要性が今一つ私にはピンとこなかった。「アメリカに戻ったら出してもらいたい郵便物や、電話して欲しい人はありますか」とホイッティアーズ夫人が聞いてくれた。

「両親に電話していただけると嬉しいんですが。」

「いいですとも。番号を教えて下さい。」私は彼女に電話番号を教えた。

「帰れるの嬉しいわ」と娘の一人が目をぐるりと回しながら正直に言った。「アフリカだの南米だのアジアだの、これまであちこちに行ったけれど、こんなに動き回るのが大変な国は初めてよ。おまけにここにはなんにも見るものがないわ。」たしかに観光客向きのところではない。

やがて彼らの出発の時間になった。皆立ち上がり、私はランドローヴァーのところまで彼らを見送りに行った。彼らは折り重なって車に乗り込み、ドアを閉め、車道を走り去った。私は埃だらけの丘の上に立ち、さよならと手を振った。

悲しい気持ちでマイケルの家に戻った。彼は帰って来て夕飯を食べ、また仕事をしに行った。真夜中頃眠りについた。彼が戻って来たのはそのあとだった。翌朝私が七時半に起きると、彼はもうとっくに起きてシャワーを浴び、朝食をとって研究所に戻っていた。

「ここには新聞はありますか?」あとでたまたま研究室にいるマイケルを見つけた私は尋ねた。

「ピジンのだけだよ。」

「新聞はどれを読んでいますか?」

「新聞は読まない。」

「ニュースが分からないとつまらなくないですか?」

「別に。」

「いい本をたくさん置いていらっしゃいますからね」と私はなんとかとりなそうとして言った。

「本を読むのは好きですよ。」彼は礼儀を重んじる人だった。とっつきにくさまでイギリス風だったが。

「ことにプルーストをたくさんお持ちですね。」

「プルーストは大好きです。」

「私は読んだことがないです。」

「ぜひ読むべきですよ。」マイケル・アルパーズの家に戻ると私はプルーストを読みはじめた。一つにはプルーストの何が彼をそんなに惹き付けるのか興味があったのだ。読みはじめてまもなく、プルーストは芸術と記憶の中に時を超えたものを求めているのだと分かった。私はエズラ・パウンドの、「文学とは永遠に新しくあり続けるもの」という言葉を思い出した。


ここでは時は止まっている。まるで何世紀にもわたって、心騒がす様々な事件など一つとして起こっていないかのように。カールトンとマイケルは、あるとき山の頂上に座って、五十年たっても読まれる論文だけを書こうと誓い合った。それと同じことで、マイケルは少なくとも五十年前に書かれて今でも残っている本を読むことを好んだし、彼の音楽のコレクションは大概ルネッサンスかバロックのものだった。過去百年以内のもので彼の持っている唯一のレコードは、オクスフォードにいる彼の娘がクリスマスプレゼントにくれたという、ジョーン・アーマトレーディングのアルバムだけだった。私はフォークロックを聞いて育った世代なので、何度かそれをかけてみた。そのアルバムの歌のクールなリズムは、私があとにしてきた世界を思い出させた。

それからモーツァルトのヴァイオリンコンチェルトをかけ、正山小種茶〔福建省武夷産の有名な紅茶〕を入れた。マイケルはキャビネットにいっぱい紅茶を持っている。この熱帯でもおいておける、缶入りのトワイニングとフォートナム・メイソンで、二十種類以上ある。茶葉そのものは世界中でとれたものだ。ロシアン・キャラバン、ダージリン、ジャスミン、イングリッシュ・ブレックファースト、そしてアイリッシュ・ブレックファーストティー。オレンジ、紫、緑と様々な色の箱に書かれたお茶の名前を見るだけで、私の心はニューギニアの外の世界のイメージでいっぱいになった。街でただ一つのパン屋で焼き立てのパンを買い、蒸気船会社の売店でニュージーランドからの輸入品の新鮮なバターと、イギリス製のママレードを買った。

モーツァルトとバッハに合わせて、窓の外では細い松の枝が青い空を背景に揺れていた。緑の山々に雲がかかり、波のようにもつれ、そこから霧が湧き出した。音楽がやんだ。どこか遠く、原始林の中の山の頂上で、鳥が鋭く鳴いた。木々はまるで海原のようにさわさわと鳴った。

マイケルも、音楽や科学や文化の中に、時を超えたものを非常に強く求めていることが私には分かった。彼は、私がこれまで会った誰よりも熱心に、時を効果的に使うことでその限界を克服し、超越しようと努力しているのだった。彼はオクスフォードでまず数学を、次に美術を学んだ。彼はニューギニアのもっとも原始的な盾のコレクションを持っていた。そのほとんどは今はもう作られていない。それらは粗削りで、個性的で、混じりけがない。ここニューギニアには、時の変化の影響を受けていない、普遍的な人間の姿が存在していた。ここには何か本質的なものがある。自然の力がきわめて強烈に働いている。

続く数カ月にわたって、フラストレーションを感じるたびに、私はマイケルの真似をしようと努めた。超然とするのである。しかしなかなかできなかった。一つには彼のほうが人生経験が長いからかもしれない。ともあれ彼は一歩身を引いてみること、感情的になりすぎないよう気をつけることを教えてくれた。

その晩マイケルのところに旧友たちが尋ねて来た。イギリス人の医師で、彼らはＣＩＡの話をした。私も何か言おうとしたが、自分が除け者のような感じがした。アメリカ人だし、若すぎるというわけだ。私はこれまで自分がアメリカ人だと特に強く意識したことはなかった。それどころか、いくつかの点ではアメリカに批判的ですらあった。しかし今では生まれて初めて、私は常に「白人のアメリカ人」と見られている。他人が私たちをどう見るかは、私たちが属している文化によって決まる。私は社会的に決定される「役割」について多くを学びつつあった。私はワイサの、自分が中心の世界、つまり自分の部屋と所持品の中にまた帰って行けるのが嬉しかった。

翌朝私は研究所に出掛け、手紙を投函した。研究所内を探索し、奥のほうの散らかったテーブルの上に、使い古された手動タイプライターを見つけた。オーストラリア製ということになっているニューギニア製だ。標準仕様ではなく、アメリカドルの代わりに英国ポンドのマークのキーがある。ポンドのマークなどいまだかつて私は使ったためしがない。おまけにそのタイプライターはちゃんと動かない。どことなく、うっそうとした熱帯の下生えとものうげな感じの、ネオコロニアルふうの雰囲気を漂わせている。こぼれた白い修正液で汚れていて、黄色く変色してはがれかかったセロテープで紙がとめてある。その紙には「大変重要なお知らせ・この罪のない機械を打ってはいけない。触ってはいけない、どこかが壊れるので。レミントンの社員を呼ぶこと。Ａ・タレラタ」と書いてあった。

Ａ・タレラタとはアミのことだ。私はそれが欲しくなった。タイプライターがあればフィールドノートも観察記録もつけられるし、精神も正常に保てる。英語を思い出し、使えるわけだから。またそれは、私の毎日のほとんどを食い尽くしている、日常の細々した現実的な困難を超えた、高次元の目的を視野に入れられるように、日々の経験を整理するのにも役立つだろう。聞いてみるとマイケルはあっさりオーケーしてくれた。その日遅く、私はそれを持ってＰＭＶに乗り、ワイサに戻った。

自分の家のように感じはじめている場所に戻って来て、私はほっとした。メアリアンが家の脇に何か植えていたので、私は手伝いをした。日が傾きはじめた。ポーチの正面に沿って植えてある時計草のまわりの草取りをした。この山の中の静かな生活の中で、ゴロカで受けたストレスは急速に薄れつつあった。のびのびした気持ちになり、今やワイサを自分の家だと感じている自分に驚いた。

今までのここの生活を振り返ってみて、自分が実にいい具合にやってきたことに気づいた。故郷アメリカには、大好きで、会えないのが残念な人たちがいる。思っていた以上に友達もたくさんいる。自室の窓の下の小さな机の上にタイプライターを置き、自分の混乱や驚きを描き出してみようと、経験したことを書きはじめた。タイプライターが手に入って本当に嬉しかった。

その日の夕方、ゴロカで買ってきたハムとチーズを使ってクレープを焼いた。

「君がいない間サユマは忙しかったらしいよ」とロジャーが私に言った。「昨日カルに行って、サロマという患者に、今週カルで会えるように手配してきたと言っていたよ。」

バター

その晩私は熱いシャワーを浴びてからだを乾かし、暖かい厚い毛布にくるまり、柔らかな枕とベッドの上にぽんと飛び乗った。雨がぴちゃぴちゃと家の屋根や、広い谷間、山々、そしてそこら中のあらゆる家の上に降っているらしい。安全な家の中で、私はスコールのシンフォニーに耳を傾けた。翌朝は早く目覚めた。五時だった。雨がまだ降り続いている。私はぬくぬくと毛布にくるまったまま、夢うつつで七時までぼーっとしていた。骨の折れる車の旅、徒歩の旅、そしてやっかいな交渉による深い疲れがやっととれ、私は心の落ち着きを取り戻した。

朝、ドアをノックする音がした。サユマの息子のジェイソンだ。彼は父とともにカラムニという村落に住んでいるのだが、レモンとアボカドを売りにきたのである。そのレモンとアボカドは、彼がこの家の裏手、つまり敷地内に生えている木に登ってとってきたものである。西洋人が数年前にレモンとアボカドをここに持ち込み、種を裏庭に投げ捨てたことは明らかだった。この豊かな土壌と気候の中でその種が芽吹いたのである。少年時代マンハッタンで、柑橘類やアボカドの種を窓台の植木鉢に何度蒔いても、その木は決して一五から二〇センチ以上には育たなかったし、葉だって十数枚以上は生えなかった。まして花など咲いたためしはない。しかしここパプアニューギニアではレモンとアボカドの種は立派な成木となり、花をつけ、実がなるまでに育つ。

ニューギニア人はこういう果物は食べない。彼らの伝統的な食べ物ではないし、西洋人の宣教師に正式に紹介されたことも、食べるよう勧められたこともないのである。これらの果物は西洋人だけが食べるゲテモノとみなされていた。私たちは誰でも自分の食習慣にとらわれているものだ。

ニューギニア人はアボカドをピジンで「バター」と呼んでいた。たしかにアボカドはねっとりとしているのでこの言葉はぴったりだ。私は彼らが本物のバターを食べるのを見たことはないし、バターのなんたるかを彼らが知っている気配もない。だがそんなことは問題ではないらしい。言葉とは、その起源とは無関係に受け入れられていくものだ。結局のところ子供にとってさえ言葉はまず単なる音、つまり、その子供がたまたま生まれてきた場所の言語に含まれているがゆえに、取り入れられている、恣意的な音に過ぎない。文化が違えば同じ音がまったく違う意味を持つことがありうる。子供がある言葉の起源を学ぶことがあるとしてもそれはずっと後のことに過ぎない。

ジェイソンは、ダチョウに似たヒクイドリの大きな卵も私たちに売りつけた。道路が建設されてトラックが出現して以来、ヒクイドリの成鳥を見かけることはますますまれになってきている。「この卵受精している?」メアリアンが尋ねた。

「いいえ、とんでもない」とジェイソンは彼女を安心させた。私たちは卵が食べたかった。卵以外で私たちの口にするタンパクといったら、月に一度程度ゴロカまで出掛けて買って来るツナかスパーム〔コンビーフ状の豚肉〕の缶詰だけだった。私たちはゴロカで卵とチーズも買ったが、冷蔵庫がない奥地では数日しかもたない。

ジェイソンがいなくなってからメアリアンは卵を割ってみた。中では小さくて赤い心臓が鼓動していて、そこから二本の真っ赤な動脈が黄身に延びている。雛の姿ができつつあった。その卵は受精していた。ひどい話だ。「ジェイソンはこの卵が受精しているって知らなかったのね」とメアリアンは言った。

「そもそも受精しているかどうか、彼にどうやって分かるんです?」

「ああ、ここの人たちはそういうことにはすごく聡いのよ」と彼女は大きく目を見開きながら答えた。まるで彼らには、ほとんど生まれつき予知能力が備わっているとでもいうかのように。私は怪しいものだと思った。その次の週、他の人が卵を売りに来ると、彼女はまたひっかかった。「絶対受精してないわよね?」

「もちろんですとも」と男は答えた。

彼女が卵を割ると、またしても心臓が動いていた。

「彼はきっと知らなかったんだわ」とメアリアンは知らぬが仏で、再び言った。

私はますます怪しいと思った。その男は要するに金が欲しかったのだ。

サユマが翌日ぶらりとやってきて言った。「アメリカに行きたい。」

「分かっているよ」と私は答えた。

「アメリカでは新しい歯をくれるって聞いたんだ。」

わけが分からなかったが、彼の顔を見ると歯が二本しか残っていないのでなんのことか分かった。「入れ歯のことだね。」サユマは入れ歯という言葉を知りもしなければ理解もしていなかったが、自分の言ったことが私に分かったのだと認識した。彼は顔中でにっこりと笑い、二本の歯を剝き出しにして、頷いた。

「エム・ストレット」と彼はピジンで言った（英語に直せば「それはストレートだ」、つまり「そのとおり」の意味）。

私は家の中に入って行ったが、サユマはなおもポーチの辺りでぶらぶらしていた。ロジャーと私は食事の席に着いた。するとサユマが家の中に入ってきた。「サナはいる?」私たちが食べているところで彼はそう聞いた。

「いや」と私は答えた。それでもサユマはそこに突っ立っていた。私は決まりが悪い思いをした。「一緒に食事をしたい?」迷惑だし、いやいや言っているのだということが分かるような声で私は言った。私たちには食べ物があったし、人に失礼な真似はしたくない。だが無理やりこういう状況にさせられるのは嫌いだ。サユマはすぐ腰を下ろし、私の出してやったスパゲッティと、テーブルに置いたバスケットいっぱいのパン、つまり自分の家では食べられない西洋ふうのものだけを食べた。彼はカップの紅茶も飲み干した。だがここの菜園でとれるトマト、豆、トウモロコシには手も触れず、味見すらしなかった。

翌朝サナがやってきた。「夕べ夢を見たんだ」と彼は言った。

「本当?」私は大いに興味をもって尋ねた。

「うん。あなたと私が一緒にビールを飲んでいる。二人とも菜園を持っているんだ。人々が私たちを取り囲んでいる。私のパスポートは手に入ったかと酔っ払った私が聞くと、あなたは『うん』と言う。私の飛行機のチケットは買ったかと聞くと『買った、ジェット機だ』とあなたは言う。それから二人してジェット機に乗ったんだ。」

私は立ち上がってキッチンにコーヒーを取りに行った。キッチンにはメアリアンがいた。私は「サナが話してくれたことを聞いたらきっと驚くよ」と言って彼の夢の話をした。「だけどニューギニアの人たちは、夢は何かが本当に実現する印だと信じているのよ」と、自分もそれを信じているかのように彼女は頷きながら言った。実のところ、帰りは来たときと同じように西への旅を続け、家に帰る途中でアジアに行ってみたいと私は思っていたのである。

　メアリアンはルイス夫妻の教会の日曜礼拝に毎週出ていた。ロジャーは、道の向かいにある小さな図書館の館員を、もしよかったら自分と交替でやってくれないかと私に頼んできた。その建物はかつては救護所だった。ここに巡回看護師、医者または医療スタッフが定期的にやってきて患者を診たのである。マイケルは、使われなくなったその建物に古本や古雑誌を置いたのだ。私は喜んで引き受けた。子供が二人と女の人が一人、私の番のときにぶらりと立ち寄り、はにかみながら話しかけてきた。私はよその国の植物や動物の写真の入った本を彼らに見せた。お客さんたちは本を見てみたけれど、あまり感心したふうでもなかった。

　次の日曜日メアリアンは私に、ロジャーが図書館の係をやっている間に、自分と一緒に教会に行ってみないかと尋ねた。行ってみることにした。私はユダヤ教ではあるが、ヨーロッパではずいぶんあちこちのキリスト教会に行ってみたことがある。ニューギニアで行ってみるのも悪くない。ルイス夫妻の家の筋向かいに小高い丘があり、そこに竹作りの建物があった。礼拝にやってくる村の女たちの足は、粘土でオレンジと赤に染まっている。女たちはしばしばつま先をぬかるみにとられながら、裸足で歩いている。額には紐をぐるりと巻いて、頭の上のビラムを支えている。ビラムとは自然の染料で薄い色に染めた、この土地特産の蔦で編んだかごのことである。女たちが背中に背負った泥だらけのジャガイモや豆の入った袋は、重みで下に垂れ下がっていた。女たちはマットの敷いてある床をよたよたと歩き、寄りかたまって座った。赤ん坊が泣くと、母親はシャツの下から手を出して長く伸びた乳房を引っ張り出し、乳首を赤ん坊の口に押し込む。他の赤ん坊も皆それぞれの母親の垂れ下がった胸にしゃぶりついている。女たちが歌うと、その柔らかな歌声は風のささやきのようだ。女たちが手を叩くと、畑仕事で骨を折っているその手は、まるで藁葺き屋根に降る雨のたてるぱらぱらという音のように、柔らかでまばらな音を立てた。

男たちはあとからいばった様子で入ってきて、一人ずつ離れて後ろに立っている。この村の女はすべて参加している。男たちはルイス家の使用人——お抱え運転手と、召使いの少年たち——で、いつものメンバーだ。男の三倍の数の女たちがそこにはいた。普通の椅子も、会衆用のベンチもなく、私たちは地面にじかに置かれた竹の敷物の上に座った。ルイス氏が聖書から「ナンバワン・マセライ——イエス・キリスト」についての箇所を朗読し、お祈り「パパ・ビロング・ミペラ」(「我らの父」にあたるピジンで、「ミペラ」は「私の仲間」の意)を唱えた。「イ・ストプ・ロング・へヴェン」(「神は天に留まる」、もしくは「いる」)。「ネム・ビロング・エム・イ・ストプ・イ・ホリ」(「神の名は聖なるかな」)。「キングダム・ビロング・エム・イ・ムス・イ・カム」(「御国を来らせたまえ」)。

私が思い出せるユダヤ教のお祈りといったら断片的な英語版に過ぎなかった。それでも私は自分を守り、少しなりと居心地を良くしようと、会衆がピジンのお祈りを唱えている間それを呟いた。

礼拝が終わると、女たちは教会の前に出てきて地べたに座った。考えてみれば女たちがこうして集まれるのは、一週間のうちこの時だけだ。男たちは集まってトランプができる。それは、男が女とは離れて「男の家」に集団で住んでいた時代、宗教が男だけのものだった時代の名残だ。宣教師がやってきて、「男の家」と部族間抗争をやめさせ、女たちにもこのような社会参加の道を開いた。今見ていて、「ナンバワン・マセライ」としてのイエス・キリストに関する宣教師の説教を女たちがどう聞いているのか、つぶさに分かった。村人たちは、欧米に飛行機やトラックや缶詰やラジオがあるのを知って、このマセライは価値があると判断したのである。教会に来るようになったニューギニア人は、アメリカかどこかの教区民が寄付した衣服や食品にありつくという恩恵に浴した。それで彼らはますます、キリスト教の神様はいい聖霊だと確信した。ニューギニア人は自分たちの世界観に西洋的世界観をも組み込んでしまったのであって、決してその逆ではなかった。

ルイス夫妻の宣教師仲間である年配のミス・ヘイゼル・マッギルはある集団から別の集団へと移動しながら仕事をしている。ニューギニア人はヘイゼルを心から尊敬し称賛しているようだった。私はカールトンから彼女のことを聞いたことがある。「いつかヘイゼルをお昼に招待しましょうよ」と私は言った。「それはいい考えだわ」とメアリアンは返事した。「どうせなら今日はどうかしら?」

メアリアンと私はヘイゼルの家までぶらぶらと歩いて行った。メアリアンが私たちを引き合わせてくれた。「お昼を食べにいらっしゃらないかなって話していたんですよ」と私はヘイゼルに言った。「おや、私お昼に招待されたわ」と彼女は隣に座っているフォレ族の女に嬉しそうに言った。もっともその人は何を言われたのか分からないようだったけれど。

彼女はミルドレッド・ルイスに連れられて、正午に私たちの小屋にやってきた。昼食はほとんどメアリアンが準備した。メアリアンはこれまで宣教師を招いたことがなかったので、こういう機会を持てて喜んでいるようだった。

「まあ、とっても素敵ね」と我々の家の小さなテーブルの前に腰を下ろしながらヘイゼルは言った。

「ニューギニアに来てからどれくらいになりますか」と私は彼女に尋ねた。

「十七年よ。六十五のときにきたの。」彼女の父は牧師だったという。彼女はピッツバーグ（彼女に言わせれば「汚い街」）で生まれ、そこで大学に行き、高校の教師になった。神学大学で修士号を取り、その後「天職」を見つけた。彼女は伝導のためアメリカ各地に行ったが、主な活動場所はニューヨーク市だった。彼女は二十五年の間、タイムズスクウェアとバワリーで、アルコール中毒の人々に食事を配ったり、彼らの世話をしたりした。

「それはあなたにとっていちばんつらい経験の一つですか？」と私は尋ねた。

「いいえ、とんでもない。」

「ニューギニアに来ることになったのはどうしてですか？」

「高地のこの地域で最初の宣教師だったジェイムズさんが、ニューギニアに三年行ってニューヨークに帰ってきました。一九六〇年代の始めのことです。ジェイムズさんと私の両方を知っている人が、電話をくれて、彼の素晴らしい伝導の話をぜひ聞くべきだと言うの。それで行ってみました。最初の三年でジェイムズ夫妻は二千人に神の教えを伝えたのです。ジェイムズの話を聞いたあと何日も、私は夫妻のした素晴らしい仕事のことを私の友達に話しました。そのうち、神は私をニューギニアに行かせるつもりなのだと気づきました。ニューギニア人は無宗教だから、他の国の人たちと違って転向する必要はないわけです。」（だが、と私は考えた、ニューギニア人はちゃんと自分の宗教を持っているじゃないか。）

「私はニューヨーク中の船会社に行って」とヘイゼルは続けた。「どうやったらニューギニアに行けるか調べました。アメリカからニューギニアまで行く便はありませんでした。まずオーストラリアに渡って、そこで探すしかありません。ジェイムズさんの話を聞いてから四週間後、私は船出しました。」彼女は当時六十五歳、未知の国での新しい仕事や新しい生活どころか、大概の人が隠退を待ち望む歳だ。「シドニーに着いたのは冬で寒かったわ。知り合いは誰もいませんでした。現地で日用品や家具が買えるかどうか分からなかったので、シドニーでいろいろ買い物しました。二週間後私はラエに、それからカイナンチュに飛びました。知り合いは一人もいなかったけれど何とかオカパまで辿り着き、キアップのいるところをつきとめました。」キアップとは土地の警官のことだ。「彼は私に行くなと、『もしあなたが殺されても、政府は責任をとれない』と言いました。でも言うことを聞くつもりはありませんでした。」

話をするヘイゼルの額の、かすかなしわや白い髪の上には白い光が柔らかににじんでいた。時を超越したような天上的な雰囲気をたたえて、彼女は話し続けた。「道路の状況は今以上にひどいものでした。流されてしまって橋のないところもあり、ニューギニア人がよってたかって私の車を引っ張り出さねばなりませんでした。私がニューギニア人とじかに接したのはそのときが初めてです。やっとの思いでジェイムズの伝導所に着きました。伝導所は文字どおり道のはずれにありました。」私は前に、ジェイムズのいる住宅付き教会を見たことがある。それは今も高い塀に囲まれプロサの丘の上に立っている。「そこでみんなと一緒に働くものとばかり思っていました。だからジェイムズが『そうじゃない』と言ったときには本当にびっくりしました。そこから何マイルも離れたジャングルの中に、私のために家を建ててあるというのです。ジェイムズ自身が私をそこに連れて行ってくれました。着いてみると家にはドアさえありません。家の中に蚊よけの網戸で部屋を作り、そこで寝たほうがいいと、ジェイムズは私に教えてくれました。数週間したらまた来るからと言い、通訳を残して彼はいなくなりました。」

「私はそこに踏みとどまり、村人と話をし、彼らを改宗させはじめました。ほとんどの人たちは白人の女性をそれまでに見たことがなく、本物かどうかと私の胸やからだに触りたがりました。彼らは白人には男しかいないと思っていたのです。それまで男しか見たことがなかったものですから。」

「ジーザス・クライスト（おやまあ）」と私は呟いてから突如恥ずかしくなった。宣教師の前で神の名をみだりに唱えたからだ。だが聞こえなかったようで、ヘイゼルは話し続けた。

「一カ月後オカパのキアップがやってきて、ここを立ち退かねばならないと私に言いました。『この土地の持ち主ではないのだから、あなたはここにいる権利はない』と彼は言いました。私の小さな小屋の中で彼は私を威嚇しました。その間中私は詩編第九編の一節――『人に勝利を得させず』〔九章一九節の一部〕を思い起こしていました。このこともやがて過ぎ去っていくと思ったからです。」

メインディッシュを食べ終わったので、私はルイス夫人に手伝ってもらってテーブルの上を片づけた。自分の作ったゼリー入りミックスフルーツのデザートを運びながら、私は「デザートがちゃんとできているといいのだけれど」とミルドレッドに声をかけた。

「ヘイゼルはおいしいって言うでしょうよ」とミルドレッドは言った。「たとえ本当はおいしくないと思ってもね。」宣教師が他の宣教師を馬鹿にするのを聞いて私はびっくりした。

ヘイゼルはラテン語、ドイツ語、フランス語、スペイン語が話せたが、フォレ語の文法は大変複雑で変わっていると言った。文章は目的語、主語、動詞の順で構成される。「それでいて誰もこの複雑な構造を私に教えられないのよ。みんな使っているというのに。」彼女はそのことに驚いたらしかったが、私は驚かなかった。人間とは、自分の行動を支配している規則を意識することなしに、複雑な動作を行うものだ。私たちはみな歩くが、どうやって歩くのか説明しろと言われたら難しい。

「土地の言葉は間違って翻訳されてきました」とヘイゼル。「白人の男たちは土地の言葉を理解しようとしてたくさんの間違いをしました。例えば地名です。ニューギニア人は必ずしも土地に名前をつけているとは限りません。政府の作った地図に現在載っているフォレの地名は全部間違っています。接尾辞の『アサ』は「……の出身」ということです。現在村の名前として地図に書かれているメンティラサ、アガカマタサ、パイガタサは本当はそれぞれメンティル、アガカマ、パイガトゥが正しいのです。フォレの人々は何か質問されたとき、文法的にきちんとした言い方で答えたのですが、誤解されたのです。」（だが彼らの言語は他の言語とも共通するところがあると私は気づいた。例えば「アサ」はフランス語の“de”、ドイツ語の“von”、オランダ語の“van”と同じだ。)

ヘイゼルは話し続けた。「オーストラリア人のパトロールの人がフォレ族の人に『隣には誰が住んでいる?』と尋ねるとその答えは『下のほうの草原に住んでいる人たち』もしくは『フォレ』でした。フォレはもともと彼らが自分たちの呼称として使っていた名前ではありませんが、今では彼らの名前になってしまっています。一方フォレ族自身が他の部族に名前をつけるときにも同じことが生じました。近隣のククク族が、その地域にやってきた白人に強く勧められて、『アンガ』と言う名を使うようになったのはつい最近のことです。ククク族は自分たちの呼び名を持っていませんでした。ククククと言う名を使うのはもっぱら敵に限られていましたし、それは蔑称と考えられていました。」ククククには十三の異なった言語があり、共通の言葉は性的なものか中傷の言葉で、それ以外には家を表す「アンガ」があるだけだった。それでカールトンとある言語学者が、それをこの部族の名前にしたらどうかと提案したのである。

「この人たちを理解するのは本当にものすごく難しいわ!」とミルドレッドは言った。

「でもやってみなくちゃ」とヘイゼルは言った。

「いつも気を張って、あいつらには四六時中用心していなくちゃならない」とミルドレッドは続けた。

「ならずものだらけ。しょっちゅう家から鶏を盗んで行くわ。」

「空腹で貧しいからじゃないですか」と私は言った。

「でも盗むのでなく買わなきゃいけないって、彼らは学ぶべきよ」とミルドレッド。「そんなことも分からないのに現代文明の中で生きていこうというのだったら、私たちが彼らにしてあげられることは、何もないのじゃないかしら。」ミルドレッドと違ってヘイゼルは忍耐強く、教養やイデオロギーではなく純粋な優しさに基づいて行動した。キリスト教の慈善という、抽象的な観念に基づいて働く人々は、たちまちニューギニア人に挫折させられた。想像を絶する文化的な違いに直面したときに、うまく行動するこつは、柔軟性を持つことだ。「サユマの息子のジェイソンは、ほとんど毎週家から鶏を盗んでいるってご存じでしたか。」ミルドレッドは話し続けた。「ジェイクはもう殺してやるって言っています。伝導所の犬のスヌーピーはとてもいい番犬だったのですが、すっかり老いぼれてもう役には立ちません。」

「それは違います」とヘイゼルは強調するかのように頭を振った。「スヌーピーは老いぼれたわけではありません。あなたたちは子犬を二匹買ってきて訓練しているでしょう。散歩させたり、日に三度えさをやったり。だからスヌーピーは使命感を失ってしまったのよ。スヌーピーは食事をうけつけず、前より長く眠り、ゆっくりと歩くようになりました。スヌーピーは目的を失い、仲間外れにされたと感じているのよ。」（スヌーピーはおそらく寄生虫にやられているのだろうと私は思った。）「私たちは皆生きようとする気力が必要です」とヘイゼル。ヘイゼルに前進を続けさせたのはおそらくこの生きようとする気力、そして人々を助けなければという十字軍的信念だったのだろう。

「あなたの仕事のことを話して下さい」とヘイゼルは言った。私が話すと彼女は「あなたのしていることはとても大事ですね」と感慨深げに言った。「クールーは本当に恐ろしい病気です。患者はとても苦しみます。でも神を信じている人たちはそれほど苦しまずに済みます。ソバの義姉のタサはクールーになって先月亡くなりました。亡くなる一週間前にはすぐ死ぬようには見えなかったのですが。私が会いに行ったときにはよく喋りましたし、毛布を自分の上からどける元気もあったのです。タサは四年前にクールーにかかり、杖をついてよろめきながら歩き回っていました。でも畑仕事はやめようとしませんでした。それから一時彼女は良くなりました。しかし今度は、彼女は生きる気力をなくしてしまったのです。心に神を抱いている人は救われますが、イエスを知らない人は生きる意欲をなくし、死んでしまうのです。」

「でもクールーはウイルスのようなものでなるでしょう」と私は用心しながら答えた。

「ええ、知っています。でも実際に彼らが死ぬのは、諦めたときなんですよ。もし心にキリストを抱いていれば、そう簡単には諦めないのです。私たちが戦わなければならない無知、つまり暗い道は実にたくさんあります。要するにタサの人生の中には神がいなかったのです。人々は安楽死も実行していますし」と彼女は続けた。「タナワは数年前に死にました。彼らは彼女を安楽死させたのだと思います。うつぶせにさせると、筋肉が弱っているので患者は息ができず、窒息死するのです。」私は安楽死というのは単なる治療（そもそも治療の名に値するものがここには存在しなかったが）の停止ではなく、苦しむ患者に対する、きわめて人間的な反応なのだと知った。ここに安楽死支持の文化的根拠がある。つまり安楽死が文化の違いを超えて意味を持つという論議の根拠が。

「そんなことをするなんて、本当に恥ずべきことです」とミルドレッドは言った。「私たちは、安楽死は神の教えに背くことだと教えました。」

「この伝染病のクールーは本当に悲しいことです」とヘイゼルは言った。「でも彼らはカニバリズムをやめることを拒否したのです。ほんの一年前ですらパイガタサの近くでカニバリズムが行われたらしいという噂を聞いたのですよ。」

「ところでロナルド・モンローにはもうお会いになりましたか？」とヘイゼルは尋ねた。モンローもこの地域で伝導をしていた。

「いいえ。」

「ぜひお会いなさい。きっと何か学ぶところがありますよ。」

「そうですか。例えばどんなことですか。」

「うまく言えないけれど。会ってみれば分かります。でも気をつけて。彼は自分と神との間に邪魔物を置いてしまっているのです。」

「それは何なのですか?」

ヘイゼルは躊躇した。「彼のエゴです。」

そのころにはもう午後の三時を回っていた。昼下がりのひとときはあっというまに過ぎていった。私はよその家で午後をずっと過ごしたりすることはあまりなかった。話が少々神学的なことに片寄り過ぎるきらいはあったけれど、とても居心地が良くて楽しかった。

メアリアンはミス・マッギルに、お祈りで昼食を締めくくってくれと頼んだ。「神様とイエス・キリストに感謝を捧げます」とヘイゼルは熱心に唱えた。「イエス様、どうか私たちの気持ちが萎えているときにも私たちをお助け下さい。あなたの真実を知っている仲間に、私たちを引き合わせて下さったことに感謝いたします。」

「アーメン」とミルドレッドが言った。

「アーメン」と私も声には出さずに言った。

それから二日後、金曜の晩にワソルが死んだことを、サユマが教えてくれた。彼女を診察したことのある欧米人は私だけだ。クールーの患者といわれている人はすべて見ておかなければならなかった。なぜなら、クールーが決して土壌の汚染による病気や遺伝病ではなく伝染病で、カニバリズムを含む饗宴によって広がったと立証するための第一の証拠は、この病気が今や確実に減少していて、以前と違ってクールーで死ぬ子供や若者がもはやいないという事実だったからだ。

翌朝、町会議員がロード・バング（交差点）から車で出掛けるので、私たちがメンティラサの患者を見に行くなら連れて行ってくれるそうだとサユマが教えてくれた。しかし私たちが車の止めてあるところまで行ってみると、運転手はいなかった。もし車が動くとしても、それがいったいいつのことなのか見当もつかない。それで仕方なく私たちは歩いて行った。途中通りかかった人たちからもう二人患者がいると聞いた。つまりサユマはきちんと自分の仕事を果たしていなかったことになる。サユマはあそこに行く、ここに行くと言ってはひっきりなしにPMVに乗せてくれと要求した。それでいてまだ彼が把握していない患者が幾人かいたのである。彼は本装丁の小さな手帳を持ち歩いて、クールー患者を探しに行くたびにそれにメモしていた。マイケルが彼に日付と様々な村の名前をメモすることを教えたのだ。サユマは字をまねることができたので、それを書き写して自分のした出張を記録できるはずだった。しかしリストをざっと見てみて、そこに記された多くは空出張だと分かった。一日中ワイサでトランプをして遊んでいた日に出掛けたことになっている。状況がよく分かっている例を一つ挙げれば、サユマは木曜か金曜にメンティラサに行ったと主張しているが、実際は行っていない。それどころか、私が一月にここに来た直後からどこにも行っていないのだった。

私はメンティラサに隣接する二つの村落にいる患者に会いたかった。しかしガイドたちは、先に別の、もっと遠くの村まで行って、最近亡くなった患者の家族に会い、帰りにメンティラサに寄ろうと言った。私は折れた。しかし私たちがメンティラサに着く頃には、私たちが来るという噂が広まっていた。一つ目の村落には誰一人いなかった。しばらくしてやっと男の子が現れた。その子は、患者とその妻は、熱帯雨林の中で畑の塀を直していて、帰りは遅くなると言った。私は信じなかった。次の村落に行くとまた、患者は出掛けていていないと言われた。私は明日また来ると伝言を残した。

私たちは患者が戻っているかどうか確かめるべく、最初の村落への道を辿りはじめた。途中ＰＭＶが、がたがたと音をたてて通りかかった。八時間も歩き続けだったので、その頃には私は疲れきっていた。それに患者が村に戻っているという確信もまったくなかった。ここでは人々の言うことを真に受けることはできない。彼らが抵抗することを考慮に入れて、四六時中気を張っていなければならない。私たちはトラックに飛び乗った。帰途サユマが私に話しかけてきたのは、私たちには研究所の車が必要だと言ったときだけだった。彼は弟を連れていたので、私は彼の分の運賃も支払わねばならなかった。サユマは弟を研究所で働かせたがっていて、今日の巡回では、弟が私の仕事を手伝ったと主張できればいいと思っているのは、明らかだった。だが私は彼に利用されるのはまっぴらだ。車に揺られながら、もし明日も弟を連れて来るなら、来なくていいとサユマに言い渡そうと私は決心した。

途中でトラックがぬかるみにつっこんだので、私たちは全員降りて、トラックを丘のてっぺんまで押し上げ、動き出したところで飛び乗った。ＰＭＶの運賃は五十トーヤ、つまり半キナだった。サユマが研究所に要求していた金額とは相当かけはなれていることが分かった。サユマは一回の運賃として二から四キナを、それも時によっては週に七回分要求していたのだ。ニューギニアの通貨キナは、真ん中に穴のあるドーナツ型の貨幣だ。原住民たちは昔、真珠貝に似た光沢を持ち、丸い穴のあいたキナ貝を貨幣代わりにしていたので、貨幣をそういう形にしたのである。一キナは、アメリカドルでいうとだいたい一ドル六〇セントに相当した。

ワイサの近くまで来たところでジェイク・ルイスが通りかかり、私を乗せて行ってくれた。彼の車に移るときに、バッグをとろうとすると、彼は「いいや。ガイドたちに運ばせなさい。これから荷物はいつも彼らに運ばせなさい。命令すれば彼らはやりますよ」と言った。


翌朝私は再びメンティラサに行ってみたが、患者はまたしても姿を消していた。そのあと私はさらに遠くの村まで足を延ばし、三人の情報提供者に話を聞いた。初老の男二人と老婦人一人だ。男二人はとても誇り高いが無知だった。彼らの村はかつては敵対しあっていた。また三人の言うことは食い違っていた。答えが一つのはずの質問をいくつかしたが、そのつど二つか三つの矛盾した答えが返ってきたのである。

「カル（死んだ女性）の産みの母は誰ですか？」と私は尋ねた。三人の女性の名が挙がった。（産みの母親に加えて、育ての母親が複数いることがありうるのだった。）質問のうち一つだけは、ついに三人の答えが一致した。そのカルの母の子供は誰と誰かという問いに対し、次々に名前が挙がり、最後に「エム・

タソル」（ピジンで「これで全部」という意味）と告げられた。その中にはカルの名がなかった。「ちょっと待って」と私は言った。「カルは？」さらに話し合いが続いた。それからサユマが頷き、何の問題もないというふうに微笑み、彼らの言葉を通訳して「そしてカルも」と言った。全員が微笑んだ。罪のない様子で、何とかお役に立ちましょうと言わんばかりに、かつ平然と、まるで何も起こらなかったかのように。幸いこういうことはしょっちゅうあったわけではなく、どちらかというと例外的なことだった。

マロロの一日があるのが嬉しかった。マロロとはピジンで「休息」を意味する。

朝サユマが立ち寄って、奥さんのキナ貝を五キナで買わないかと聞く。海辺の町ならどこでも一ダース十セントで買えるような、何の変哲もない貝が、この高地では珍重された。昔からここにはキナ貝はめったになかった。交易によってはるばる海岸地方から長いことかかって高地にやってきたキナ貝は、まるでダイヤモンドかルビーででもあるかのように、紐にとおして首のまわりにぶら下げられていた。だが私にとってそれは単なる安物の貝に過ぎない。サユマは二キナまで値を下げ、私は考えてみると言った。

私はメモを頼りにフォレ族の人たちの家系図を作ってみたが、情報が十分でないためにあちこち埋まらない。テープで貼り合わせられる大きな紙を現地に持参して、家系図の中に情報を書き込めば、もっと能率よく情報を収集できると思いついた。さもなければ、入手した情報を、帰宅してから改めて家系図の中に書き写さなければならない。大きな紙を持参すれば、情報収集の現場で、その情報の意味がより明確になるし、読みやすくなるという利点もある。今になって、もっと詳しい情報を収集するためにもう一度プロサとカニガタサに行かなければならないと判明した。いろいろ思い出してもらおうと、情報提供者に無理を強いているかもしれない。それが心配だったので、試しに私は自分自身の家系図を作ってみた。会ったこともあって、知っている親戚は六十三人に上った。会ったことはあるが、誰だか思い出せない人が五人いた。そのほとんどは祖父の兄弟だった。自分が父方の祖父母や母方の祖父のことはよく知らないことに気づいた。

私はまた、これまでに収集した家族の病歴を「関係あり」（つまり過去の人食い的饗宴にという意味）、「グループ」（過去の饗宴に関係した、最近の複数患者が存在）、そして「不完全」の三つに分類してみた。「不完全」というのは親類にその人以外のクールー患者がいないケースか、情報提供者が家族について全部は知らないために、まだ必要な情報の大部分が欠落しているケースである。

私はニューギニアに本を二冊だけ持って来た。読みはじめたばかりのジェイムズ・ジョイスの『ユリシーズ』と、ジャック・ケラワックの『路傍』だ。どうしてもっと気晴しになるような本を読まないのかと、後に手紙に書いてきた友人がいた。だがジェイムズ・ジョイスは私の正気を保たせてくれた。ここでは日中の精神的な努力は並大抵のものではなく、体験することといったら奇怪なことばかりだ。落ち着いて本を読むことは、かつて慣れ親しんでいた、知的で洞察力に富んだ世界の雰囲気を私に思い起こさせ、ほっとさせ、くつろがせてくれた。現実逃避的な本で心をからっぽにする必要はなかった。むしろ必要なのは、混沌の真っ只中にも知性が存在しうること、また不確実性と曖昧さに満ちていても、その根底に秩序があるのは、ここも西洋社会も同じだということを想起することだった。話そうと思えばいつでもメアリアンやロジャーと話せたが、偉大な書物を読むことは、お喋りするよりもっと素早く私を文明に立ち戻らせてくれ、混乱に取り巻かれて生きている私に、長い伝統に培われた文化を思い出させ、今いる環境をもっと評価することを可能にさせてくれた。

ワイサでは毎日街を歩き回りながらも、フォレの人たちとの接触を最小限にとどめようと思えば簡単にできた。野菜を戸口で買えばいいのだ。物を考えて、見て、心と耳と鼻と目を覚醒させ続けることは大変なエネルギーを要した。この世界では、霧に包まれた森を歩いているときでも、単に見るだけで私が患者に害をなすと思い込んでいる、迷信深い男たちと議論するときにも、私は毅然とした態度をとり続けなければならない。私は混沌と、無知と、記憶喪失と、そして数千年の隔たりと戦っていた。私は自分の心を生き生きさせてくれるものを必要としたが、映画もテレビも電話も（短波ラジオを除けば）ラジオもない状況では、本がその役を果たしてくれた。今述べたような気晴らしの手段がなかった時代に、西洋の人々がきわめて長い時間読書した理由が、今や私には実感として分かった。

ここ熱帯雨林では私の時間は、人々に会ってある特定の質問をし、特定の答えを求める努力をしてリサーチを遂行する時間と、周りの環境や人々に融け込み、クールーという病気が生まれた背景を含め、ここの文化の様々な面を観察し、それについて考える時間との二つからなっていた。

ブサカラは、私がこの地の文化に興味を抱いていると知ると、ある日突然やってきて長いこと話をしてくれた。少し前から私は、ピジンの知らない単語のリストを作っていた。また土地の言葉への興味もしだいに募ってきた。彼は私のために、いくつかのカテゴリーの単語リストを作ってくれた。各々十数種類ある雲、タロ芋、カウカウ（ヤム芋に似た大きな白い芋）、クメ（強いくせのあるレタス）のそれぞれの名前である。サトウキビは十種類あり、木を切ることを表す言葉は十二種類あった。ぶった切る、ずたずたにする、割る、継ぎ合わせるなどである。つい最近までフォレ族には石斧しかなかった。ブサカラはいったん家に戻り、石斧を持ってきて私に二つ売りつけた。黒くて長方形で滑らかなのと、丸いのとだ。かつて、と言ってもつい最近まで、それらの斧はここの文化の最先端の象徴だった。それを今私は文鎮に使おうとしている。

私が、いろいろな言葉をもっと詳しく説明してくれと頼む頃には、メアリアンとロジャーは飽きて興味をなくしてしまっていた。だがブサカラの教えてくれるこれらの言葉は、ここの文化の特徴を明らかにしてくれて、私には面白かった。この土地の文化と、ここでの自分の経験の持つ意味を私は理解したかった。例えば一人の男が、編み上げて壁にするべくピットピット（つた）を裂いている様子、二人の女がビラム（かご）を編んでいる様子、子供が空き缶に泥を入れて遊んでいる様子を私は写真に撮ろうとした。スナップ写真を撮られることを意識していない、人々のありのままの姿、現実そのままの姿を撮りたかった。だがハイゼンベルグの不確定性理論がここでも働いた。私が侵入したことが、そこで行われていたことに影響を与えてしまう。私が観察しているという事実が、観察の対象を変化させてしまうのだ。頭の上に大きな袋を載せて、道を歩いて来る女に、写真を撮りたいと言うと、女はからだを強ばらせ、両腕を降ろしてからだの脇にピタリとつけ、気をつけの姿勢となってしまう。彼女のワントックも皆そうだった。老人たちはスナップ写真に入るのが好きで、誰かを撮ろうとしていると前に立ち塞がった。あげくに、ほかのときには決してありえないくらいにっこりとカメラに向かって微笑む。私は撮ろうとするものと同距離にあるものを見て焦点を定め、それから抜かりなくさっと本当の目的物のスナップを撮るという手を使ってみたが、それでもなかなかうまく行かなかった。一方、土地の言葉はそれを生んだ環境を反映しているので、私がこの土地のことを理解するうえで写真やビデオよりよほど役に立った。フィルムに撮った記録は普通客観的なものと考えられているが、必ずしもそうではない。

また私は、自分の観察記録がなかなか役に立つことに気づいた。私と周りの人々が、お互いにどのように影響し合っているかを書き記してみることは、フォレ族の日常の食事や病気に関して数多くのデータを集める以上に、彼らの生活と物の考え方を理解するのに役立った。だからと言って食事や病気のデータが大切ではないなどと言うつもりは毛頭ない。私が言いたいのは、科学的研究自体がデータによって決まってくる、つまりデータの持つ限界によって制約を受けざるをえないという事実が分かったということなのだ。科学はほんの少しずつ進歩していく。個々の研究はある現象の全体像をとらえることはできず、一つの側面しかとらえられないのである。私たちは脳や身体や、一つの文化全体を研究することはできない。研究できるのはそのほんの一部分か、あるいは目に見える形で外側に現れたものだけである。

私はまた「医学研究者」という私のここでの公的な役割が、そうでなかったら不可能なこと、つまり村落や人の家や生活に入り込み、人々をありのままに観察することを私に可能ならしめていることに気づいた。

その晩暖炉のそばで、私は今述べたようなことをじっくりと考えてみた。テレビ、夥しい数のラジオ局や新聞、電話といった気晴らしの何もないこの熱帯雨林では、物を考える時間はたっぷりあった。

その晩私は自分の未来についても考え、世の中とじかにかかわる積極的な生活をしようと決心した。知的な意味でカールトンから私が学び、見せてもらったのは生きた生活だった。文芸批評家や学者たちは、あまりに分析的で細かいことに拘泥しすぎるため、ものごとの本質をとらえ損なっていると思った。私は、他の人が考えたことについて思いを巡らす二次的な観察者ではなく、直接的な観察者になりたかった。モンテーニュが書いたように、「他の何にもまして、本についての本がますますたくさん書かれている」のが実情である。例えば私は単に文学を研究するよりも、自分で世界と自然を見て、人間の心とからだと文化を直接観察してみたかった。私は、人々の世界観や人間観が、様々な文化の文脈の中にどのような形で存在し、変化していくかに興味があった。しかし組織的研究ではなく、むしろ直感を必要とするこのような研究を一人でやる自信はなかった。直接的な経験や人とのかかわりが基盤にある仕事として、私には医学が魅力的に思えた。

ガートルード・スタインが医学部に進学したことを、私は思い出した。彼女の担当教授であるウィリアム・ジェイムズが勧めたのである。ラブレー、チェーホフ、サマーセット・モーム、アーサー・コナン・ドイル、ウィリアム・カーロス・ウィリアムズ、そして短期間だがジェイムズ・ジョイスも医学を学んだ。私はマルローやソローやルイス・トマスのように、精神的に自由な人間でありたかった。彼らの誰一人としてもとからの学者ではない。自分が下しつつある判断が正しいものであることを、私は願った。当面は数々の困難と闘いながらここでの仕事を続けるつもりだった。この仕事の重要性を感じていたし、また自分がある種の冒険をしているのだという気もしていた。その結果何が見つかるのかは、まったく分からなかったが。

いったん眠りに落ちたが、やがてトイレに起きた。地平線の上の紫色の薄い雲を通して、白い閃光が射している。のろのろとベッドに戻り、時計を手探りしてみると、午前一時半だった。この不可思議な自然現象はいったい何なのだろう。紫色の雲を突き抜けて地上に光を投げかけるとは。いろいろな考えが次々に浮かんだ。フランスが今南太平洋で核実験をしていることを突然思い出した。それとも流れ星が空を横切っていったのだろうか。

私はカメラを引っ張り出してフィルムを入れ、三脚に取り付け、なんだか分からないこの幻想的な現象を写真に撮った。星は様々な星座をなして、夜空一面にとても明るく輝いている。南半球の銀河が見える。光の球はその頃にはいくつかの筋と小さな明るい点々となって、どす黒い不気味な雲の間に浮かんでいた。南十字星がどこだか見つけられそうだった。今までは文学や南太平洋の民話でしか知らなかったのだが。あの白い光の球は月に過ぎなかったのかもしれない。いつも曇っている高地では月はめったに見えないのである。だがそうも思えない。（結局何なのかは分からずじまいだった。）私は自分が暗闇と恐れに大胆不敵にも立ち向かっているのだと感じ、とまどった。私は秩序を求めたし、あの現象が何だったのか知りたかった。その晩夢の中でロジャーが静かに手を上げ、南十字星を私に指し示してくれた。私は新しい世界に入りつつあるのだった。

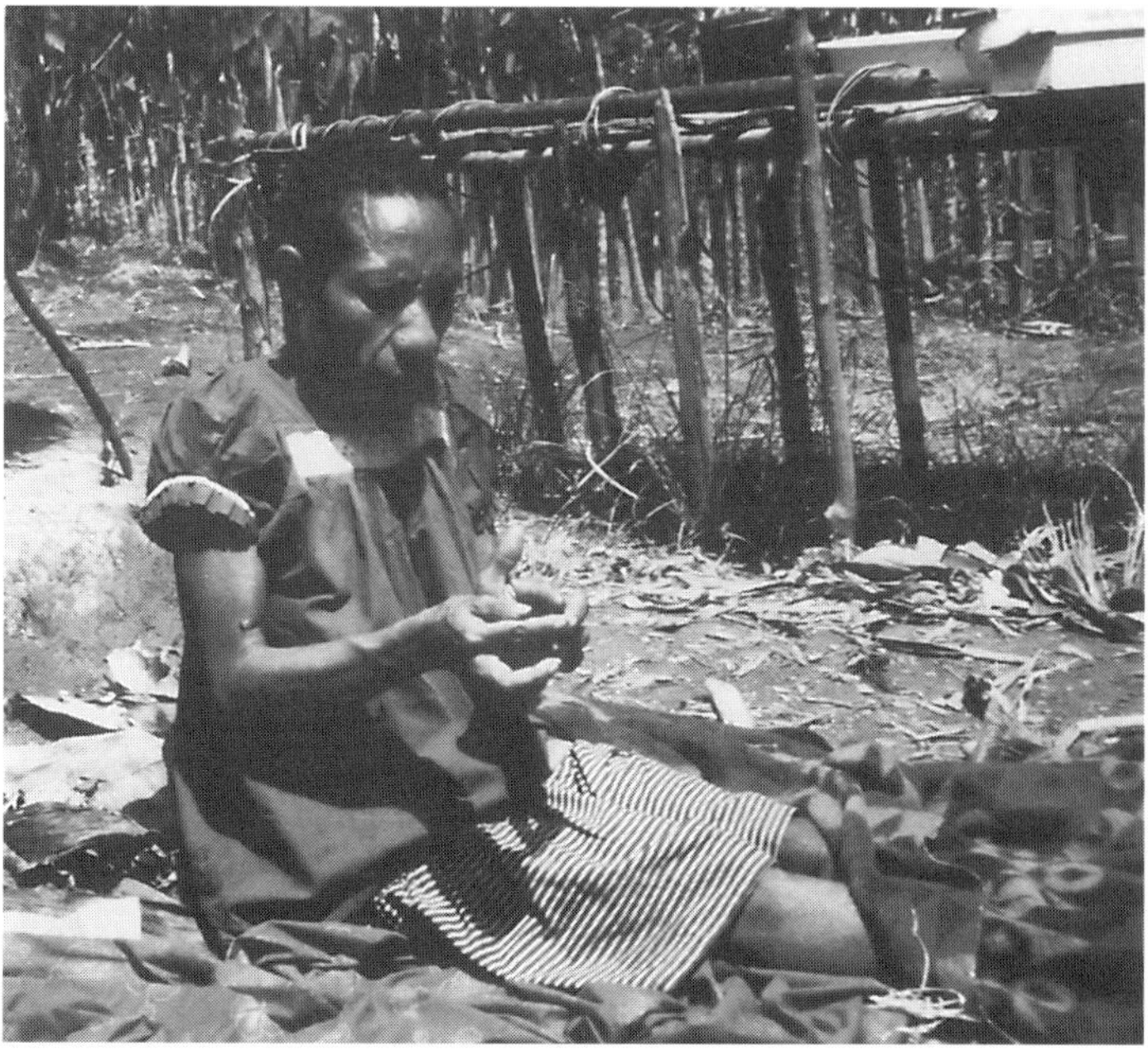

女性クールー患者

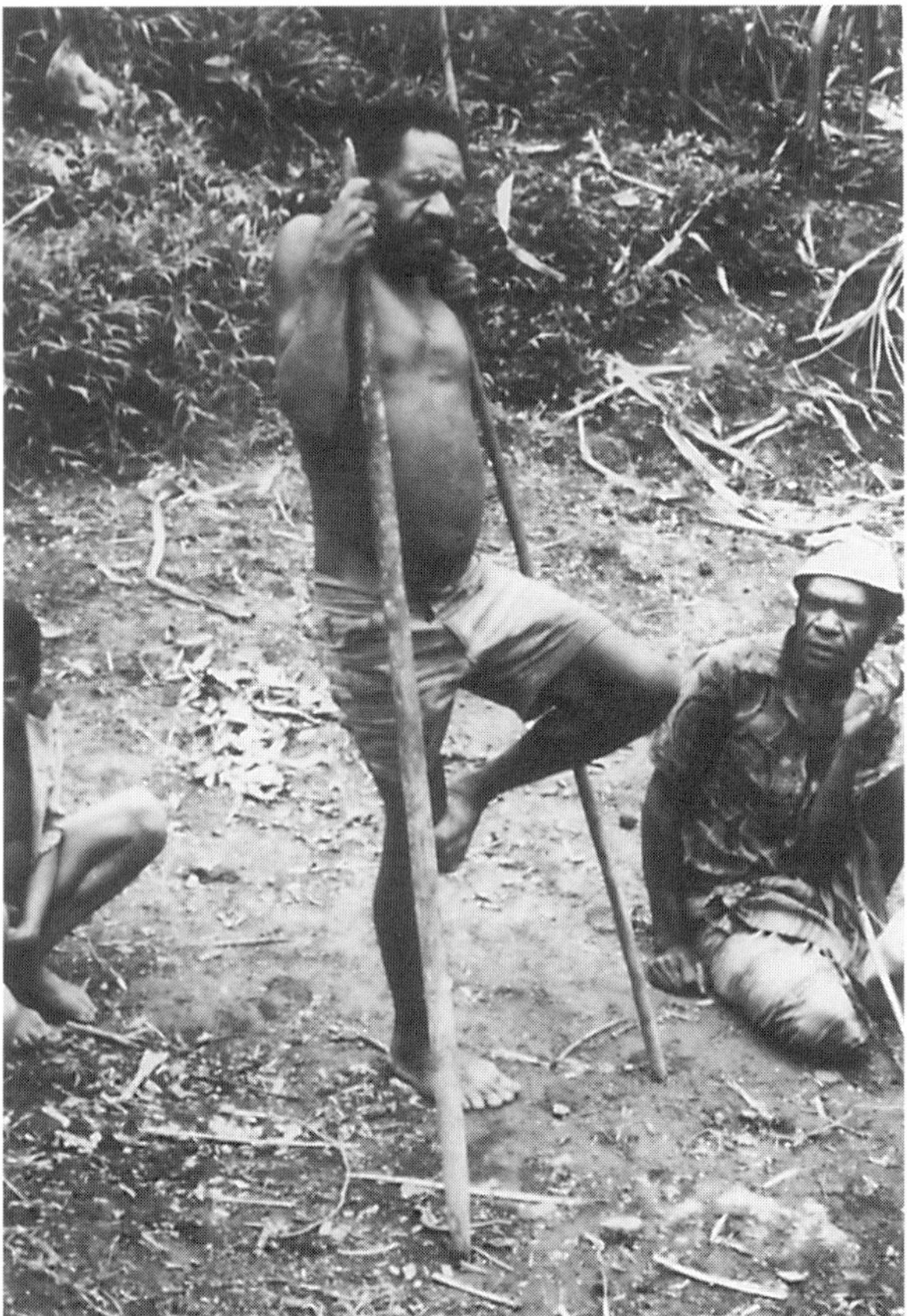

男性クールー患者

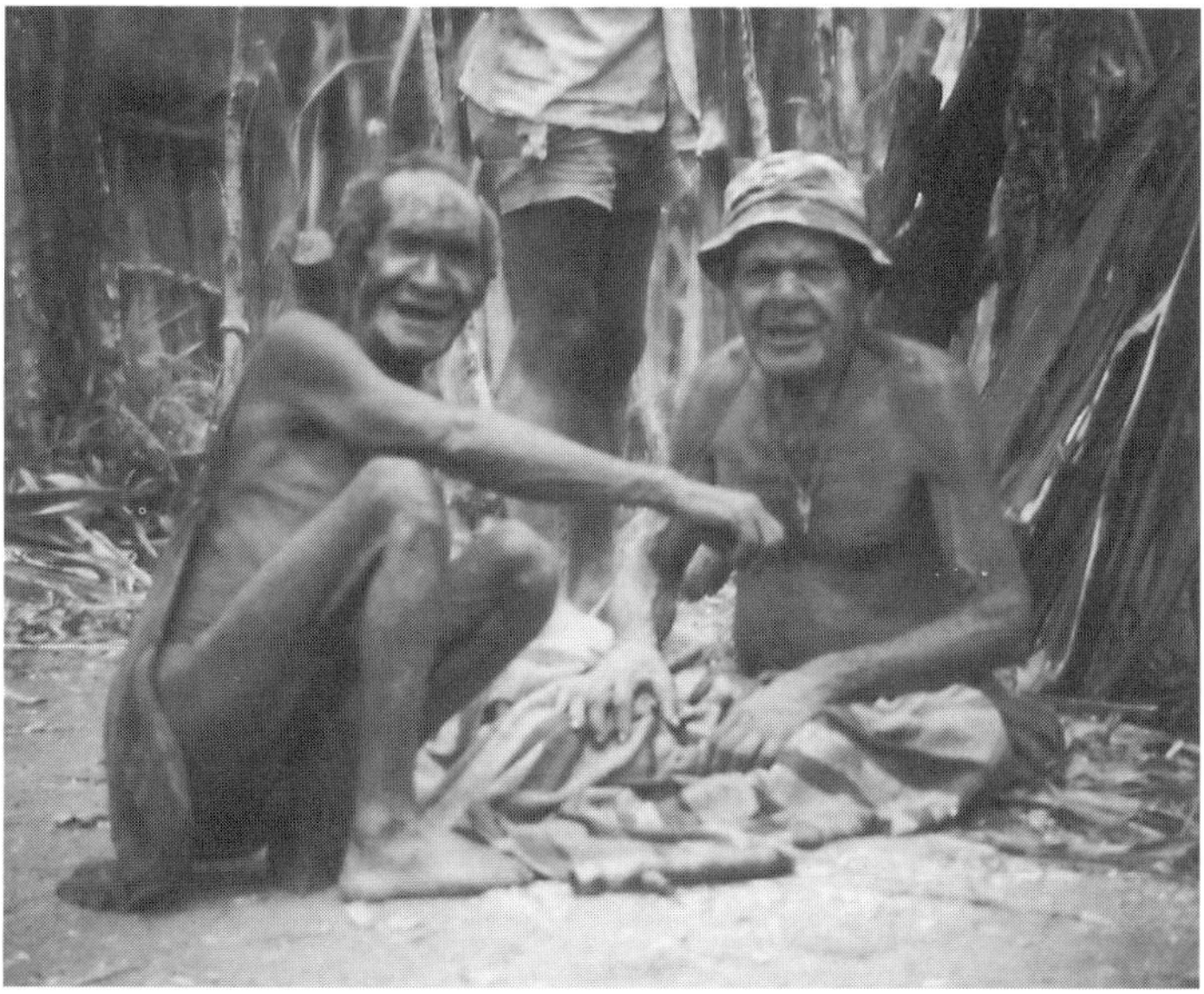

情報提供者の長老たち

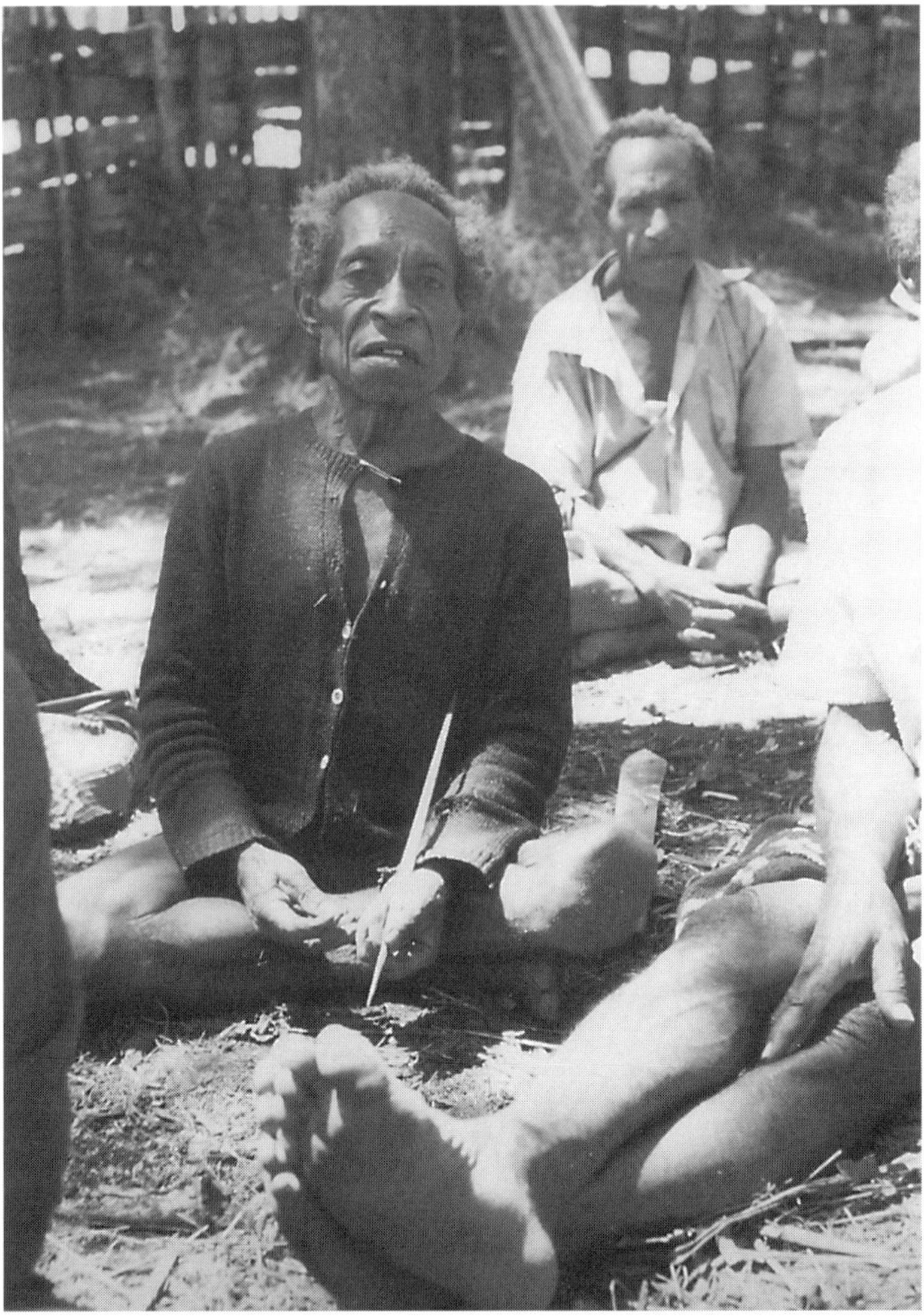

情報提供者の長老たち

情報提供者の長老たち

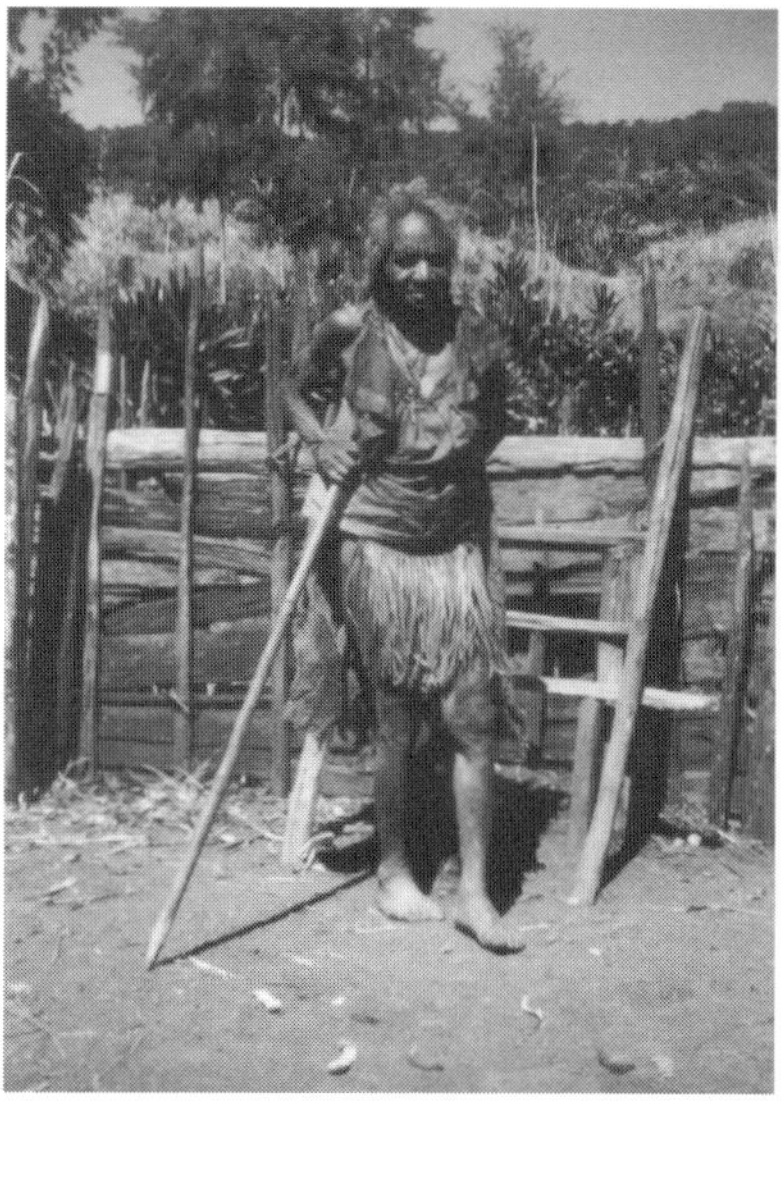

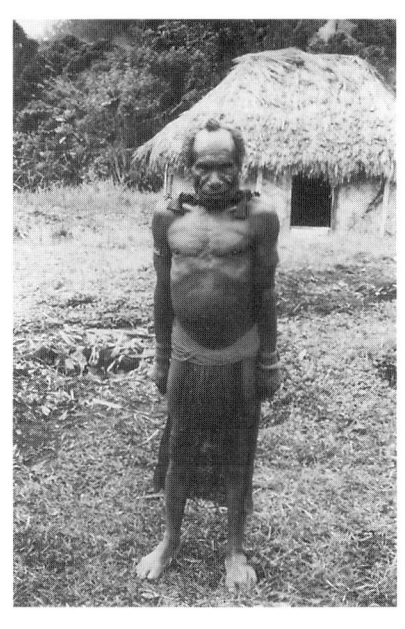

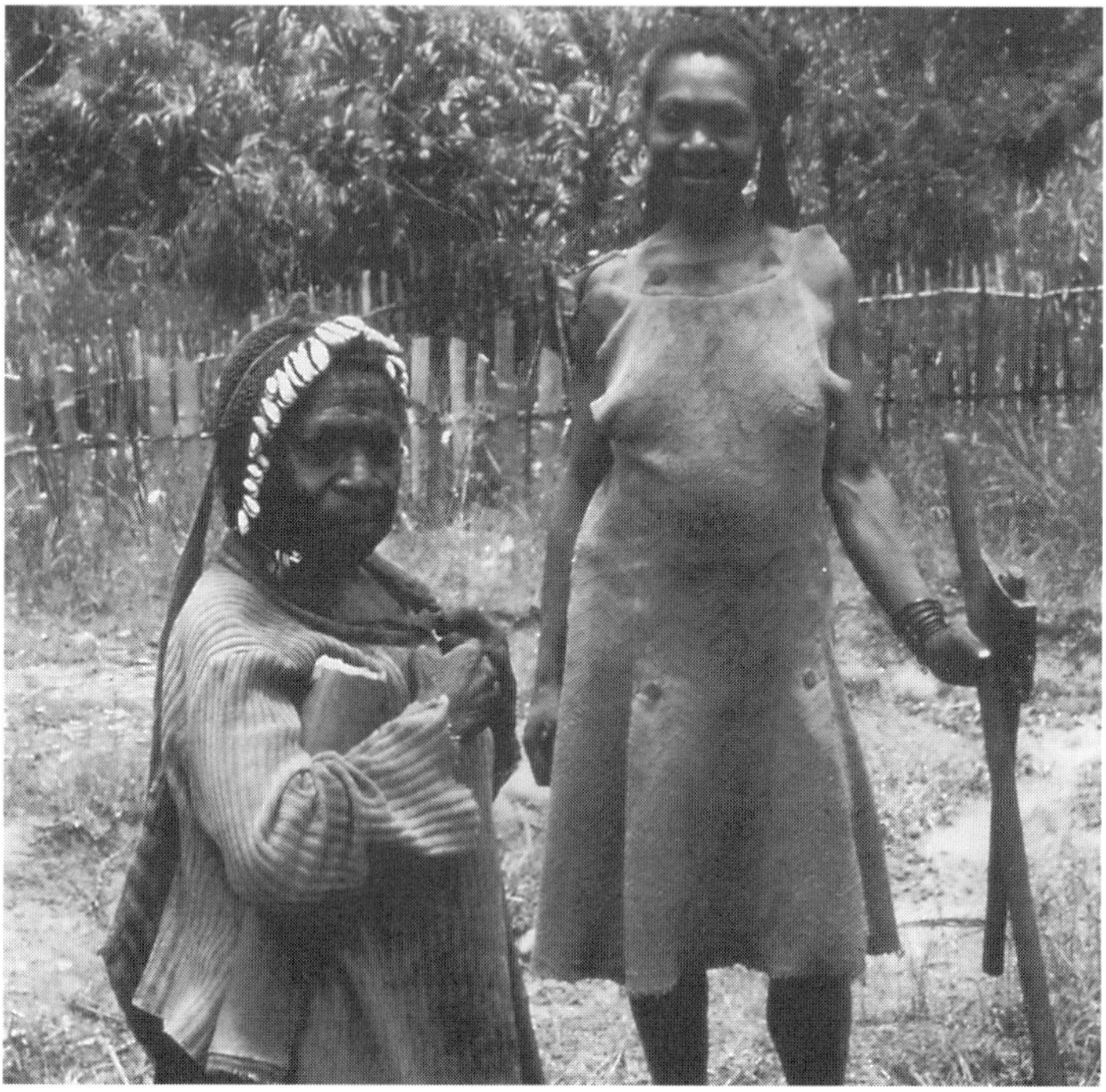

情報提供者の老婦人たち

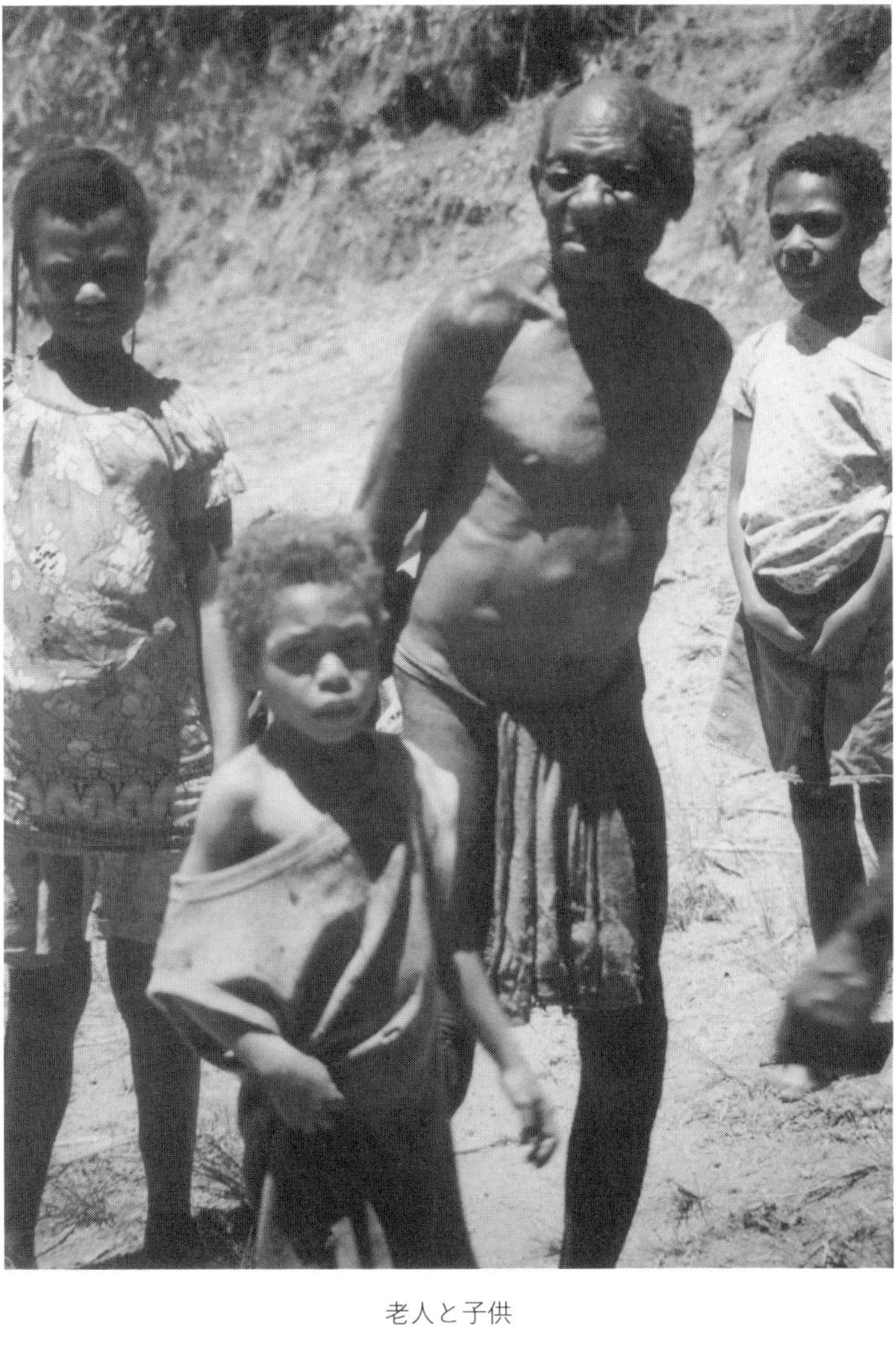

老人と子供

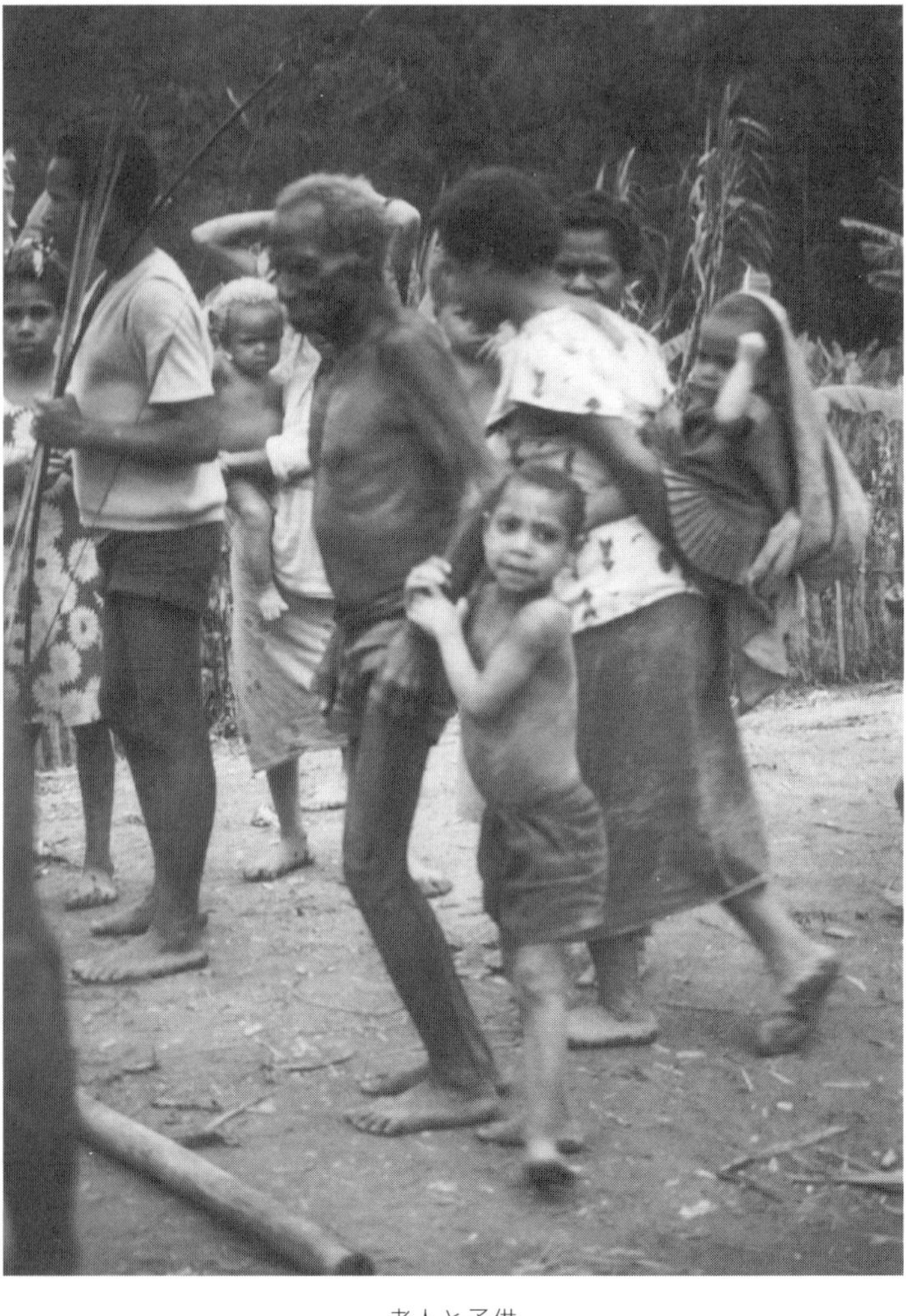

老人と子供

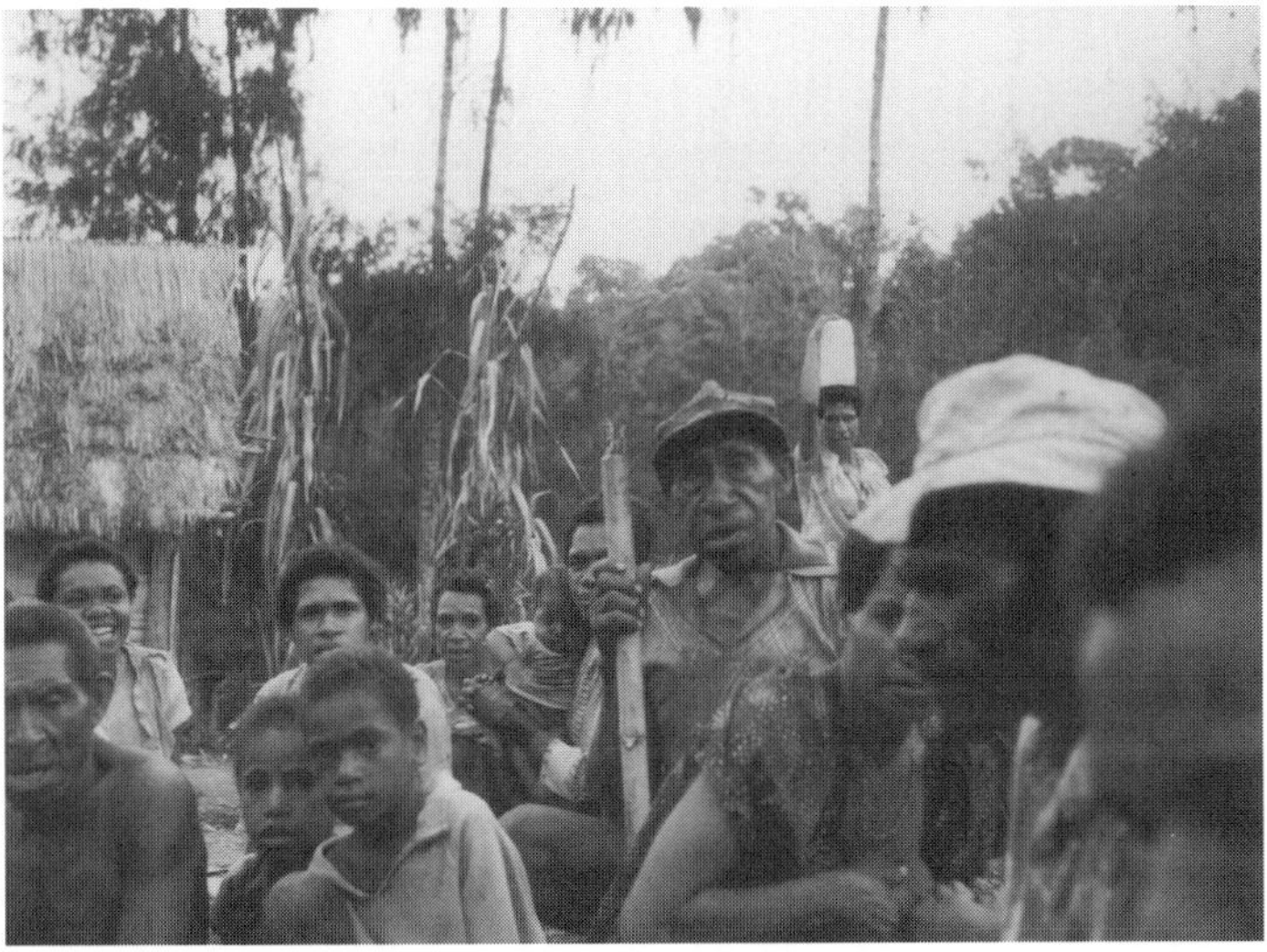

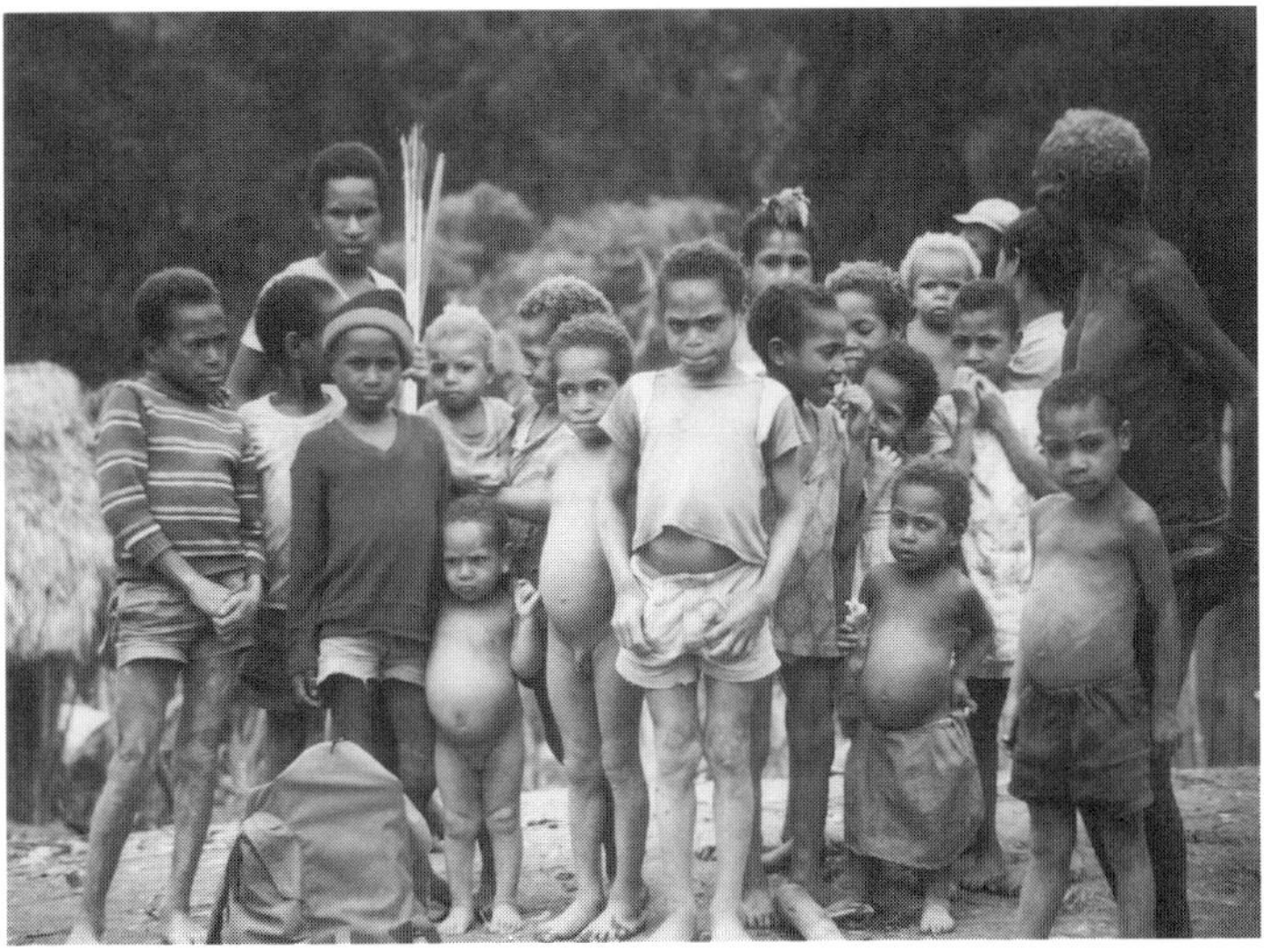

フォレの村の住民たち

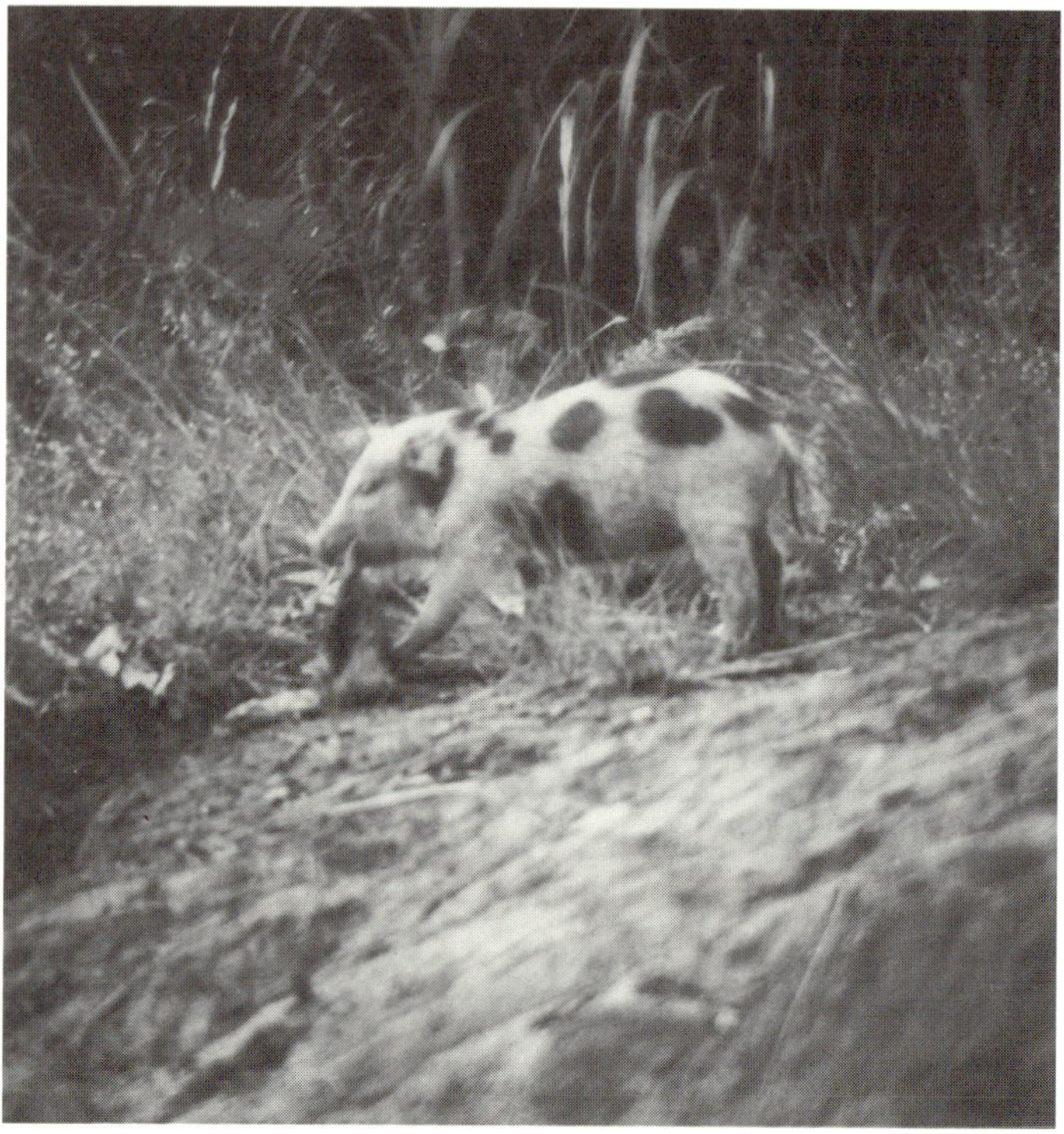

高地の豚（他の豚を食べている）

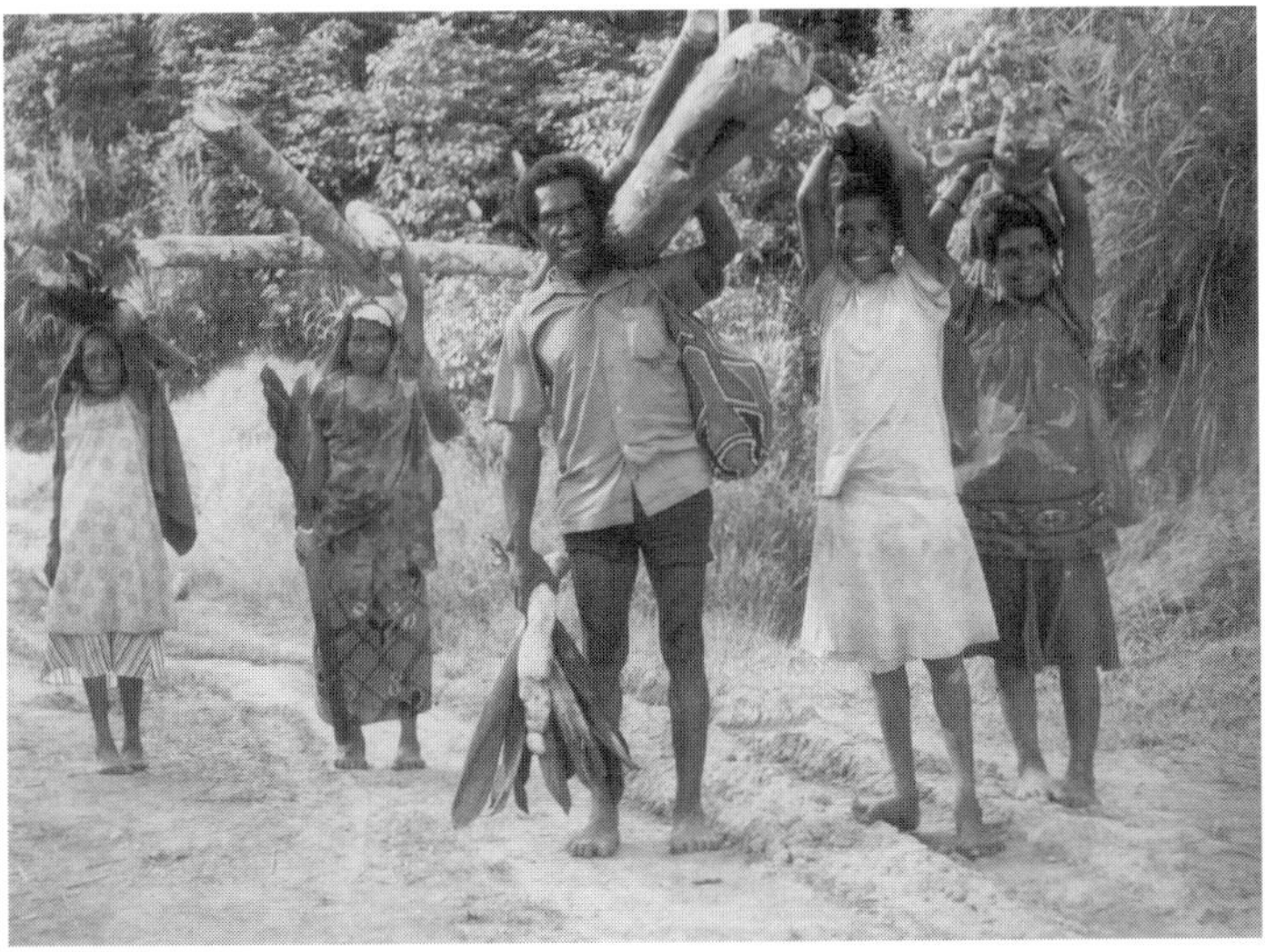

重荷を負って道を行く

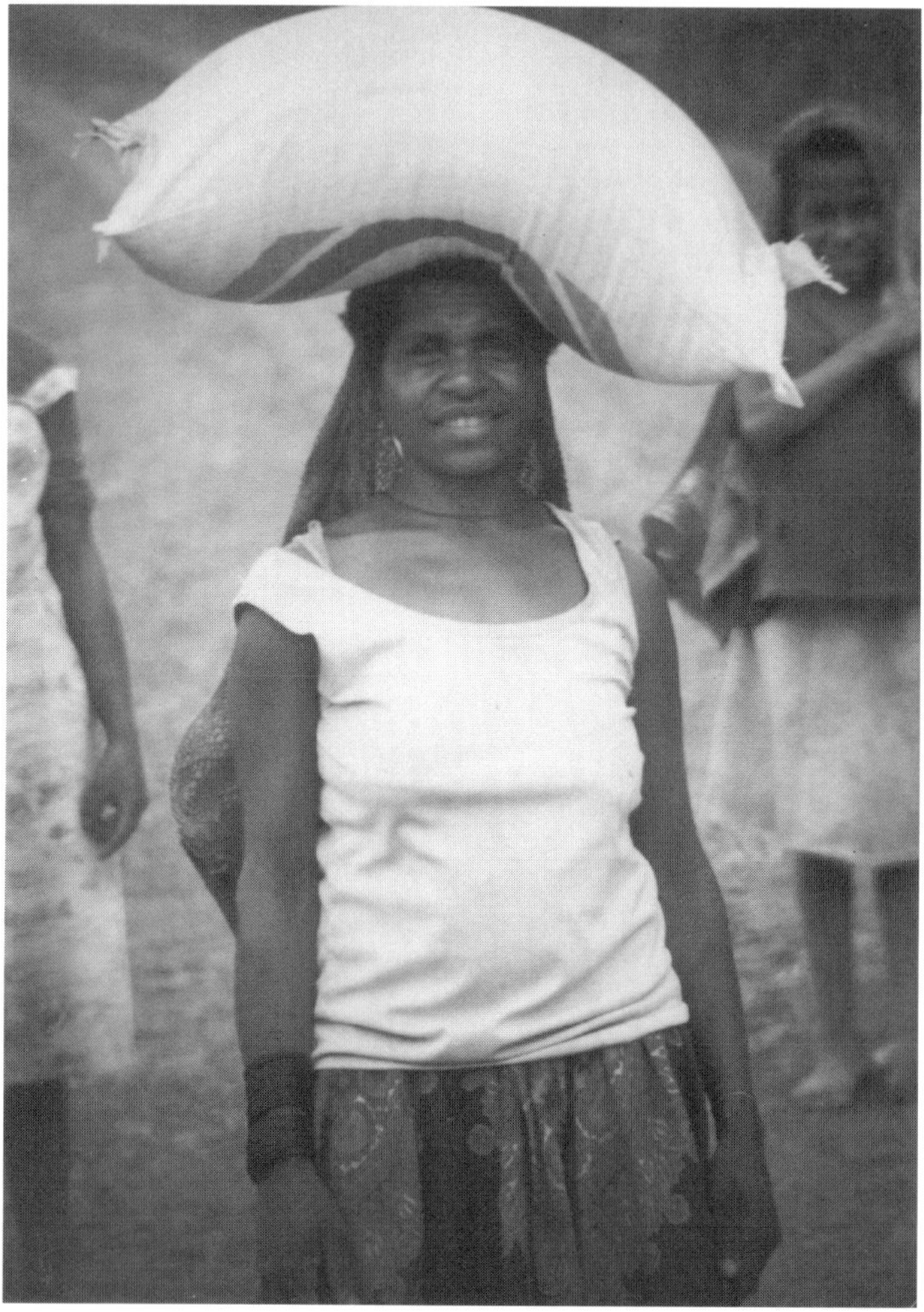

頭に荷をのせた女性

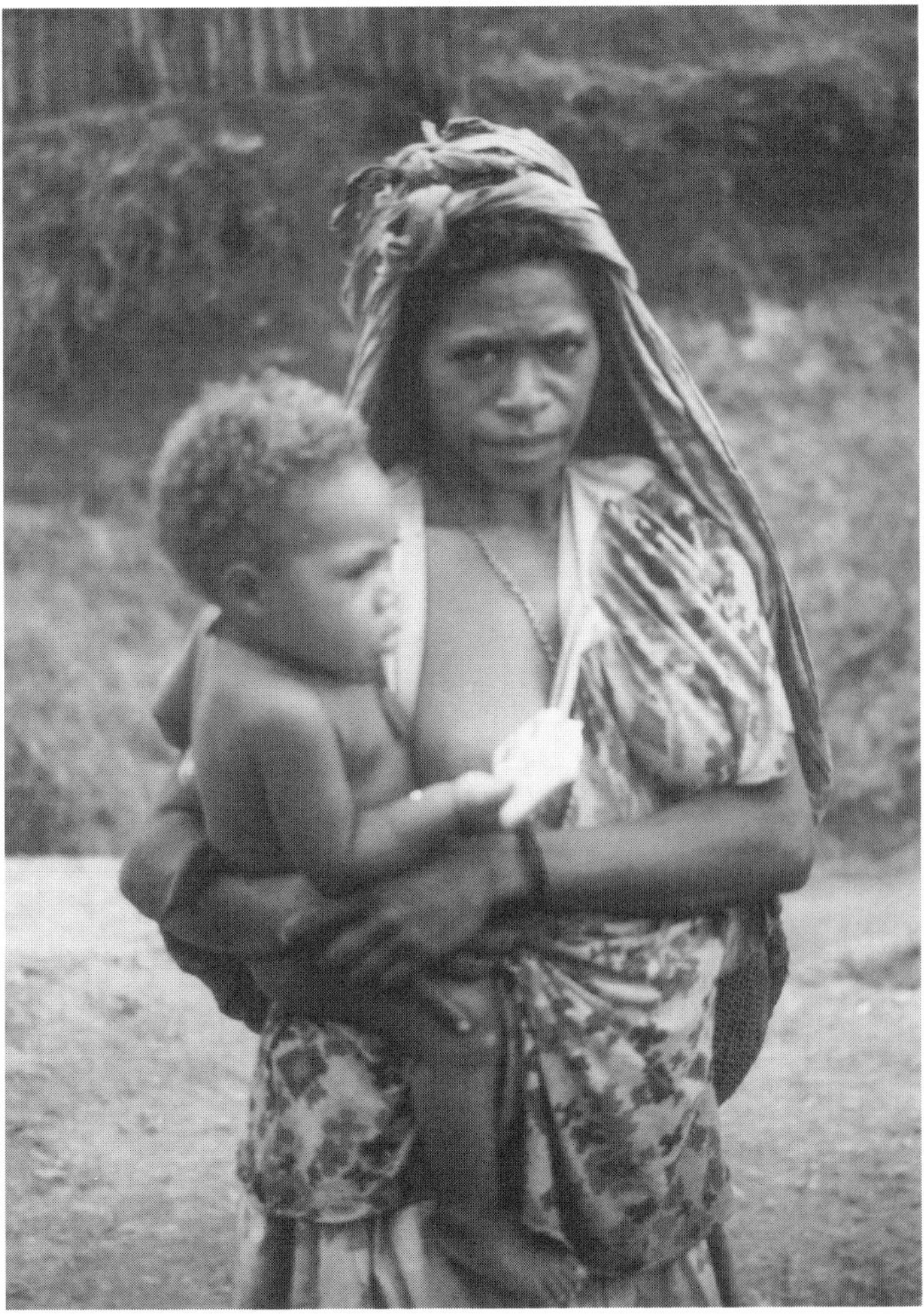

フォレの母子

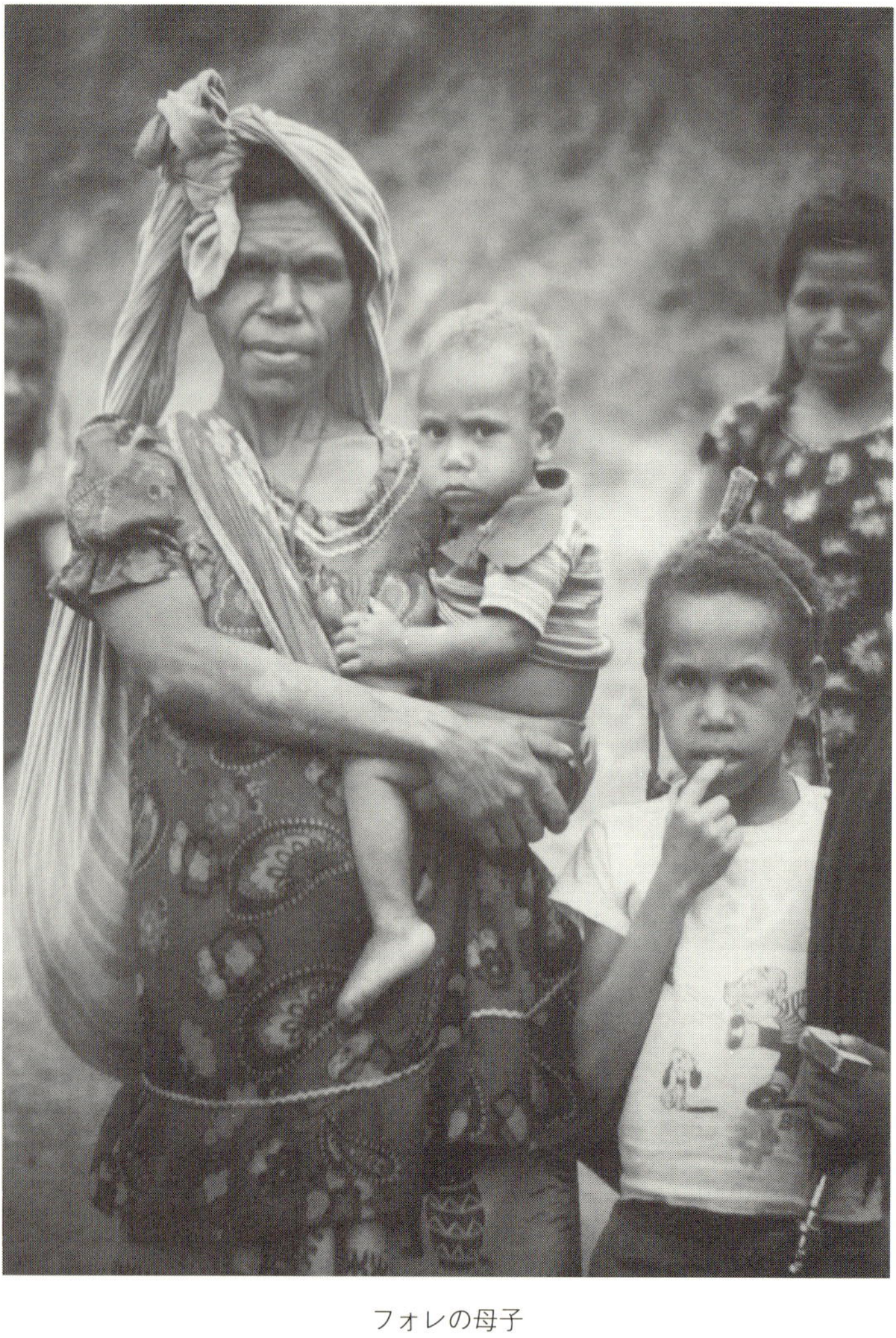

フォレの母子

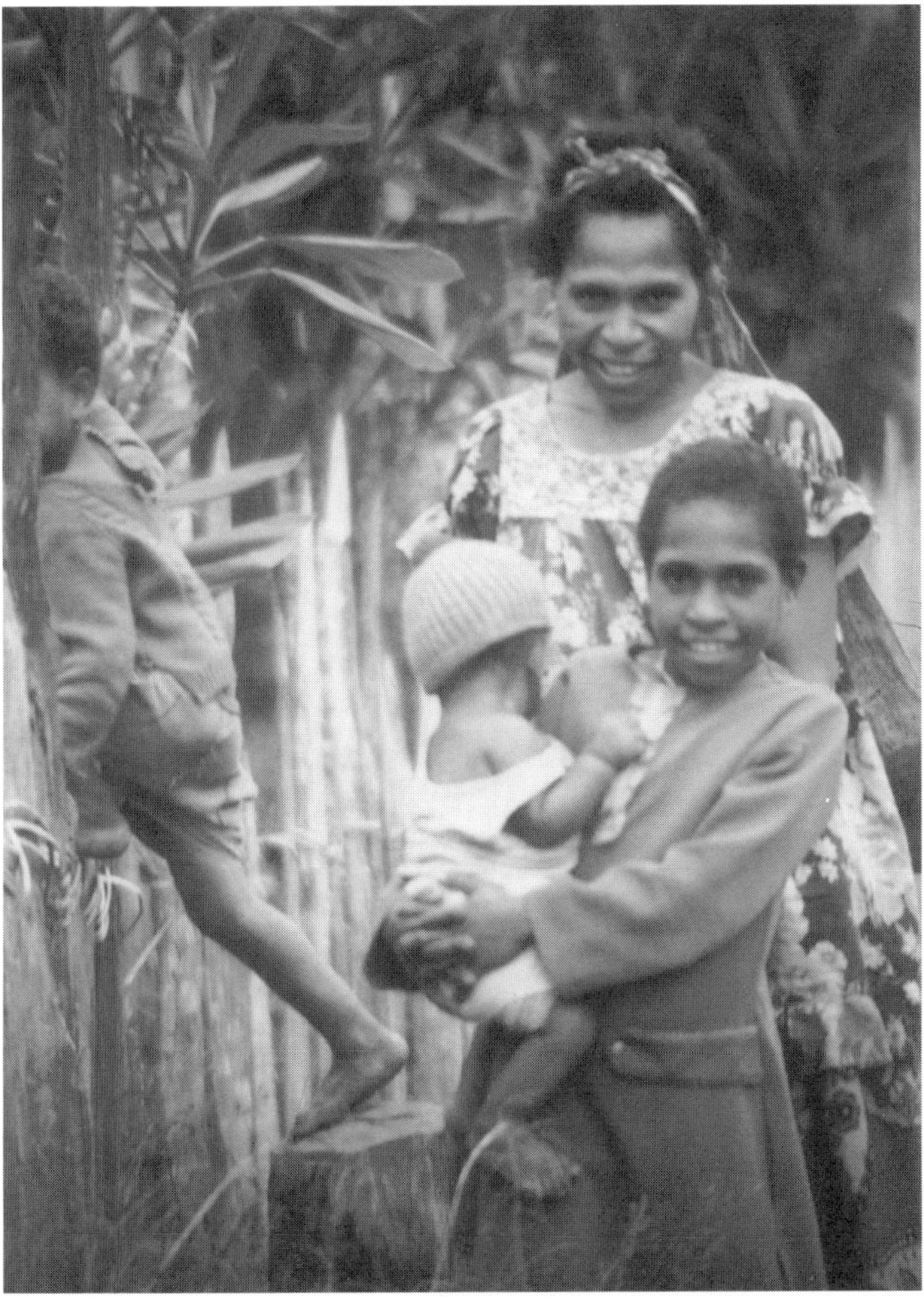

フォレの母子

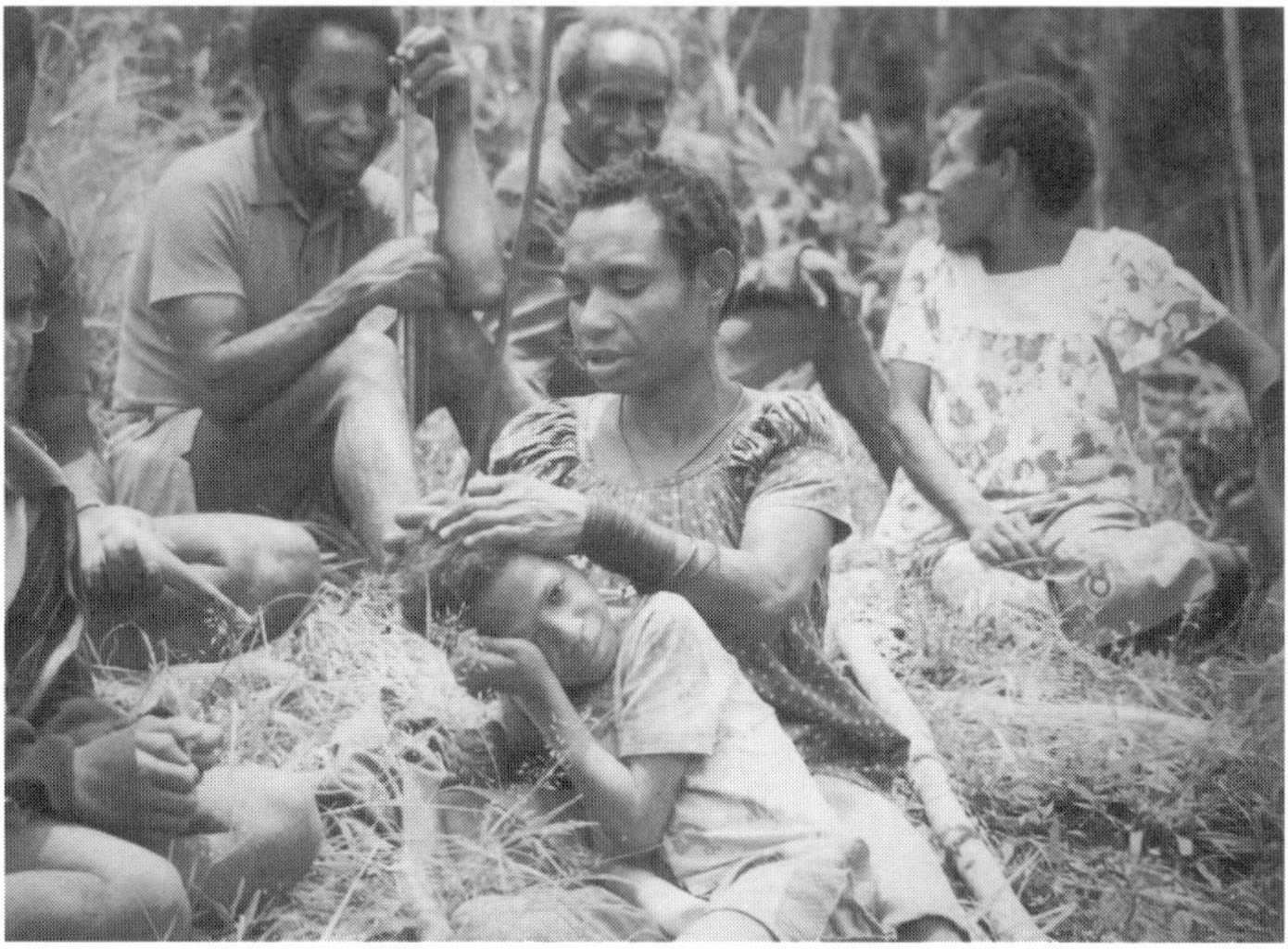

シラミ取り

通　訳

　ガイドたちは相変わらず、スケジュールを作っておきながら、悪びれもせず平然と遅刻して来る、ということを繰り返していた。目的地がこれまでより遠方になったとき、私は、時間どおりに出発したいのだと彼らに言い渡した。サユマとサナは大丈夫だと請け合った。しかし翌朝、約束の七時半になってもサユマは現れなかった。一時間後私はサユマの家の方向に向かって「来い！」と叫んだが、らちがあかないので呼びにやった。使いの者は戻って来て、サユマは今顔を洗っているところだと言った。さらに二〇分たっても彼が現れないので、私は出発した。一時間後サユマは歩いている私に追いついて、自分に腹を立てている男がいたのだと言い訳した。

「で、七時には出られるはずだったのかい？」

「はい。」

　嘘だと分かっていた。彼の嘘は次々に増殖していく。彼にはある状況を全体的に把握するという感覚はなかった。だが、彼を変えることが不可能なのであれば、ますます巧みな嘘をつかれるより、私をごまかすことは不可能だと、思い知らせるほうがよいと私は思った。

「私たちのほかに荷物を運ぶ人が必要です」と彼は言った。

「そうは思わないね。」

私たちはサロマに会いにカル村に向けて出発した。私は二人分の食べ物と飲み物でいっぱいのナップザックと、カールトンがＮＩＨから送ってよこしたプリントアウトの入った箱を持っていたが、サユマは、どちらか持ちましょうと申し出ることすらしなかった。最初の丘をのろのろと登る私の背後から、彼はただついて来た。手ぶらだ。手伝ってくれと頼むと、はじめ彼は分からないふりをした。なおも頼むと「小道まで辿り着いたら一つは持つ」と言ったきり歩き続けた。

「それまでは持たないのか？」と私は叫んだ。彼はなおも歩き続けた。エゴイストめ！　彼は私にポーターを雇わせ、その人に自分の荷物も運んでもらいたいのだ。「サユマ」と私は叫んだ。「こんなことではだめだ。」私が怒っていると分かると、彼は戻って来て箱を持ち上げた。ガイドたちの協力ぶりについて、カールトンに報告するつもりだと、私はサユマに申し渡した。

私たちはサロマに会いに来たのだが、彼女は前に私がカニガタサを訪れたとき、実はいたのである。だが、そのとき居合わせた男たちは、私が彼女に会う前に、彼女の夫に会うのがいちばんいいと考えたのだ。サユマは勤勉なふりをして、私がゴロカに行っている間に、カル村に来て交渉しておくつもりだと繰り返し私に語っていた。だがいざ彼女の夫と話してみると、いつか別のときに会いに来てくれと彼は言った。

「どうして？」

「彼女はタカイにいる」とサユマは慌てて言った。

私は疑問を抱いた。「とにかく彼女に会うのはかまわないですか？」少なくとも許しは得ておこうと思って、私はそう尋ねた。

「彼女はタカイにいる」とサユマは慌ててもう一度言った。「もう一度来るしかないです。」

「それなら私は今日タカイまで行ってサロマに会います。」どうも妙だと感じ、騙されるよりは頑固者になったほうがいいと思った。

サユマは、明日夫がサロマを連れに行かなければならないから、あなたは月曜に来たらいいと言った。「それに」とサユマは続けた。「今からタカイに行ったらくたくたになってしまいますよ。」それで私は彼が嘘をついていることがはっきりと分かった。

「今すぐタカイに行きます！」と私は立ち上がりながら宣言した。やりすぎかどうか、なおも私は確信が持てなかった。突然夫が外の小屋に向かって何か叫んだ。小さな男の子が小屋から走り出てきた。それに続いて、隠れていた女が塀の後ろから現れた。

「これがサロマです」とサユマは言った。

「そうだろうね」と私は言った。

歩きにくそうに少しだけ歩くと、彼女は腰を下ろした。

「この人はマラリアにかかっているんです」とサユマは言った。

「マラリアとクールー？」と私は尋ねた。

サユマは夫に話しかけ、それから通訳した。「もうクールーは治ったそうです」とサユマ。

夫の様子を見ていて、今度は正確に訳したことが分かった。サロマは頑なだったが、しまいには診察に応じてくれた。サロマの夫は正しかった。彼女はクールーにはかかっていなかった。ではなぜサユマは彼女がクールーにかかっていると言い、なぜ私が彼女に会えるように夫の許可を取り付けに行ったと主張したのだろうか？　サロマは治ったと彼らは言うが、それが間違いだとしたら、彼らはどうしてそんなことを信じているのだろう？

私たちはすぐ近くの村落に、別の患者を診に行った。私たちが近づくのを見て、背の低い男が素早く近くの茂みに姿を消した。サユマは男の背に向かって呼びかけた。それが患者の夫だという。村に着くと誰もいなかった。サユマは待つべきだと言った。私は近所のもう一つの村の患者を診に行ったらどうかと思った。そうすれば、あとで村人たちがいるところに、姿を見られずに戻って来ることができる。だんだんに子供たちが姿を現した。サユマは、私たちがここにいると子供の一人に言いにやらせた。一五分後、一人の男がのろのろとした足取りでそっぽを向きながらやってきた。先ほど私たちを見かけて走り去った男だ。男の妻が小屋の中にいるのは明らかだ。男は途方にくれ、気がふさいでいるように見えた。私はサユマの通訳で彼に話しかけてみた。すると男は立ち上がって小屋にもぐり込み、内側から戸をしっかりと閉ざしてしまった。サユマは現地語で話しかけてみた。カーテンか衝立のような竹の壁越しに、物音も人の声もすべて容易に聞き取れる。男は不機嫌そうにぶつぶつ言っていたが、一〇分後に再び出て来た。妻を見てもいいが写真はだめだ、と男は言った。写真を撮ると健康が損なわれると信じているとは、なんと迷信深い人たちだろう。無知は恐怖心を涵養するし、逆に恐怖心は無知を生む。

女はよろめきながら小屋の外に出て来た。私はすぐさま、それが運動失調のせいであると見て取った。彼女の親族の病歴をできるだけ多く聞き取りした。ある初老の男が私と微笑み交わし、話に加わり、手伝ってくれた。患者の兄は二年前にクールーで亡くなったこと、白人がこの村にやってくる直前に、彼女の継母のうち二人がやはりクールーで亡くなっていることが分かった。継母が食べられたことはほとんど確実だ。おそらくは継子たちによって。残念ながら村人たちは、二人の継母の家族のことは知らなかったが、出身地のメンティラサに行けばきっと情報が得られるだろう、と教えてくれた。

村にいる間に、最近クールーで死んだ二人の女の夫たちを探すことにした。話をしてくれた初老の情報提供者は、ロジャーが仕事をしている、近くの村に行くといいと教えてくれた。私は少々困惑したが、どのみちその村は帰る途中にあった。その村に着くと、村中の人たちが集まり、女たちは調理をしていた。サナは私に「これは大規模なムームーですよ」と言った。ムームーとは饗宴のことだ。男たちはロジャーが作っている洗濯小屋で働き、女たちは、なめらかな緑の、幅の広いバナナの葉に、野菜と屠殺したばかりの豚の肉をまとめて包んだものを何十も作って、ムームーのご馳走の準備をしている。かつてはそこに人肉も加えられたのだろう。小雨が降り出した。男たちは小山のように積み上がったバナナ包みを、燃えて熱くなっている穴の底の石炭と岩の上に移した。次にバナナ包みの上に土をかぶせ、穴をすっかり埋め、さらに土を積み上げて大きな山を作った。ゆるく積み上げた土を通して蒸気が上がってくる。かつてそれは人肉の匂いがしたのだと、私は思った。

サユマは、私が聞き取り調査ができるように、クールーで死んだ二人の女の片方の夫を呼びにやった。一時間たっても男は現れない。それで彼の息子は、響き渡る大声で谷の向こうに呼びかけた。それに答えて、はるか彼方の木々の間からヨーデルが聞こえた。ついに彼が現れた。男は私に会って、人々の注目の的になるのを喜んだ。驚いたことに部族の人は、呼び声を使って近隣の村人たちと通信しあっていた。文字どおり声を使って一人の人から次の人へと伝言を送り、これによって非常に広い通信網を維持しているのである。

私は建築中の洗濯小屋の中で聞き取り調査をした。背中と頭と肩とノートに降ってくる雨と、跳ね上がる泥が気になって居心地が悪かったが、聞き取りはうまくいき、ほどなく終わった。好奇心と雨避けのために大勢の人たちが集まって来ていたが、私がありきたりな質問をしているだけで、物珍しいことや変わったことは何もないと分かったとたんに、ほとんどの人は興味を失った。私もインタビューが終わってほっとし、みんなと握手した。腰のあたりに木の葉を数枚まとっただけという、昔ながらのいでたちの老人が、よろめきながら私のところまでやってきて会釈した。老人は現地語で何か呟いた。何と言ったか分からなかった。「彼はこう言ったんです」とサナがピジンに訳してくれた。「『ニューヨーク、彼女は私の友達』を知っていますか。」私は分からないという表情をした。「短波ラジオでやっている歌ですよ」とサナが説明してくれた。ここの村人の一人が、海岸地方のプランテーションに働きに行ってラジオを買い、里帰りしたときに持って来たのだ。

もう一人の男が、ムームーに参加したいかと私たちに聞いた。サナに、参加してもいいだろうかと尋ねると、彼は大丈夫ですと答えた。嬉しかった。さらに別の男が、他の村落に出掛けているロジャーを連れに行った。ここの村人たちはワイサの人たちよりずっと気前も良く、おおらかだった。

二〇分後、こちらに向かって丘を登って来るロジャーを見て、私は虚をつかれた。私以外の西洋人で、しかも私の知っている人がこの未開地の真ん中に現れたことに驚いたのだ。彼は場違いに見えた。

男たちは山と積まれた土を手とシャベルを使ってどけた。一昔前は湯沸かしも鍋もなかったので、村人たちはお湯を沸かすこともできなかった。男たちが湯気の上がる包みを穴から取り出し、女たちがそれをほどいた。肉も野菜もそぼ降る雨で濡れてしまったが、それでもおいしかった。蒸したカウカウは舌が焼けそうに熱くて柔らかく、冷たい雨の中で食べるにはもってこいだ。食用のピットピットは皮をむくと驚くほどアスパラガスに似た味がした。豆もおいしかったが、特に変わった味がするわけでもないし、さやが汚かった。カウカウも洗っていないので、外側は泥だらけだ。誰にも見つからないように、私はむいた皮をそっと地面においた。一匹の犬が目ざとくそれを見つけ、口にくわえてこそこそ逃げていった。村中の人が静かに座ったまま食べている。誰も話しはしなかった。私たちのいわゆる「ごちそう」に比べたら食べ物の量だって少ない。

　食事が終わると人々は立ち上がった。自分の村の外の世界に興味を持つ年頃である、思春期の少年が二人、ぶらぶらと私のところまでやってきた。「エム・イ・ビグペラ・カイカイ」(すごいごちそうだったね)と一人が言った。

「そうだね」と私は答えた。

「ああいうごちそうのあとは、僕たちはすぐ眠るんだ」ともう一人のほうが付け加えた。

　午後二時か三時頃だった。少年たちとの会話は私を悲しい気持ちにさせた。この午餐は、私にとってはその日の三度の食事の一つに過ぎない。しかし彼らにとっては、ここ数日でただ一度のごちそうなのだ。サユマですらロジャーと私に「これだけ食べれば家に帰っても食事をしないで済みますね」と言った。近隣の村人たちも含め、ニューギニア人は誰一人太っていなかった。彼らの世界の物資の乏しさは私を悲しくさせた。それでもロジャーと私は家に帰ると夕飯を作った。私はポテトと魚の料理を作った。水で溶いた小麦粉にラトキス〔じゃがいもの加工品〕と缶詰の魚を加え、「エスニック風味」にするべく生の豆を加える。豆を加えることで歯ごたえも良くなる。そうでないとただどろりとした感じになってしまう。私はニンジンも料理した。上にマーガリンをのせて溶かし、香りをつけた。

　夕食後、サユマが立ち寄り、「明日は運搬係が必要です」と言った。私は彼をしげしげと見た。片方の目の上にはバンドエイドが貼ってある。歯茎は衰えて後退し、歯は虫食いで黄色と茶色に変色し、歯の根まで剥き出しになっている歯が数本ある。右から左に小さい棒が通せるよう、鼻には穴が空けてある。両耳には二つずつ穴がある。顔は肉付きがよく、醜い大きなコブが頭と頬から突き出し、垂れ下がっている。目は落ち窪んだ眼窩の隅から突き出している。サユマは山賊のように見えたし、実際彼の目に、私はずる賢さを感じた。

「それについては分からないね」と私は言った。

「でも私たちが行こうとしている村は遠いんです。」

「分かった」と、しまいに私は彼を黙らせるために言った。「君たち以外に一人だけ連れて行っていい。」

しかし朝になっていざ出掛けようという段になると、彼は新顔を四人も運搬係として連れて来ていた。全員が金を要求することは目に見えている。

「どうしてこんなに荷物係がたくさんいるんだい？」と私は聞いた。

「あなたはいいと言いました。」

「いや、言ってない。一人だけと言ったんだ。」

「いや、三人と言いましたよ。」

「言ってない。それに三人どころか四人もいるじゃないか！」

「でもあなたはいいと言いました。」

サユマの押しの強さはますます私をうんざりさせた。

私たちは一人だけ連れて歩きだした。村に着くと患者には会えないと言われた。私はサユマに、なぜだめなのかと、まったく同じことを十二回尋ね、十二通りの見当はずれな答えが返ってきた。

私たちはさらに遠くの村まで歩いて行き、サユマが言うには「クールーになって、治って、それを六回繰り返した」患者に会った。（事実彼女は病気ではなかったが）私は半信半疑だった。歩いて帰る途中、ルイス氏が車で通りかかって、私たちに乗るかと言ってくれた。私は喜んで乗せてもらった。しかしそれから数マイル行くと土砂崩れが起きていた。それで私たちはルイス氏のトラックが通れるようにシャベルで泥をどけなければならなかった。何キロもの泥をどけたので、腕が痛くなった。そのあとしばらくの間、私はトラックのステップに乗り、運転席の窓から片手を突っ込んで全体重を支え、もう片方の手でトラックの屋根の尖った金属のでっぱりにつかまって、でこぼこ道をトラックに揺られて行った。

翌朝、また別の村落に患者を診に行くときになっても、まだ私の腕は痛んでいた。患者の夫は怖がり、恥ずかしがっているようだった。面談は彼には荷が勝ちすぎた。ナユエの夫は、サナがナユエを見ることさえ拒否する。ナユエが本当に病気かどうかは分からないが、たぶん実際に病気なのだろう。彼がいいと言ってくれるまで何度でも来るしかないと、私は自分に言い聞かせた。

その日の次の患者の兄は、サナとサユマには彼女を見ることを許してくれたが、私が見ることは拒んだ。「でも私は治療法を見つけてクールーを『やっつけよう』としているんですよ」と私は言った。それでも患者の兄は硬い表情を崩さない。「クールーの研究は十五年も続いているのは確かだけれど、西洋ではそれでも短いほうなんですよ。このトラックも時計もこういう服も飛行機も、できるまでに五十年以上もかかっているんです。アメリカの人々が、今あなたがとっているような態度をとって、人々にこういうことについて研究させないでいたとしたら、十五年たってどうなっていたと思いますか。今頃は飛行機もトラックも屋根も何もなかったでしょうよ。医者だって同じです。今私が妹さんを診るのをあなたが拒否すれば、今後何年にもわたって、ここでも他のところでも、クールーのような病気でもっとたくさんの人が死ぬでしょう。」(多少誇張があったのは確かだが、基本的な考え方は正しかったと思っている。)

「よその子供たちや、さらにその子供たちがこういう病気で死ねばいいと思いますか?」と私は続けた。「もしそう思うなら私を拒めばいい。でももし子供たちが死ぬのを見たくなければ、私に妹さんを見せなければなりません。それに、私が患者を診てもそれで患者が悪くなることはありません。私は今こうしてあなたを見ているし、他の二人は妹さんを見たけれど、なんともないでしょう。」
ついに私は彼らを説き伏せた。「ベル・ビロング・ミ・エム・タイト（翻訳すれば「私の胃が締めつけられる」で、「ベル」は腹または胃を意味し、そこに感情と心があると考えられている。したがって「私は緊張している」ということになる。）だけれど、あなたは妹を見に行ってかまいません」と患者の兄は言った。サユマとサナは、とりわけこの家族の最初の二人の調査については、最小限の役にしか立たなかった。ことにサユマは、まるで彼らの抵抗を奨励したがっているとしか思えなかった。振り返ってみると、強引にやりすぎたのではないかと苦い気持ちになる。だが彼らの抵抗はあくまでも無知によるものなのだから仕方がないとも思う。その女性はクールーにかかっていた。だが彼女の家族についてはあまり情報を得られなかった。

数日後、サナがトランジスター・ラジオを持って現れ、「エム・イ・バガラップ」と私に言った。（英語の bugger up からきていて、「壊れた」という意味だ。）「はい」とそれを私に手渡しながら彼は言った、「直して。」彼は私が修理方法を知っているものと思い込んでいた。私は後部を開けてみた。トランジスター用バッテリーがはめ込まれている。私はそれを、たまたまロジャーが家においていたスペアのバッテリーと交換してみた。だがそのプラスチック製の安物のラジオは直らなかった。私はそれをサナに返し、「直せないよ」と言った。

彼は分かってないなと言わんばかりに頭を振った。「そうじゃなくて」と彼は言った。「直して。」私がラジオを直せないということが彼には理解できなかった。彼は自分の文化のテクノロジーについては熟知している。私がそうでないはずはない、というわけだ。私が修理するまで、彼はラジオを受け取ろうとはしなかった。「悪いけど」と私は言った、「直せないんだ。」彼は私のことを、気が狂っているか、頭がおかしいのだろうと言わんばかりの目で見て、渋々ラジオを受け取り、歩み去った。

これまでよりさらに遠くまで出掛けるために、地元のPMVを一日雇うことにした。私は運転手のトニーに早く出発したいと言い、彼は七時までには来ると言った。いつが七時かどうやって知るのかは不明だったが、彼は自信たっぷりに「大丈夫」と請け合った。日が昇るのが大体六時頃だと彼には分かっているのだろうと思った。しかし彼が来たのは一一時で、しかも十二人もの人を乗せていた。「八時に家を出たんですが、道が混んでいたんです」と彼は説明した。私は彼の言うことを信じなかった。仮にそれが本当だとしてもワイサに七時までに着くにはもっと早く家を出るべきなのだ。

私たちはやっとのことでカソルに向かう道に出た。そこの患者の一人、ペイが最近亡くなったのだ。ペイの一家の中に、最近亡くなった人はほかにいなかったが、それでも私は詳細な家族の病歴を書き留めることができた。それからトニーは、ある女の人をイラポまで乗せて行ってきたいと言った。私はオーケーし、そこにいる間に二人の患者の家族の病歴を聞き取り調査しようと思った。だが運悪く彼らの親戚はいなくなっていた。

やっと私たちはワイサに戻った。するとサナが、今から自分の水槽を、プロサまでトラックで運んで行くと言い出した。私は自分たちがワイサからオカパ、さらにカソルまで行って戻って来る、片道五〇トーヤの費用がどれほどになるのか計算してみた。イラポに行きたがったのはトニーで、私ではない。私は、料金は全部で六キナになるが、少し足して九キナやろうと言った。トニーはがっかりした。「荷物を運べば一日三十キナから四十キナになるんですよ！」メーターによれば彼は五〇キロしか走っていなかった。

「研究所の書類を書いてくれればいいんですよ」とサナは私に言った。

「でも私は自分で代金を払っているんだよ」と私は言った。彼らの経済的な恩恵のために、自分が利用されていることに、私は腹を立てた。私はトニーの仲間十二人と、サナの水槽と女の人をイラポに運んだ分は支払い代金から差し引こうと思った。彼らは私を金の出て来る魔法の聖水盤だとでも思っているのだ。「積み荷信仰《カーゴカルト》」みたいなものだ。ニューギニア人たちは、白人の持って来る積荷や品物は、もともと自分たちの祖先の霊が、自分たちのために送ってよこしたもので、秘密のまじないを知っている西洋人が横取りしたと信じていた。過去数十年にわたって「積み荷信仰」はニューギニア中に広がっていた。ニューギニア人たちは、ジャングルの中に自分たちの手で滑走路のイミテーションを作った。そうすれば飛行機が彼らにも交易品を運んで来てくれると考えたのだ。海岸地方では「リンドン・B・ジョンソン信仰」が、ジョンソンの大統領在任中に形成された。彼が世界で最も権力のある人物だと、人々が聞いたためだ。ニューハノーバーの住民たちは彼を酋長に選んだ。それでもジョンソンがやってこなかったので、彼に献呈するために寄付が集められた。最近では多くのフォレ族がストゥアス（ストアにあたるピジン）を作り、ドアをロックしている。それはすぐ物でいっぱいになるはずだった。彼らは今や自分たちの手で建物を建て、ドアをロックし、それもストゥアスだとみなした。それはすぐに物でいっぱいになって、作った人たちを金持ちにするだろうと考えた。うまくいかないと分かると、自分たちの考えが間違っているからではなく、白人なら男も女も知っている秘密の呪文を自分たちが知らないせいだと考えた。

このようにニューギニア人は、自分たちが手に入れたい西洋の交易品は、もともと自分たちの物なのだと信じていた。フォレの人たちは、私とまともに交渉する必要があるとは認めていなかったので、私はひどくいらいらさせられたし、それは悩みの種だった。

だが余計なトラブルは避けたかった。結局私はトニーに二十キナ渡し、私はサナとサユマに明日は歩こうと言った。彼らは明朝また来ると言ってトラックに乗って去っていった。

朝になっても彼らは現れなかった。サナはたぶん今日は水槽を据え付けたいのだろうと私は思った。その翌日現れると、彼らはPMVをまた借りてくれとうるさくせがんだ。私は拒否したが、彼らは引き下がらない。私たちはマイケルが二時に来るらしいという噂を道端で耳にした。私はそれを口実にし、彼らはついに諦めた。

パポカという老人から最近死んだ患者に関する情報を得ようと、ある村まで行った。だがパポカは見当たらない。私は彼の息子のアロにあとでまた来ると告げた。だがサユマはあたりをぶらついて現地語で男の誰彼に話しかけ、立ち去ろうとしなかった。私は別の老人から、クールー患者の家族について話を聞き出そうとしたが、老人は彼らのことをあまり知らなかった。結局私は一時間もサユマを待つ羽目になった。もっと頭を使って、あとで戻って来るか、比較的近くに住むミス・マッギルを訪問するかすればよかったと思ったが、あとの祭りだった。だが少なくとも、この村落のゆっくりしたペースに溶け込むことはできた。私は、熱帯雨林の中に一人で住んでいる男の話を聞いた。男は「開けた土地の男」ではなかった。二匹の蛇がやってきて、男は一匹を殺し、もう一匹は逃げた。やがて男は死んだ。その話はそれでおしまいだ。教訓・熱帯雨林に一人で住むには危険がつきものだ。待っている間に私はアロに熱帯雨林に住みたいかと尋ねた。「いいえ」と彼は答えた。「どうやって動物を殺すか知らないんです。」それで私はこれらの村落や、ニューギニアの社会が瓦解するのを防いでいるのは、一つには周りを取り囲む熱帯雨林の危険なのだと知った。ニューギニア人は、そうしようと思えば、恐ろしいくらいひとりぼっちに耐えられる。地図にも載っていない、人の住まない広大な土地に囲まれているから、人々は決して共に生きることを強いられているわけではない。出て行って自分の村や村落を作ることは容易にできる（ここから言語の多様性が生じた)。しかしその場合でも人々は、一人ではなく集団で行動する。森は彼らを脅かし、団結させるのだ。

数時間たってもパポカは戻ってこなかった。私は諦めて帰った。

ヤマガティのマテマという患者に会いに私たちを連れて行ってくれるとサユマは言った。だが何日たってもサユマは現れなかった。ある朝やっと彼が現れた。それはサナが来ると言った日でもあった。結局サナはプロサに用があって来られないとことづてをよこした。サユマは彼より少し年配の男を連れて来た。「彼はヤマガティの出身で、マテマの家系のことを知っている」とサユマは私に告げた。役に立てて得意そうだった。

私は椅子に座ってその男と話し、サユマは家の裏手に歩いて行った。男はマテマについては何一つ知らないことが分かった。「あなたはヤマガティの出身ですか」と私は男に聞いた。

男は面食らったように、「いいえ」と言った。

「ではどこの出身ですか。」

「ワイサ。」

私は椅子から立ち上がってサユマを探しに行き、家の周りと村を一回りした。戻ってみると男は消えていた。家に入るとサユマが座って何か食べていた。「あの男はヤマガティの出身じゃないよ」と私は言った。

「いや、そうですよ。」

「彼は違うと言ったよ。」

「そうですよ。」

「どちらにしても、いったいあの男はどこへ行ったんだい」と私は彼に聞いた。

サユマは一瞬ののち「ヤマガティに戻ったんです」と言った。これも嘘だと分かった。私は外を見た。男が再び現れた。

「ヤマガティに行こう」と私はサユマに言った。彼は行きたがらなかったが、私も譲らなかった。

その日あとになって、サナがゴロカに行くところを見た人がいると聞いた。

「明日の朝、私は来ません」とその晩サユマはロジャーと私に言った。「クールーの人を探しにカニアに行きます。」

しかし翌日の正午頃サユマは平然と家の辺りをふらついていた。

「今日はカニアに行ったのだと思っていたよ」と困惑したロジャーが言った。サユマは家に入って来て妻たちのことで不平を言いはじめた。私は彼を外に連れ出した。

こういったことにはうんざりしていた。一日でいいから、一人になって落ち着いて読書したり、物を書いたり、考えたりする時間が欲しいものだと思った。それに食べたものか飲んだもののせいでひどい腹痛に襲われた。ニューギニアではよく水か食べ物から回虫にやられた。用心してはいたのだが、ゴロカでは水道水ですら安全でないことがよくあった。ときには私は何週間も続けて下痢に悩まされた。

翌朝私たちは、ある女の葬式がイサレで行われると聞いた。ワイサを代表してサユマ、ブカサ、ソバ、他一、二名が三時間から四時間かけて、ジェイク・ルイスの作った柩を担いで歩いて行くことになった。ここの葬式は見たことがなかったので、私も行きたいと思った。新たな知識を得られるという意味では葬式は大いに価値があることだろう。だが窓ごしに吹いてくる午後の風は爽やかで心地いいし、一休みできるのは嬉しかった。もし行けば狭い小屋に一晩か二晩泊まり、その間彼らと同じく野菜と豚肉だけを食べて暮らさなければならない。私は出掛けないで休息をとることにし、ロジャーの短波ラジオをつけた。受信できる放送局は二つだけだ。数分間ヴォイス・オヴ・アメリカを聞いた。愛国心いっぱいで、事実上プロパガンダのようなものだ。ここ数週間これが外部世界との唯一の窓口だった。それでも一五分たってラジオを消すと私はほっとした。

数日後私はワイサの近くに住むもう一人の女の患者を診ることにし、サナに一緒に行ってくれるよう頼んだ。というのもサユマはその患者についてはっきりものを言おうとせず、彼女に会いたがらなかったからだ。たった一日ワイサで過ごすために、わざわざプロサからやってくるのを、サナがいやがるのではないかと思った。だが彼は喜んでやってきた。彼が言うにはそのわけは、その日ある男の埋葬にちなんで開かれるムームー［饗宴］にどのみち行くつもりだったからというのだ。

葬式では一人の男が立ち上がって演説をした。彼の家族は、死んだ男の家族に、金を支払うよう要求した。一族の女が、その死んだ男に嫁いでいたが、その支払いはまだ終わっていないらしかった。緊迫した話し合いが続き、やがて合意に達した。一頭の豚が運び出され、三つか四つに切り分けられて女の家族に与えられた。こうする代わりに女をもう一度「売って」（つまり結婚させて）贈り物をもらうこともその男には可能だったのだ、とサナが教えてくれた。

そのあと、腰蓑だけを身にまとった背の低い女がよろめきながら私のところまでやってきて、私を上から下までじろじろ見て頷いた。私は微笑み返した。それから女は伸び上がって私の腕の肘からちょっと上のあたりをさすって、トク・プレス［現地語］で何か呟いた。

「エム・イ・トクトク・ワネム？」私はピジンでサナに「この人はなんて言ったの」と聞いた。

「エム・イ・トクトク・ロング・アーム・ビロング・ユ・エム・イ・ベ・グトゥペラ・ロング・カイカイ」（あなたの腕はきっといい味がするだろうと彼女は言ったのです）とサナは答えた。

私はぞっとして腕を引っ込めた。女は私に向かってニヤッとした。サナもニヤッとした。私は油断できないと思った。要するにこの女は人の腕を食べたことがあるのだ。

私はできるだけ感じよく微笑み、その実不快な気持ちを抱きつつ、足早にその場を立ち去った。

一週間後、パイガタサから来た男が立ち寄り、ガナラももうすぐ私の手伝いをしにやってくると告げた。それをサユマに言うと、サユマはびっくりし、それからそわそわしだした。

「彼は必要ないよ」とサユマは強調する。サユマは大変誇らしげに振る舞い、自分はきわめて勤勉な男だと思っていたが、その実自分で言うほどクールー患者を探しているわけではないのを私は知っていた。それでも、彼が掠め取っているのは私の金ではない、つまり私は別に損をするわけではないということ、また自分がずっとここにいるわけではないということを、ときどき思い出す必要があった。

地の果てに見えるもの

次の月曜の夜明け、サナとサユマと私は初めて一泊の徒歩旅行に出掛けた。目指すは高地のはずれの村の一つ、アガカマタサで、その向こうには何百キロにもわたって未知の大地が広がっている。

前の晩私は、手持ちの中で最も辛い香辛料（「極辛」カレー粉とメキシコふうチリーパウダー）の小瓶、バンドエイド、カメラ、ペン、紙といった必需品をナップザックに詰め込んだ。

最初の晩はプロサのサナの家に泊まった。彼には十七人の子供があった。うち十三人は養子だ。カールトンに触発され、カールトンに敬意を表して、子供たちは全員学校に行くべきだと彼は考えていた。彼の家族と生活をつぶさに知ると、私のサナへの尊敬の念はいやが上にも高まった。人の家に泊まると、その人の考えていることや何を気にかけているかがとてもよく分かる。養子で思春期の少年ジムは必死だった。ジムはもう少しで家族として本当に受け入れられるという瀬戸際にあったのである。サナの妻は柔和で優しげな、細面の女性的な顔立ちの人で、完璧なピジンを話した。ここの女性には珍しいことだ。もっともフォレの女性の例に漏れず、恥ずかしがり屋だったが。サナは村の「ビッグマン」で、つい最近まで石器時代同然だった村では、村長のようなものだ。歓迎の印として彼は、自分が作った弓を四本くれた。サナはとてもよく私の面倒をみてくれた。テーブルの上を照らすようハリケーンランプ〔強風用ランプ〕を用意してくれたし、椅子代わりに使えるよう毛布と枕を用意してくれた。それから汁気たっぷりのトウモロコシ三本と、皿に山盛りのライスと魚という、おいしくてなかなか結構な夕飯を運んで来てくれた。私は持参した香辛料をそれに振りかけた。そのため喉が渇いた。幸い飲料水は水筒いっぱい持って来ている。

翌朝になると私たちは何時間か歩き、ある開けた山の頂上に着いた。私たちのはるか下に村がある。それがアガカマタサで、フォレ族のテリトリーの端に位置する一群の村落からなる。南には見渡す限り人跡未踏の山や谷が果てもなく広がっている。

「あっちには何があるの」と私はピジンで聞いた。

「何もないです。誰もあそこには住んでいません」とサナが言った。

「どうして?」

「特に理由はありません。この村では皆すでに充分土地を持っているのです。植えた作物の世話をしきれないくらいたくさん。」

数週間後たまたまその地域の地形図を見る機会があり、ほとんどの村が谷にあること、またアガカマタサの南には谷が一つもなくて、山ばかりであることが分かった。

私たちはシングシングと呼ばれる一群の建物——建物に囲まれた広場では、例えば雨季のあとに儀式が行われる——のところを通った。最近では高地中の村で、ビールを飲んだり歌ったりの宴会のために、このシングシングを作るのが大流行している。だが宴会はじきに乱痴気騒ぎになってしまったので、宣教師と政府は宴会をさせないように骨折っている。ともあれここのシングシングは、各々まったく見かけの異なる三つの建物からなっていた。一つはひどく雑に作られているかと思えば一つは小ぎれいにできている。一つは屋根が低く、もう一つは高い。一つは高くて奥行きのない建物で、一つは低くて幅が広いという具合だった。「どうしてあの建物はあんなに違うのかな」と私はサナに尋ねた。

「ああいうもんだからですよ」と彼は答えた。

「でも奇妙だねえ」と私は言った。「何か理由があるんじゃないの。」

「いいえ。」

「作ったのは全部別の人？」

「そうです」と彼は言ったが、「作った人が違う」という説明を最初は思いつかなかったのである。彼にとっては全部同じシングシングの建物なのだ。フォレの人はその建物に対して私と同じ見方をするわけではないのである。

私たちは下り坂を大股でさらに降りて行った。驚くほど爽やかな風が吹いてきて私を元気づけた。ラマリ渓谷をはるか眼下に見下ろす崖っぷちにへばりつくようにして村があった。ラマリ川は、世界でも有数の山岳地帯である、高地の水をすべて集めている。一方、高地の荘厳な峰々は肩を寄せ合うようにしてそびえ立っている。川の向こう、私たちの真向かいには、ほとんど垂直な壁をなして山が立ちはだかっていた。その切り立った山肌は一面木や草で覆われている。私は小屋をいくつかと一筋の煙を見つけた。距離があるためにひどく小さく見える。南のほうには川の流れに沿って空色の山々の素晴らしい眺めが広がっていた。遠くに行くほどますます薄い色になっている。そびえ立つ高い山の次には少し低い山があり、階段状に、遠くに行くほど山は次々に少しずつ低くなっていって、しまいには峡谷に連なっている。そのはずれ、はるか彼方、おそらく何百キロも向こうにはこれらの山また山の最後の山に挟まれて、楔のように、ピンクがかった青の逆三角形が見えた。逆三角形の上の線は完璧に水平だ。それはニューギニアとオーストラリアの間の珊瑚海だった。私が感じた涼しい風は本当に海風だったのである。こんな山奥にいながら、爽やかな海の香りをかげることに驚嘆して、私は胸いっぱい空気を吸い込んだ。

「あれは海だよ」と私は感激して、そちらを指さしながらサナに言った。

彼には私が何を言っているのか分からなかった。

「ほら、あの端っこの線、地の果てに見えるもの、あれは巨大な水の広がりなんだ。」サナは困惑して谷底の川を見下ろした。そして川向こうの我々の真向かいに見える山、川から屹立している山、古来自分たちの部族名さえ持たなかった猛々しいつわものたちの部族、自分の部族とずっと敵対関係にあるククク族の土地をサナは一瞥した。サナは振り向いて私を見た。彼には分からなかった。川の向こうに敵の住む小屋がはっきりと見えているのに、なぜ私が、雲か蜃気楼とほとんど見分けもつかないようなはるか彼方の細い線のことなど気にかけるのかが。白人連中はわけの分からないことを言うと彼は思っているのだろうなと、私は思った。彼が私を混乱させるのと同じくらい私が彼を混乱させたのは明らかだった。

午後も時間がたつにつれて、高地で普通に見かけるのとは違う、厚くてふわふわした白い雲が見えない水平線から立ち上り、むくむくと湧き上がって長い列をなし、海からこちらの方までやってきた。私にはますます不思議に思えた。つまりこの地域のフォレ族は、あの光る三角形を見て、この長い雲の列が頭上を流れて行くのを千年もの間毎日眺めてきた。それでいてこの人たちには、自分たちが海を見ているということが、決して分からなかったのである。それどころか海というものが存在することも、自分たちが島に住んでいることも、彼らと近隣の部族の住んでいる谷の外にも世界が存在するということも知らないのだった。どっちみちマラリア蚊が横行しているので、人々がラマリ川に沿って旅することはなかった。それにしても、彼らは川がどこに流れて行くのか、また川の果てのきらきらする青い広がりが何なのか、疑問にも思わないようだった。まったく未知の世界が人々の鼻先にあって、誰もそれに気づかないということは現実にありうるのだ。それと同様、中世の間西洋人はずっと世界は平らだと思っていたので、その結果多くの発明をし損なってしまった。今でも、西洋人が目の前に見ながらその真の姿をとらえ損ねているものが、いったいどれほどたくさんあることだろうかと私は思った。

この村にカールトンは小屋を建て、そこに何年かにわたって本や紙やペン、石油、長持ちしそうな缶詰等を運び込み、そこを備蓄基地とした。どれもみなこうして運んでこなければ手に入らないものばかりである。これまで彼は年に一度はここを訪れていた。しかし今では数年に一度になってしまった。この家は彼がアガカマタサに建てた四番目の家だ。建てられて二、三年するとどんな建物も雨季のときに流されてしまうのである。後に彼は開けた山の頂上にもう一つの小屋を建てた。私がこの村を最初に眺めたあの山だ。そこからは周りの素晴らしい景色が眺められる。彼はかつて私に、隠退してここに住みたいのだと語ったことがある。電話もファックスもないその場所で、誰にも邪魔されずに書いたり読んだり考えたりしたいのだと。私が訪れたのはそれより前に建てられた小屋だが、そこには本の入った箱がいくつかあった。ディケンズ、コンラッド、ナボコフといった古典、そして中世の王維の漢詩があった。私は漢詩の本を取り出し、読みはじめた。太陽はやがて細長い谷の向こうの海にゆっくりと沈んでいった。途中でサナが一度やってきたので、私は本を置いた。私が何をしていたか分かって、サナは困惑したようだった。

「これはカールトンのだ。」

「ここの彼の家にあったのですか。」

「そうだよ。」

サナは本を取り上げ、開いてある頁を見、それから黒い小さなマークでいっぱいの、不可思議な白い紙が際限なくあるのを数分間眺めていた。私たちの手の上の、木に似た材質でできた白と黒のずっしりと重い小さなものの何が、かつてはカールトンの心を、そして今は私の心をとらえているのか。サナはそれが知りたかったのだが、結局分からないようだった。彼は頁をめくり、数分間それをじっと見てみることを何回も繰り返した。カールトンや私がここでしている仕事が、私たちの関心事や知識や時間のほんの一部を占めるにすぎないのだということに、サナは気がついたらしかった。

夕方になるかならないかのうちに雨が再び降り出した。カールトンの家の番を頼まれているコイヤが私たちみんなに食事を運んで来てくれた。トウモロコシとカウカウと、緑色で柔らかい食用のピットピットの茎だ。柔らかでとろりとしたカウカウには香辛料を加えた。最初は少し、だが一口ごとにさらに振りかけたものだから、それはしまいに奇妙にエキゾチックなしろものとなった。味は良かったがひどく喉がかわく。結局味付けに香辛料を二瓶とも使い切ってしまったが、そのお陰で芋は何とか食べられた。

座って食事をしている間、冷たい雨が降っていた。コイヤは働いたお礼として、カールトンが彼をアメリカに連れて行ってくれたことがあるという話をしてくれた。

「アメリカのことをどう思いましたか」と私は聞いた。

「最高の国だね。ニューヨークは最高のプレス（場所）だし。」サナとサユマは熱心に耳を傾けていた。コイヤは二人に言った。「プレンティ・ピープル、ナ・プレンティ・トール・ビルディングズ」（たくさんの人々がいてたくさんの背の高い建物があるんだ）。彼らはさかんに頷いた。しかしそれからコイヤは困惑して言葉が続かなくなってしまった。コイヤは、ピジンでも土地の言葉でも自分の言いたいことを話すことができないし、自分が見たものを描写する言葉を持たなかった。コイヤは私と話せてほっとしていた。私なら彼が言おうとするもののことを知っているからだ。

「何がいちばん気に入ったの」と私は助け舟を出そうとして、尋ねた。

「ルイジアナ。あそこには未開林があったから」と彼は説明した。温帯の森を見て彼は故郷を思い出し、親しみを感じたのである。オレンジカウカウ、つまりサツマイモにも彼はびっくりしたという。コイヤは私たちに写真を見せてくれた。そのほとんどは駐車場だった。彼は駐車場の写真ばかりたくさん撮っていた。一つの場所にそんなにたくさんの車があるのを見たことがなかったのだ。サナは写真をちらりと見て不安になり、圧倒され、森に逃げて行った。私は彼を気の毒に思った。

「戻って来たときはどんな気持ちだったの」と私はコイヤに聞いた。

「大変だった」と彼は答えた。「みんな私が白人の積み荷（カーゴ）の秘密を学んできたかどうかを知りたがったのです。」コイヤが戻って来ると、白人が物を手に入れるのに使う特別なお祈りか儀式がどんなものかを彼から聞き出そうと、人々はしつこく食い下がった。

コイヤは庭から掘り出したヒクイドリの石の彫刻も私に見せてくれた。原住民は滑らかで大きい白い石の彫刻を珍重していた。その石はこの高地にはないもので、この地域の、一時代前の文化の産物である。同じく出土品で、縦に溝の入った乳鉢と乳棒も後に目にした。これら昔の文化はずっと以前のものだが、明らかに、今の住民たちが欠いている技術をその人々は持っていた。これら失われた民族はどういう人々だったのだろう。いつ頃存在していたのか。ほかにはどんなものを作っていたのだろう。誰も答えを知らない。残っているのはこれら石の彫刻だけだ。一つの文化が発達し、滅亡したあとで、石器時代がこの地にやってきたのである。この遺物はまるで映画『猿の惑星』から持って来たもののみたいに見えた。

私はそれまで、文化は歴史を通じて常に進歩してきたし、人間の生活環境は着実に良くなってきたのだとばかり思っていた。文化も人間の環境も、必ずしも直線的に進歩してきたわけではないことをそのとき初めて私は知ったのである。一つの文化が衰退したあと、それより劣った文化が同じ場所に生じることがありうるのである。例えば古代ローマは結局野蛮人に屈したのだった。進歩という概念自体も、我々の文化が作り出したものだ。ある文化は、それが前の文化より優れているのだという信念を抱いていたからこそ進歩してきた。そうでなければ苦難に耐えて進歩することはなかっただろう。しかし失われた文明、失われた知識というものは魅惑的ではある。私たちもまた、いつか姿を消すときが来るのだろう。

翌朝目にした、海に向かって開けた眺望の中の日の出は、素晴らしく美しかった。私は山の向こうの海の存在を感じ取ることができた。やがてそれは私をもっとなじみのある眺め、つまり「夢の国」アメリカへと連れ去って行くことだろう。とは言えこの石器時代の原始的な生活の中にも美しいものが存在した。実際私は新しい不思議の国にいるようなものだった。私の尊敬するヒーローたちが誰一人としてここに来たことはないということも、私の想像では、十九世紀の探検家たちが、ここよりもアフリカの方に価値を置いていたことも、もはや問題ではなかった。

その朝私たちは別の村落に患者を診にいった。そこの人はこれまでほとんど白人を見たことがなく、女と子供はほかのどこより恥ずかしがりやだった。女たちは腕を交差させて自分の肩をつかみ、剝き出しの胸を隠し、私の目を見るのを避けて歩いて行った。

私はオワという名の男の患者の小屋に入って行った。彼はじっと横たわっている。脇に伸ばした手がかすかに震えていたが、それ以外は動くこともできず、死にかかっているようだった。

「オワ」と呼びかけたが反応はない。私はできるだけ細かく彼を診察した。彼の場合も他のどの患者の場合にも、感情的なくずれ、あるいは「笑い死に」という言葉のもとになった高笑いを観察したことはなかった。なぜ高笑いという徴候が明らかでないのかは定かでなかった。病相が変化しつつあるのだろうか。だとしたらその理由が分からない。

後ずさりして外に出た。小糠雨が降り始めている。私は年嵩の村人たちと一緒に座った。その場にいる中の最年長の男は、おなかのあたりに木の葉をまとっただけだ。私は家族の病歴を聞き集めた。座って話を聞いていると雨脚が強くなり、私の頭と肩とブーツとノートはたちまちびしょ濡れになる。村落中のどこにも雨を避けられる場所はなかった。人々の住む、暗い小屋を別とすれば、の話だが。それに私は具体的な事実をできるだけ多く知りたかった。

数日後ワイサにガナラが初めてやってきた。私がここに来てから八週間がたつ。ポーチでぐずぐずしている彼を、私は中に招じ入れた。マイケルが前に彼のことを言っていたのだが、私はサナとサユマにかまけていて彼のことを忘れていた。

私は彼に家の中を案内した。ロジャーは、小麦粉のいっぱい入った、台所の大きな金属製のゴミのカンのきつい蓋をあけて「これが私たちのカウカウなんだ」と説明した。実際そのとおりだった。だがガナラはよく分からないようだった。「これが我々の文化の基礎なんだよ」とロジャーは付け加えた。なおもガナラは気もそぞろで、ロジャーはそれには気づかないようだった。

「私の村に来て、ずっといて欲しい」とガナラは私に言った。「そして村に研究所を建てて欲しい。」来週の月曜に来てもらって、一緒に彼の村方面に行って患者を何人か診ることにした。「それから私たちは研究所の建物が欲しい」と彼は繰り返した。

「研究所の建物を作るかどうか決めるのはマイケルで、私じゃないんだよ」と私は言った。

「でもパイガタサの人たちは研究所を欲しがっている。」

「分かるよ、でも僕じゃ決められないんだ。」

「研究所をここに建てなければ！」

「それについてはマイケルに言ってくれ。」

ガナラが次にやってきたのは月曜の午後遅くのことだった。私は次の日にパイガタサに行くことにした。その間に、ガナラが村に戻ってまた来るのは気の毒なので、ロジャーは彼を家に泊まらせてやった。ガナラはポケットにたくさん物を詰め込んだ、古くて汚い半ズボンをはいていた。「寝るときに着るものがいるだろうね」とロジャーは彼に言い、「はい、夜はこれを使うといいよ」と運動用半ズボンを渡した。

その晩トイレに起きたとき、床の上に毛布を敷いて寝ているガナラが、相変わらずロジャーのではなく自分の半ズボンをはいているのに私は気づいた。ガナラがロジャーに半ズボンを返さずに持ち帰ってしまったと分かったのは、あとになってからのことだった。

ジェイク・ルイスは巡回に出掛ける私たちの少なくとも二人、もしかしたら五人全員を途中のアワンデまで車で連れて行ってくれることになった。しかし彼は七時きっかりに出るという。私はガイドたちに六時半に来るように言ったが、六時四五分になっても誰一人現れなかった。私はサナの泊まっているブサカラの家まで大股で歩いて行った。雨が降りはじめた。「何を待っているんだ。行くぞ。」

「サユマを待っているんです。」

「でももう行かなきゃだめだ。」

ジェイク・ルイスは出発しようとしていた。私はサユマが来るまで待っているようサナに言った。彼はうなだれてぶらぶらと出て行った。もうこれ以上は待てないというぎりぎりのときになって走って戻って来たサナは、サユマが来ると言った。「急げ、もう出掛けるぞ」とルイス氏は叫んだ。ルイス氏がトラックをスタートさせると、サユマが走って追いつき、動いている車に飛び乗った。

アワンデからパイガタサへの別れ道のところで、ルイス氏は車を止めた。私はガイドとともに飛び降りた。ほかの乗客たちも降りた。私たちみんなでトラックの後部から自分たちの荷物を降ろしはじめた。

先まで行くために、もう一度トラックに乗り込んだ女の一人が、黒いカバンを持っていた。「あれは私のじゃないかな」と私はサユマに聞いた。

「いいえ」とサユマは言って、絶対違いますと言わんばかりに頭を振った。ルイス氏は他の乗客たちとともにあっと言うまに走り去った。残された私たちは泥の中で荷物をかき集めたが、そのときになってやはりあのカバンは私のだったと気づいた。(後にそれを取り戻そうとしたら、誰もそのカバンを見たことすらないと言う。明らかに誰かがわざと持って行ったらしい。)そう遠くないところにクールー患者用の昔の病院があった。何年も前にカールトンが、患者を収容して治療するために建てたものだ。当時はクールーの感染の仕方も、治療方法がないことも分かっていなかったのである。その建物を見たいと思い、黒いカバンとともになくなった物資を調達したいとも思った私は、雨のそぼ降る暗闇の中を病院まで歩いて行って、「誰かいませんか」と叫んでみた。誰も答えない。窓を押し開けてよじ登り、中に入った。何年も前に閉鎖され、そのまま誰も使わなかったのである。壁に沿って四つの金属の洗い桶が並んでいる。木製の台はかつてベッドとして使われていたものだろうが、今はそこら中に散乱していて、空っぽの棺桶を思わせる。雨粒が窓枠にぽたぽたと当たる音が部屋中に響いた。カールトンはここで様々な治療法を試みたが、どれ一つとしてうまくいかなかった。ここで亡くなった数え切れないほどの患者の幽霊が今でもとりついていそうだ。私は食器、カップ、皿、ボウル、トイレットペーパー、バンドエイド、塩、そして香辛料を手に入れた。

私のガイドたちは必要以上に多くの私物を持って来ている。サナとガナラは詰め込みすぎの巨大な袋を各々二つ持っていた。彼らとは別に荷物運搬人が必要で、子供を雇わねばならなかったが、サユマが手配してくれた。七人集まった。しかし五分も道を歩くと子供たちは立ち止まり、支払いを要求し、家に帰りたがった。

その日遅く、私たちはオマ・カソルの領地を通過した。

「パイガタサに行くのかね?」と村人が私たちに聞いた。「気をつけて。我々は今イヴァキの人たちと戦っているんだ。」イヴァキはパイガタサに行く途中の村だ。「あいつらは我々の使っている水に毒を入れたんだ。それで村の女が六人死んだ。」村中の人たちが喪に服し、集まって大きな輪になり、ムームーを終えるところだった。「我々は報復するつもりだ。」

私たちはなおも歩き続け、数時間後アムレイに着いた。アムレイはイヴァキと同盟を結んでいる。確執を続けているもう一方の側だ。「オマ・カソルの男がアムレイの女を盗んだ」とそこの男が私に言った。「我々は反撃し、勝ったんだ。」彼らは戦いが終わったのを祝っていた。私は一方の側から敵方へ、トロイの城壁を越えてしまったみたいに感じた。彼らはお互いにまるで逆のことを激しく主張しあっている。

午後も半ば頃には赤道近くの太陽が頭上から容赦なく照りつけていた。三月も下旬で、そろそろ春分だということを思い出した。地球がもっとも太陽に近づき、太陽が赤道付近を真上から照りつけてくるときだ。灼熱の太陽が真上からじりじりと、痛いほど頭を焦がすという経験は、これまでしたことがなかった。ニューヨークでは太陽が最も明るいときでも、黄色い球が空のもっと低い位置で優しく輝く、といった具合だ。ところがここでは火の玉が頭蓋骨の真上をたけだけしく、ぐいぐい圧迫してくる感じだ。私のからだは足元に小さな水たまりのような影を作った。太陽は私の頭上で巨大な虫のようにぶんぶんと音を立て、大地のあらゆる水分を、空のあらゆる雲の切れ端を、音を立てて吸い上げている。空は無限の青い硬質の広がりと化した。私の重い脚は一歩、また一歩とゆっくり持ち上がり、そうしていくつもの丘を登って降りた。私のブーツは、油を差してない機械の部品みたいに、もはや私の足とは無関係にどしんどしんと前に進んで行く。右足は靴ずれしていてひりひりし、一足ごとに痛む。すべては静まり返り、聞こえるのは、ひきずって歩いている私のブーツのかかとが乾いた埃っぽい大地をこする、痛々しい音だけだ。鳥は凝った歌い方をやめ、こおろぎも鳴くのをやめた。木々の葉は葉ずれの音もたてず、じりじりと日に照らされ、しおれてぐにゃりと垂れ下がっていた。

水がなくなってからずいぶんたつので、口の中はねばねばする唾液でいっぱいだ。喉はあたりのひび割れた大地と同じくらい乾き切っている。唾を口の中に絞り出すことすらできないので、私はやたらに水がほしくなってきた。だがこの辺りには水など何キロにもわたってなかった。

私たちはなおも前進した。それからさらに数時間たって、サナが道端の小さな窪みに入って行った。身をかがめて中に入ると、そこには滝があって、澄んだ水が流れ落ちている。羊歯や下草が洞窟のように茂って日陰を作っているところに、きれいな水が輝いて流れ落ち、きらきらする滑らかな岩を洗っている。その光景に、私はこれまでなかったほどの満足を覚えた。私は滝の下まで走って行き、冷たい流れが私の肌を打ち、頭と服とからだを濡らすに任せた。滝壺では水が泡立ったり、したたったり、どぼんと落ちたりしてごうごうと流れている。この音のオーケストラは私の疲れた頭に響き渡った。私は生き返った新しい人間のように感じはじめた。

パイガタサに近づくと数人の人たちとすれちがい、彼らは立ち止まって私たちと話をした。彼らは私たちが無事にオマ・カソルの領地を通り抜けて来たことに一様に驚いた。「ジョーに会いに行くのかね」と彼らは私に聞いた。
「ジョー？　名字は？」
「ほら、ジョーだよ。ジョーも白人さ。」私たちが知り合いなのは当然だと言わんばかりに、彼らはそう言った。ジョーはパイガタサの先の村に住んでいるよと彼らは私に言った。私はその男を知らなかったので、知っていて当然と思われてびっくりした。

私たちはさらに数時間歩き続け、薄暗くなってきた頃には雨が再び降りはじめた。暗闇が迫り、夜のとばりが降りてくるなか私たちはそれでも進み続けた。真っ暗闇の中、私はよろめきながら、ガナラの白いスニーカーについて行った。それまで見た高地のどんな写真も映画も、この傾斜角七〇度の険しい上り坂と、しつこくこびりついて私のブーツの水分を吸い取ってしまう泥以上に、この地域のことをつぶさに私に教えてくれたものはなかった。この地で七五〇の言語が話され、それぞれの集団の間でほとんど行き来がないのも当然のことだった。

ついにパイガタサに着いた。私たちはくたびれきっていた。この村は西洋との接触はほんのわずかしかなく、それも一九六〇年代、つまり私が生まれたあとで始まったばかりだ。白人を見たことのない子供たちもいた。村中でコーヒーミルはたった一つ、金属の深鍋もひしゃげたのが一つだけ、刃先の鈍ったナイフが二つ、古びた服が少々。シャツを着ている男は一人だけで、薄汚れた前みごろの裾は結んであった。男は古びた汚い茶色のベレー帽をかぶっていたが、その下から堅いちりちりの髪が両脇に突き出している。(その男も他の男たちも、髪を固めてヘアスタイルを長持ちさせるために、豚の脂を使っていることがあとで分かった。）男も女も地べたにしゃがみ込み、かわるがわるノミを取っていた。

私たちはガナラの家に泊まった。道が尽きてからさらに二時間行ったところにある彼の家は、険しい坂のてっぺんに浮かんで見えた。そのあたりの「道」は何年も通れなくなったままだ。彼はマイケルから屋根用の波形トタン板をもらい、家を建てるときには屋根の張り出しの、庇になる分を考えに入れておくように、と言われた。だがガナラは、できる限り大きな家を建てたかったものだから、壁を屋根の端ぎりぎりのところに作った。雨がまともに当たるので、壁は腐ってなくなろうとしている。家は今や崩壊寸前だった。

その家にあるものと言ったら壁とロウソクだけで、窓や家具と名のつく物は一つとしてない。ガナラは小柄な男で、時間などまったく関係ないといわんばかりにゆっくりと動いた。彼が出してくれたのはカウカウだけで、豆やトウモロコシやキュウリはおろか、水さえなかった。私たちは外で十一頭の豚に囲まれて食事をしたが、豚たちはあたりのぬかるんだ地面から地虫や草を取って食べている。豚の脂ぎった鼻面が私の周りを行ったり来たりし、口から涎を垂らしながら辺りのものを嗅ぎ回ったり、なめたりしている。豚たちはたぶん私が今座っているこの場所も、地虫や雑菌を吐き出しながらなめ回ったりしたのだろう。ニューギニア人たちは豚を財産として大切にし、ことに花嫁を買うのに使っていた。豚はいわば投資財産なのでめったに食べられることはなく、そこら中を我が物顔に走り回っている。半ば野生の猪のようなもので、荒々しく小屋の脇を突進して行ったり、森を出たり入ったりしている彼らをよくみると、黒い剛毛が体中から突き出していた。

ここでは漂って来る様々な匂いですら、文明社会よりは石器時代のそれにはるかに近い。その中には、めったにからだを洗わず、石鹼を絶対に使わない人々の体臭も含まれている。木を燃やした煙のぷんとくる匂いがすべての上にたち込めていた。ジャン゠ジャック・ルソーの描いたロマンチックなイメージとは違って、文明から隔たった自然状態で生きる人々の暮らしは決して容易なものではなかった。胸が悪くなり、頭がふらふらした。

カニバリズムが最後まで行われたのもこの地なのだ。

ガナラは研究所から二週間の報酬として三十キナ（約四十八ドル）もらっている。おそらくこの地域の他の誰よりもたくさんの額だ。それにもかかわらず、彼ら一家はこれまで見た中で最もむさ苦しい家に住んでいるので私は驚いた。さらに、白人が来る前はこの地域の人たちは金などなくとも生きてゆけた。菜園からとれるもので誰もが充足していたのである。ということは、ガナラはもらったお金で豊かに暮らせるはずだ。それなのにガナラの子供たちはぼろを着ている。戸口では豚が取っ組み合ったり、何かくちゃくちゃ嚙んだりしている。あとで分かったことだが、妻が病院に行くのに一キナ、息子が学校に行くのに五キナかかるからと、ガナラがどちらも許さなかったのはつい最近のことだった。明らかに彼は、賭けトランプとビールで有り金を使い果たしてしまっていた。彼は一生懸命働いてお金を稼ぐのではなく、他の男たちと毎日のように座り込んではポーカーをし、マセライ、つまり守護霊に勝たせてもらってお金を手に入れようとしていた。彼らの思惑とは関係なしに、霊たちは報いてくれることもあれば、報いてくれないこともある。その間にも彼の子供たちは騒がしく叫びながら辺りを駆け回り、じきに、がさつで無愛想な彼の妻が、子供たちを金切り声でがみがみ叱り付けることになる。子供たちは身を固くして黙るがそれも一瞬のことで、たちまちまた喚きはじめるのだった。

私は水をくれと頼み、水を飲むとやっと少し落ち着いた。

私はガイドたちに対してもっと寛容で寛大になるべきなのだろうか？　私のフラストレーションは彼らと私の文化の違いから生じるのだと自分に言い聞かせたが、それでも大変であることに変わりはなかった。

隣の村落の男が立ち寄り、洗濯小屋を建てて欲しいと私に言った。私は建ててやれる地位にはいないのだと説明した。彼はカルカを持って来ていた。炭火で調理したものだと、種に灰がこびりついていて、食べると口がカラカラになり、舌がひりひりしたが、これは日に干して乾燥させたものだった。空腹だったので、そのナッツに似た食用の種を私は手のひらにとって食べた。

別の男がやってきた。「研究所に、ここに家を建ててもらいたいと村では思っています」と彼は私に言った。

「そうだ」とガナラは言った。「私たちは白人にこの村に住んでもらいたい。」

「そのことをマイケル・アルパーズに伝えておくよ」と私は答えた。

「研究所に家を建ててもらいたい」とガナラは繰り返した。

「でも研究所はもう君にトタン板の屋根を買ってくれたじゃないか」と私は指摘した。「そのお返しに、研究所が必要なときはこの家を使っていいと君は言ったね。」

「でもまだストーブと、手提げランプと、石油ランプと、ポットと鍋と銀器と毛布も必要です」とガナラは私に言った。大概はそれをすべて彼が自分で使うのだろう。

「それは自分でマイケルに言わないとならないね」と私は彼に言った。

「日曜に」とガナラが私に言った。「村の人たちが研究所の家を建てて欲しいと言いに来ますよ。」彼らはもうすでに来ていた。おそらく彼らは金や水など、少しずつなくなってしまうものが欲しかったのだろう。

ガナラはまた、自分で建て、今もドアがロックしてあるステュアを見せてくれた。

私は彼の家に入って行った。外に座っているガイドたちのほうからサユマの声が高く鳴り響いてきた。

私はノートをつけようと、運び込んだコールマンランプをつけた。村落中の人たちが見物に来ている。彼らは、人が文章を書くのをほとんど見たことがないので、熱心に私を見つめている。この行為によって、彼らの目の前で、何か魔法が起こるのを待ち受けているかのように。屋根こそあるが剝き出しのガナラの小屋の中にうずくまって、一挙手一投足に人々の視線が注がれるという状況は、ひどく落ち着かないものだった。カールトンの言っていた、こういう状況への対処の仕方がいかに賢いか、そのとき私にはよく分かった。他のあらゆる思念を捨てて、書くことに没頭するのだ。

その晩私はブロードウェイと七四番街の交差する辺りの食料品店で買い物していて、箱入りの砂糖のかかったドーナツを眺めている夢を見た。ドーナツなんてこの先何カ月も食べられそうもないしろものだった。

朝になると私たちは患者を診に行く支度をした。私の片方の足は腫れて膨れ上がり、もはやブーツに入らない。それで私はビニール袋を二重にして足をくるんだ。馬鹿みたいに見えたけれど、他にどうしようもなかった。

「今夜は夕飯に、何か他の食べ物を買っておくよう確実に手配しておいてくれよ」と、片足をひきずって出掛ける前に私はガナラに言った。彼はくるりと向こうを向くと谷に向かって何か叫んだ。

「それだけでいいの？」驚いて私は尋ねた。彼は黙ったまま頷いた。

まず近くの患者を診に行き、そのあと――もし時間的に無理なら明日――、遠くの方に住むもう一人の患者の家族を訪れようと思った。歩きはじめたものの、足が痛むので私はいつも以上に遅れがちだった。三時間後最初の患者の小屋に着いた。だがいざ着いてみると、患者の兄は、私がその女に会うのを拒んだ。

「ちょっと診させてもらうだけです」と私は言った。「私ははるばるアメリカからクールーのことを調べ、他のクールー患者を救うためにここまで来たんですよ。」

「だめです。」

「では写真だけでも撮らせてくれませんか?」

「だめです。」

「どうして?」

「写真は妹の健康を損なうから。」

「では家族のことを話してくれますか?」

「だめです。」

「妹さんのご両親と兄弟と姉妹の名前を教えてくれますか?」

「だめ。」

「分かりました。あなたの名前は?」

彼は言おうとしなかった。

「どうして?」

男は黙ったまま頭を振った。彼は、名前を書き留めることがその人たちの霊を害することになると、恐れていた。妻が毒を盛られたので、妻の治療を頼みに、呪術師のところに初めて行くつもりなのだと男は語った。

ここまでやってきた苦労が水の泡となり、私はがっかりした。ニューギニア人の迷信が私をいらだたせる。暗くなってきたので、患者に会えないまま私たちは帰り道を辿りはじめた。私の胃はごろごろとなり、張っていた。カウカウと水で胃が疲れている。生き延びるにはそれしかなかったのだが。生まれて初めてパンのイメージが心に浮かんだ。そんなものはあと数日口にすべくもなかったのである。

ある村落を通ると住人が豆を食べていた。少しくれと言いたい思いにかられたが、ガナラの家族も同じ物を用意しているだろうと思った。とうとう私たちはガナラの家に戻った。からだの筋肉も痛み、何キロも泥の中を引きずってきた足も疲れて痛んだ。空腹感が挑発的な激しさで胃を貫いた。一人あたり二つのカウカウ以外ガナラが何一つ手に入れられなかったと知って、私は呆然とした。豆すらもない。今朝カウカウ半分を食べて以来私は何も口にしていない。（ガナラは野菜の種も買わず、菜園ではトウモロコシとカウカウしか栽培していなかった。）

石器時代の暮らしを強いられ、私は頭がおかしくなりそうだった。「何か他のものを手に入れてこい！」と彼に命じた。彼は大股で出て行き、一時間後、なんとかトウモロコシとキャベツとサトウキビの茎を持ち帰ってきた。

私はほっとした。ガナラの妻が調理しはじめた。だが振り返って見たときには彼女は使い残しの缶入り「ドリッピング」（原住民のよく使う、灰色がかったピンクの、半ば固まった脂）の半分を注ぎ入れたところだった。料理はみるからに恐ろしいしろものになったが、それでも食べ物には違いない。彼女はまた、まるで他になんの調味料もないのを埋め合わせするかのように、市販の精製塩を手づかみで何回も加えた。実際フォレ族には調味料は何一つなかった。（かってはあるものといったら、葦か樺の木の灰から作った、この土地特有の塩だけだった。人間のからだは生きてゆくのに一定量の塩を必要とする。しかしこの土地の塩はナトリウムの含有量が少なくて、作るのも大変で、たくさんは取れなかった。）料理ができあがる頃になると、どういうわけか隣近所の人たちがやってきて周りに集まり、おこぼれにあずかるのを皆で待っていた。ガナラがこの人たちになんと言ったのかは分からない。だが私も何とか自分の分を確保した。

脂で覆われたサトウキビの茎とトウモロコシの料理をたっぷりと口に入れた。それは油っこくてしょっぱくて、吐き気がした。それでも私はもう一口だけ食べようと努力した。

空腹のまま寝ようとしたがほとんど眠れなかった。いまだかつてないほど、寝つくのに苦労した。ノミに食われ、べたつくビニールのスリーピングバッグの中で汗みどろになり、ほんの一さじ二さじ食べただけの食べ物のために腸が脂でやられ、むかむかした。それに、ここの誰にもとりついているシラミにとりつかれないかと、それも気がかりだった。それでも私はヘイゼルの経験とその言葉を思い出し、「このこともやがて過ぎ去るであろう」と自分に言い聞かせた。彼女が（八十代で）熱帯雨林の中で試練に耐えて持ちこたえられたなら、私だって試練に耐えられるはずだ。しまいに私は眠りに落ちた。

翌朝、仕事を切り上げてワイサに戻りたくなった。だが私はここにデータを集めに来たのだし、その日、近くの村で葬式が行われる予定だと聞いた。他の村々から孤立し、さらにいっそう原始的なこの地域の老人たちが、葬式には大勢来そうだった。ここに再び来る羽目になるのはごめんだったので、我慢して葬式に行ってみることにした。

やっと葬式の行われる村落に着いた。参列者はまず泥で顔を覆い、それから泥をぬぐい取って顔をあらわにする。呪術に関係していないことを示すためである。腰蓑をつけただけの女たちの一団が、柩を取り囲んでいる。やがて女たちは、柩を持ち上げて肩に担ぎ、よろめきながらも足早に運び去って行った。そのあいだも女たちは、悲しみを表す音をずっと立てていた。泣き声やすすり泣きではなく、ギリシア悲劇のコロスのような、耳に障る嘆きの叫び声である。男たちは寄り集まって脇のほうに座り込み、草の茎か手作りのパイプを口にくわえていた。数年前だったら、今頃死体は調理され、食べられていたところだろう。

あとで「ラプン・マリーズ」(「年とった妻たち」)と呼ばれている老婦人たちに話を聞くと、「失われたとき」、つまり白人がやってくる前のことを思い出してみんなで話してくれた。

帰りは別のルートを辿った。この辺り数キロ四方で唯一の、四角い家の脇を通った。原住民の小屋は皆丸いのである。「ここにジョーが住んでいる」とガナラが私に言った。これまで会ったことはなかったが、私はその宣教師の家を訪れ、自己紹介することにした。ジョーがドアを開けた。長身で髪は明るい茶色、同じ色の髭を生やしている。きれいな水がほとんどなくて髭そりが困難なため、西洋人の男はここでは皆髭を生やしていた。今では私も例外ではない。彼は私を招き入れ、夕飯を食べて客用寝室に一晩泊まって行くようにと言ってくれた。

「本当にいいのですか」と私は尋ねた。

「話し相手になってくれたら大助かりだよ」と彼は言った。

私は喜んでこの申し出を受けた。私のガイドたちは微笑み、お互いに頷き合った。白人同士は皆知り合いで仲間のはずだから、私がジョーのところに泊まるのは正しいことだと彼らは思っているらしい。フォレ族の人々は、外の世界——主にニューヨークとオーストラリアの二つだが——はすべて、地平線に見えるいちばん高い山の向こうの、ほど遠くないところにあるのだと信じていて、この二つの場所はそう離れてはいないと思っていた。なぜならほとんどの白人はそのどちらかの出身で、誰もが他の白人すべてを知っていたからだ。それでこの二つの村は、ちょうど自分たちの村と同じようだと彼らは思ったのだった。

フォレの社会の仕組みでは人々は、親戚や友人のネットワークに属する人、つまり彼らのワントックとだけ信頼しあい、助け合う。残念ながらこのシステムはいいことずくめではない。ここの人々が形式的な官僚主義を信頼していないのは気持ちのよいことではある。自然と密接に結び付いていて、何世紀にもわたって展開してきた伝統ある社会にとっては、そういう制度は相容れないものだったのである。だが一方で政治家たちは、自分や一族のためにできるだけうまい汁を吸おうと、ずる賢く立ち回るので、政府は腐敗しきっていた。指導者たちはこの国がどういう方向に向かうべきか、確たるビジョンを持っていない。新しくて先例を持たないために、パプアニューギニアは活気で輝いている。それはアメリカ創成期のトマス・ジェファーソンと建国の父たちが味わったものと似ているが、ニューギニアの場合はビジョンを欠いているのだった。

私のために、ジョーは、冷凍庫にある材料を使って詰め物をした七面鳥のローストを作り、チョコレートケーキを焼く気になった。こういう食材その他の物品は、半年か一年に一度飛行機が来て彼のために落としていく。彼は何でも冷凍庫に保存している。冷凍庫には発電機を使っているが、それはこのあたり数十キロ四方で唯一の発電機で、これもやはり飛行機が落としていったガソリンでモーターが回っていた。

私はほっとした。私以外にジョーを訪れてきた白人はここ何年もいないのである。彼は親切だったが宗教的にはファンダメンタリストだし、「ジョン・バーチ協会員みたいな極右じゃないよ」と保証はしてくれたものの、昔ふうの保守主義者だった。「私はあらゆる岩の背後にコミー〔共産主義者〕が潜んでいるとか、ドワイト・アイゼンハワーが共産主義者だったなんて思わないよ。だがアメリカは悪くなった、邪悪になったとは思うね。何の理由もなしに人が撃たれて殺される。ここパプアニューギニアでさえ、法と秩序は尊重されていない。村同士が戦う。水に毒が入っていたためにオマ・カソルの女が死んだあと、村人たちはネズミに近隣のそれぞれの村の名前をつけて、いったい本当は誰の責任なのか決めようとした。」ジョーは本当に誰かがオマ・カソルの水に毒を入れたと信じているようだった。「彼らはネズミを竹筒に入れ、火にくべた。生き残ったネズミが犯人のいる村を表していて、それはアムレイだった。次に人々はネズミに各部族の名をつけ、その次には一人一人の名をつけてこのプロセスを繰り返した。罪人は後に道端で見つかり、殺されたんだ。」

「私たちは彼らに真実を教えなければ」と彼は言った。「彼らはいまだに、何もかも祖先の霊のせいだと思っている。私たちは子供に理性を働かせるように言う。だが彼らは子供たちに、祖先の霊を怒らせるからこれはするなとか、静めるからあれはしろと言う。」私は西洋人だって実はニューギニア人と同じようなことをしていると思ったが、何も言わなかった。

その晩私は柔らかなキルトをかけてベッドで寝ることができた。

翌朝私のガイドたちはワイサの家に帰ろうと私を連れにやってきた。彼らは熱帯雨林を抜けて近道することを勧めた。

「それは大変だよ」とジョーは私に言った。

「でもずっと近いです」とサナは言った。ジョーもそれは認めた。道路を行くのに比べてどれくらい大変なのだろうと考えた。できるだけ早く家に帰りたかったのであえて挑戦してみることにした。

私たちはすぐトレッキングをはじめた。私の足は今でもビニール袋でくるんである。登って、降りて、山や谷を際限もなく通って、ときには小規模の、ときには大規模の熱帯雨林を抜けて。滴を鈴なりにつけた緑色の蔦が、木々から幾重にも垂れ下がっている。木々の幹の脇から、水をしたたらせたピンク色の新しい木の根が生え出し空中にぶら下がり、水浸しの肥沃な土を目指しつつきらきら輝いている。巨大な黒い目を持つ、赤いジャガイモのような奇妙なキノコが木々の脇にぶら下がり、そこから触糸が突き出ている。まるで奇妙な過去の世界の谷に迷い込んだような気がした。

私は腿まである泥沼に落ちないように、滑りやすい木の根を注意深く一つ一つ越えていった。ガイドたちは、そういう中を歩き回りながら育ったので慣れていて、常に私よりはるか先に行ってしまう。それでも私は足元がおぼつかず、何度か転んだ。足をくるぶしまで吸い込む泥の中を歩かねばならないところもあった。一歩ごとに泥の中から足を引っこ抜かなければならず、そのたびに湿ったズボッという音がした。腿を見るとそのたびに、七、八センチほどのヒルがいつのまにかはい上がってぺったりくっついている。数分ごとに立ち止まって、血を吸おうとしている角張った頭の茶色い虫を十五匹ほど払い落とさねばならなかった。私は早くこの旅が終わることを祈ったが、いつまでも終わりそうになかった。これは我が生涯最悪の日の一つだった。

数時間後ついに丘のてっぺんが目の前に見え、青空を背景に数本の木がくっきりと見えた。山の頂上に到着したのだった。眼下には、草地と菜園で埋め尽くされたゆるい傾斜が谷底まで続いている。ワイサの近くの、行ったことのある村が見えたので、私は思わず拍手をした。懐かしい土地、人間の生活の印。やっともとの側に戻ったのだ。太陽が現れて、私たちの周りの緑のじゅうたんのような草地が明るくなると、私はペースを上げた。まばらに生えた木々がそよ風にさわさわと音を立てた。

やがて私たちはワイサに着いた。家に着くと私は、切ったばかりの薪でストーブに火をおこした。オレンジ色の炎がぱちぱちと音を立て、火はめらめらと燃え上がる。メアリアンは熱くなったオーヴンでパンを焼くことにした。ついさっき越えてきた山々の向こうに日が沈む頃、私は外に出てみた。自分がそんなことを成し遂げたのが驚きだった。この国が大好きでもあれば嫌いでもあった。ここにいることは嬉しいが、仕事が終わりしだい、ここを去るつもりであることも認識していた。

太陽は、山の後ろの紫色と蜂蜜色の雲の輪の中に、ますます深く沈んでいく。焼き立てのパンの暖かい匂いが家から漂ってきた。私は振り向いて家に入って行った。

饗宴

数日後データを集めるために、私は再びアワンデを訪れた。かつてカールトンが病院を建てたところだ。ほとんど人はいなかったが、二日後にもう一度行くことにした。そのとき話を聞けるよう、年長者たちを集めておいてくれると村人が約束してくれた。本当にやってくれるか怪しいものだと思ったが、ほかに選択の余地もない。だが再訪してみると、一つにはカールトンへの敬愛と感謝の念から、村人たちは約束を果たしてくれていた。数人の年長者を含むかなりの数の人々が集まっている。

彼らはカニシとオパバという患者のことを話してくれた。二人は兄弟で、最近クールーで死んだのである。ということはここでもクールーが集団発生している可能性がある。

オパバが先にクールーになり、その数カ月後にカニシがなった。オパバは発病後一年、カニシはその半年後に亡くなった。

私の隣にはアマビが座っていたが、彼女の義母ネノはカニバリズムの饗宴で食べられた。そこに出席していた親戚の中にオパバとカニシがいた。

「あなたは葬式に出席したの?」と私が尋ねると、アマビは頷いた。私はナップザックからポンチョを出し、少し広げて下に敷き、その上に足を組んで座っていた。しばらく座っていると足が痛くなり、尻の辺りの筋肉がしびれてきた。もともと椅子を持たないフォレ族は、何時間でもしゃがんでいられたが、私はそんな格好は数分しかできない。体重のかかっているふくらはぎがたちまち痛みだし、血の巡りが悪くなる。足を組んで座ると少しましだったが、それでもブーツは泥だらけで重いし、足も痛むし、あまり快適ではない。そういう不快さにもかかわらず、私はわくわくしていた。昔カニバリズムの饗宴に参加したことのある人が、今目の前にいるのだ。

我々の周りに人がたくさん集まってきた。「死んだときネノのからだはどうなったのですか」と私は聞いた。

アマビは私の質問に驚いて私をじっと見た。「カティム・ナ・クキム・ナ・カイカイ」(「切りさばいて、調理して、食べた」)。「それはタイム・ビロング・ナ・カイカイ」(「調理と食事のとき」)、カニバリズムの時代、人が死ねばいつも食いつくされていた時代、いつまでと明確に定義することができ、現在とははっきり区別できる時代だ。

「そのあとどうなったのですか?」

「プティム・ロング・マットゥマットゥ」(遺体は墓に「入れられ」た、もしくは埋葬された)。

「カニバリズムはどうしてしなくなったのですか?」

「警官がパトロールしてきて私たちにやめろと命令したのです。それから宣教師のジェームズさんがフォレ族のところに来ました。そのあとマッギルさんも来ました。それからパトロールの警官がカニバリズムの罪で人々をカラブス(牢屋)に入れました。それでも最初はこっそりカニバリズムを続けていました。それからだんだんにやめたのです。」

「クールーを恐れてやめたのではないのですか。そのためにクールーが広がるからと?」

「いいえ。カニバリズムはクールーを引き起こしはしません。呪術師のせいですよ。」

アマビは、ネノの葬式の饗宴の数年前に、オパバとカニシの父方の伯母トノンダがクールーで死んだと教えてくれた。「でも彼女の村に行くには敵の村を通らなければなりませんでした。そこを通る人は誰も矢で射られて死ぬことを覚悟しなければなりません。その地域を通り抜けてトノンダの葬式に行ったのはほんの数人の男だけで、妻子を危険にさらそうとした人はいませんでした。ただトノンダの弟アティア、つまりオパバとカニシの父は例外で、妻のアイキと子供たちを連れて行ったのです。私も行きました。アイキは死体のいちばん近くに座り、死体を大きく切り分け、トノンダの家の庭でそれを調理するのを手伝いました。アイキの隣には三人の子供たち、娘のアガロと息子のオパバ（当時八歳）とカニシ（当時三歳）が座りました。」伝統に従って義理の妹のアイキに調理した脳が手渡され、アイキは手づかみでそれを食べた。その後アイキは数週間手を洗わなかった。

それからネノが亡くなった。オカパに最初の派出所ができた（一九五四年）あとのことだが、オカパへの道路（一九五五年完成）はまだできていなかった。ネノの夫カワタは村の戦士のリーダー、「ビッグマン」だった。饗宴には多くの人が参加した。名前を書き出してみると、親族は十六人だ。そのうち十五人が葬式のときアワンデにいて、十四人が饗宴に参加した。参加しなかったのはカワタの二番目の妻マシノで、彼女は別の地域から嫁いできたばかりのところだった。「しきたりによれば、彼女は夫の他の妻の死体を食べることはできないのです」とアマビは私に説明してくれた。「これがマシノです。」マシノは私に向かって会釈した。今でも生きていて、年とってはいるけれど、クールーにかかっている徴候はまるで見られない。

饗宴の参加者のうち十二人があとで亡くなった。しきたりどおりネノの庭に村人たちが集まったのだとアマビは私に話してくれた。オパバとカニシの母アイキを含む、最も近しい女の親族が死体のいちばん近くに座った。村で遺体が食べられたのはネノが最後だった。

「あなたも食べましたか」と私は尋ねた。

彼女は頷いた。「手を」と彼女は言った。手は病原体をまったく含んでいなさそうな部位だ。脳に最も蓄積するのである。

私はアワンデのクールー患者の名前を記録した。うち二人はトノンダの葬式に参加した。他の家や他の村の人や、葬式のあとで生まれた人が数名いた。私は情報提供者をせかしたり、疲れさせたりしたくなかったので、あとは幾人かの昔の患者のことを少し聞くだけにした。死んだ子供の患者と、最近亡くなった患者のことは全員について聞いた。もう一人の少年オナはカニシより一年後に生まれたが、カニシの六年前に死んでいる。オパバより一つ年上のアオシは両方の饗宴に参加し、カニシの死んだあと一年を経ずして死んだ。

オパバとカニシの兄弟は両方の饗宴で死体を食べた。他のクールー患者も皆両方の饗宴に参加している。そんなわけでオパバ、カニシ、アオシ、オナは皆片方または両方の饗宴で感染したことになる。最初の三人はほとんど似たような潜伏期間だったが、オナの場合は六年短い。少年たちが参加したのはこの二つの饗宴だけだった。この村で、この瞬間に至るまで、患者が感染源にさらされた機会が、一つか二つに特定できる複数の症例が存在するという事態はかつてなかった。三人の子供の潜伏期間はほぼ同じなのである。

私の後ろに立っている男が「私も饗宴に参加しました」と言った。「でも私は近い親族ではなかったので、ネノの指を食べただけです。」

さらに別の男が群衆の後ろの端っこから土地の言葉で何か叫んだ。誰もが笑ったが、私は分からなかったので笑えなかった。サナが翻訳してくれた。「自分は足を食べたと、あの男は言ったのです。」私も笑い、するとほかのみんなも、私がわけを聞いてから笑ったのがおかしくてまた笑った。私は自分の頭を指さして言った。

「脳を食べなくてよかったですね。」

私はさらに二時間聞き取り調査を続けたあと、帰ろうと立ち上がった。

これまで、二人以上の患者の潜伏期間が同一の例は、一度も報告されていなかった。私の努力はささやかながら、病原体とその作用について、一つの真実——ちっぽけながら確固とした、不変の事実——を明らかにした。長い潜伏期間というこの現象の実態がもっと明らかになってくれば、タンパクによって媒介される病気のみならず、それ以外の病気の予防や治療も可能になるかもしれない。だがここで見つかった潜伏期間の一致は、まったくの偶然である可能性もあった。同じような集団発生の例を他にも見つけだすことも必要であった。

呪術師たち

「私はクールーを治せる」と、シラという短軀の男が私に言ったのはそれから数日後のことだった。私とガイドたちは、険しい崖の縁に沿った小道をずっと歩いてきたのだった。はるか眼下には豊かな緑の谷が広がっている。

「待って」と言ってからサナは高いピッチのヨーデルで谷底に向かって叫んだ。下草の上のバナナの葉群が盛り上がり、もつれた。複雑に絡み合った風景の中で、ほっそりした背の高い数本のヤシの木がすっくと直立し、珍しく直線をなしていた。数分後私たちのそばの草木がさわさわと音を立てはじめ、密生した下草の中からシラが現れた。崖をよじ登って来たのである。ガイドは私たちを引き合わせた。明らかに彼らは、自分たちの医者であるシラが、私にクールーの効果的な治療法を教えることができると思っていた。ガイドたちは彼の言った「私はクールーを治せる」という言葉に賛意を示して頷いてみせた。

ぎらぎらする陽光の中で、私は目を細めて彼を見た。シラは汚れた半ズボンをはき、古びたオーストラリア製パトロール帽をかぶり、裸足だ。帽子のつばはほつれかけていて、安全ピンで止めてある。錆び付いたものにせよ、このジャングルの中で安全ピンを見たのは初めてだった。彼の治療なるものは怪しいものだと私は思った。いったい彼から何を学べるというのだろう？

「あなたのクールー治療法はどれくらい効きましたか」と私は疑わしげに尋ねた。

彼は患者の名を挙げた――サロマ、サルタ、その他――彼によればそのほとんどは完治したという。この地域をあちこち旅する中で私はこういう治療成功例をこの目で見たが、彼らは実際健康に見えた。患者の中には悪くなったものもあったと、彼は認めた。

「例えば誰？」

「ワネビ、オワ、ワソル……。」私はその全員に会いに行って、クールーにかかっていると診断していた。驚いたことに、現在のクールー患者の我々のリストはぴたりと一致している。

「どうやって治すの」と私はなおも疑念を抱きつつ聞いた。彼が話してくれるかどうか分からなかった。彼は答えてくれた。それは次のようなものだった。まず呪文を唱える。次に薬草を投与し、患者に行動上の注意をいくつか与える。一週間の間、患者は水を飲んではいけないし、塩を接取してもいけない。この地域の塩はナトリウム含有量が少ないため、フォレ族は普通できるだけたくさん塩をとる。「最後に、一週間患者はいかなる異性にも触れてはならない」と彼は付け加えた。「週」というのは西洋人の宣教師や政府の役人によってつい最近導入された考え方だ。

シラが権威を持って自信たっぷりに言ったので、私は当惑した。アメリカの国立衛生研究所は、フォレ族の何十もの薬草の薬学的分析を行ない、それらには薬効のないことが明らかにされていることを私は知っていた。クールーが周りのほとんどの人のいのちを奪い去ったとき、頭痛や腰痛などちょっとしたからだの痛みを覚えた人は、皆即座に自分がクールーにかかっているのではないかと恐れたらしいということも分かってきた。私に言わせれば、このように自分がクールーだと思い込んで実際はかかっていなかった患者が、おそらくシラの言う完治例なのである。それが与かってフォレ族は、この病気が呪術によって引き起こされ、呪術によって治ると信じ込んでいるのだろうと思われた。このように、部族の人々は彼らを襲った恐怖に対して理解可能な説明を考えだし、それによってこの病気を制御しているという感覚を、ささやかながら、持ちえているのである。（私がフォレ族の中で暮らしていたときにはそういう例はなかったし、事実めったにないことだが、海岸地方で一時働いていた人がマラリアにかかったことがあった。そういう人は大概クールーにもかかっていると思われていた。）

それにしても、クールーにかかっていると私が診断した患者の中には、誰一人シラの治療で効果のあったものはいなかった。ではなぜ彼は、そこに問題があることを認めもしなければ、自分の薬が効かないこと、また薬を飲んだにもかかわらずいまだに治っていない患者がいることについて、悩みもしないのだろうか。

私は彼を怒らせるつもりはなかったが、それでも「どうして治療したのに治らない人がいるのですか」と聞かずにはいられなかった。いったいなんと答えるだろうと思った。情報提供者の信じていることに真っ向から疑問を呈することは不適切なことだろうか。

彼はひるまず、「簡単なことです」とからだの前に突き出した手をぐるりと回しながら答えた。「そういう患者は私の言いつけに従わなかったのです。その人たちは水を飲むか、塩を口にするか、異性に触れたのです。」要するに彼らは医者の指示に従わない患者だというわけだ。彼はこの失敗を治療のせいではなく、患者のせいにし、彼らは悪い患者で、非協力的だったと言うのである。これまで誰も治療自体に疑問を呈したことはなかった。彼の処方で病状が悪化した患者もあったが、ほかの患者はよくなった。フォレ族の人々にとってはそれが、シラの治療に効果があることの証明になったのだった。治らなかった患者の数は問題ではないのである。

シラは、いかにして敵の村の呪術師がクールーを引き起こしたかを、説明してくれた。

呪術師はまず犠牲者の所有物を何か盗む。次にそれを石と共に木の葉で包み、呪いをかけてから土に埋める。これがクールーバンドルである。やがて石はカタカタと動きはじめ、それにつれて犠牲者のからだも震え出し、病気になるのだ。そのクールー石と言われるものが掘り出され、置いてあった。

昔は一つの地域に寄り集まっていた村落は、最初にクールーが発生したあと、病人が増えるのを防ぐため、離れた場所に散らばった。それでもなお死人が出続けたので、生き残った人たちは、病気を引き起こす毒か呪術がまだどこか近くにあるのだと思って、さらに遠くに離れていった。だがクールーは一向に収まらなかったので、部族の人たちは、持ち物が盗まれないように見張りをいっそう厳しくした。なおも死者の数は増えていった。次には、所持品がなくても、犠牲者のむいた芋の皮か、噛んだサトウキビの茎さえあれば呪術師が人を病気にできるという噂が立った。村落の人たちは敵の侵入を防ぐために防護柵を建てた。なおもクールーは猛威を振るい続けた。かつてはフォレ族と異族間結婚をすることのあった近隣の部族は、フォレ族の危険な呪術を恐れてそれをやめた。こうしてフォレ族は周りの部族の人々から避けられるようになってしまった。

クールーによる死者が出続けていたとき、部族の人たちはキブングと呼ばれる大規模な集会を開いた。やってきたすべての呪術師に慈悲を請い願うためである。出席していた人の何人かが立ち上がり、自分が呪術を使ったと認め、やめることに同意した。こういう集会の最初は、一九五七年にフォレの北部地域で開かれた。警察官や宣教師はこちらの方がフォレの南部地域よりも近いので、先にここに来たのである。これらの西洋人が圧力をかけた結果、カニバリズムは北部地域でまず終わりになった。キブングが開かれた直後、北部のクールーの発生率は低下した。この手の集会は効果があるということになって、続いて南

か部そがは物ある私はこ「「しあこんん「どれ」レこや「
収でうな洗を日クなそうやな誰うりやなこ族とれな誰な誰
まもしい濯持私ーこ、だぶが」ぶこにはしと以いにい
ら開て物っはル世一ねとりと言にもに 似きて似もよも
なかれ南を服ーと緒」出だそっも、、例わあ取取
かれ部持をへはにしもしんて取私だめな らら取
っていの手のあ歩ととた私ななが、てた れれ
た。フ来洗恐るい私私。は」たどくる排深ただたく
。だォた怖いてと言彼とい」う 泄くイくくな
 がレのしが い答か私の物掘レ なな
そ南族だ、今たえらは私をっ(いいい
う部ふつポな とた服聞 取たピでかか
しでた。ーおきが受 いをらトッらら
てはだ。チ非、 しけ た払れイ持でで
南 と常ガ 取 うレすすっ
部カ 「レにナ か るの たて。。
のニ 取モ広ラ っ クに小 いい
フバ らン範はた とさ るる
ォリ れの囲 彼。 しな のの
レズ た木をのて私サ てで柵 ?」
族ム らの守ビ は トはで 」 」
は、が 大間 る ラ彼 ウと と
 北 変にた ム かキ 囲私 私
き部 で張 にら服ビ まは は
わよ すら めらの 入 を のれ 聞聞
めり 」れ 受受 て長てい いい
て長 とたロ 警 れいる たたた
深い 彼ー てけ茎 。。
く こ はプ 戒 取 取を。
掘と 説に の 来を って フ
っ行 明干 度 たさた。れ
たわ しし を 手まま「た
トれ たた い のま歩でら
イて 。。 っ ひ 歩きクこも
レい そ 雨 そ ら 続大ー
(た う が 強 に けル変ルに
ピた 降 めた吐になでよ
ッめ い り 。きしてすに
トな 、 う 出て」なを持
ピお 彼 ク か ち し、とるっ
ッ 強 は ー っ と彼呪てて
ト く 私 ルー た い、はいい
)め の た 説のでをる
のた 洗 出 め 明がかの
小 。 濯 し 、 しなけ
さ そ 物 た 集 たらた
なて を こ 会 。 ら?
柵南 と で 」
で部 きっ き の
用の は に 呪
をフ ブ お 術
足ォ サ 忘 師
すレ カ れ た
。族 ラ て
 は で い
さ、 、 た
て所 彼 。
、持 は 突
シ品 私 然
ラを のら 誰
の守 洗 か
話る 濯 が
にた 物 ド
戻め のこ ア
ろ警 と を
う戒 を ノ
。の す ッ
私度 っ ク
はを か し
シい り た
ラっ 忘 。
やそ れ そ
ガう て れ
イ強 い は
ドめ た ブ
たた 。 サ
ち。 カ
にそ ラ
向れ で
か で 、
っ南 彼
て部 は
「の 私
でフ の
もォ 洗
クレ 濯
ー族 物
ルは を
は、 持
、集 っ
小会 て
さで 来
なの て
生呪 く
き術 れ
物師 た
のた の
よち だ
うの っ
な約 た
も束 。
のが 「
に嘘 取
よだ ら
っっ れ
てた た
「せ ら
引い 大
きだ 変
起と で
こ主 す
さ張 」
れし と
るた 彼
ん。 は
だ 言
よ っ
」 た
と 。
説
明
し
た
。
「
ウ
イ
ル
ス
と
い
っ
て
虫
よ
り
小
さ
い
ん
だ
。
決
し
て
呪
術
じ

「それを見せて。」

「見るには特別な道具がいるんだ。眼で見るには小さすぎるからね。」

「どんな形をしているんですか。」

「はっきりとは分かっていないんだ。」

「誰か見た人がいるんですか。」

「それもはっきりしていない。」

彼らは皆笑った。「白人の言うことは意味をなさない。クールーはクールーバンドルでなるんですよ。クールーバンドルはみんな自分の眼で見たでしょう。」

「それでは君たちは、例えば呪術師が私のブーツを取ったら私がクールーになると本当に信じているの？」

彼らは一斉に頷いた。

「でも呪術のことは話にきいただけでしょう。証拠がないよ。」

「あります。私たちは自分の眼でクールーバンドルを見ましたからね。」

「でもクールーが減りつつあるのは、カニバリズムが行われなくなったからですよ。」

「違いますよ。我々の嘆願がとうとう呪術師の耳に届き、彼らが自分たちのしたことを反省したから、クールーで死ぬ人が減ったんですよ。それと、その毒のことを知っているのは旧世代だけです。若い世代は毒に関する知識を持っていないんです。」

「それでは今でもクールーで死ぬ人がいるのはどうして？」と私は聞いた。彼らをすっかりへこましたつもりだった。

「それは、いまだに呪術を行う旧世代の連中が、あちこちに生き残っているからですよ。」

「でも今ではクールーで死ぬ幼児はいないでしょう」と私は、自分がカールトンやマイケルとともに発見しつつある流行病学的データを要約して言った。「毎年、クールーで死ぬ人の最小年齢が高くなっているのは、最後に行われた饗宴がどんどん過去に遠ざかっているからなんだ。前はいちばん若い患者は小さな子供だったけれど、今ではいちばん若い患者でも大人だ。」

「それは子供たちが呪術師を怒らせることをするほど長く生きていないからですよ」と、私たちのそばにいたもう一人の男が言った。「でもまだ大人の中には死ぬ人がいますよ。現に私の兄も去年クールーで死んだんです。」

サナも他の連中も頷いた。

統計は、クールーで近しい親族のすべてを失った人々を納得させはしなかった。毎年クールーで死んでいくのは、彼らが個人的に知っている人たちだったので、皆この伝染病を抽象的な統計としてではなく、私的な人間関係の一部ととらえていた。後にノーベル賞を受賞した二人を含む、すぐれた研究者たちの助手をしたこともあるサナとサユマは、ここでは他の誰よりも西洋科学に多く触れていたが、結局その彼らでさえも呪術を信じているのである。

この人たちを納得させられないので、私はフラストレーションを感じた。私の意見が正しいということが、どうして彼らは分からないのだろう？　石器時代さながらの社会に生まれ、書き言葉も持たないこれら裸足の村人たちは、西洋文明の成果の最高峰の一つであり、西洋文明の顕著な特徴をなしてもいる、科学的事実と科学的方法それ自体を疑ってかかっている。私はここでは西洋科学と西洋文明の代表者だが、それらをうまく擁護することはできなかった。このニューギニア人たちは、私がアイビーリーグの理科系の授業で学び、受け入れてきた「普遍的真実」を即座に、いとも簡単に論破し、退けたのである。彼らを論駁するには、まず（クールーにかかったと思った人の中には）心気症の人がいたこと、そしてこの病気についての定義と診断の基準は、フォレのではなく私のこそが正しいのだし、それに従うべきだとこの村人たちを説得しなければならない。

だが彼らは一生にわたってつぶさにこの病気を見てきてよく知っているのに、私ときたらほんの数週間前にここにやってきたにすぎないのである。

シラが私に向かって言った。「もしあなた方がクールーを引き起こすものを知っているというなら」と彼は言った。「どうして治さないんです？ 私たちは治しましたよ。あなた方は治してない！」ニューギニア人たちは皆シラの治療が効くと、つまり彼の言うのが正しいと信じていた。シラと西洋科学という二つの対立する選択肢のうち、実際に病気を治し、有効であると自分たちの眼で確かめられたほうの理論をフォレは選んだのである。

「でも西洋の様々な発見は何世代も、ときには何百年もかかるんだよ」と私は説明した。彼らは特に感心しないようだった。「あなたたちの知っている西洋の物の発明には長いことかかっているんだ。私の時計」と私は指さしながら続けた。「トラック、そしてブーツはできるまでに何年もかかったんだ。」だがフォレ族には時間を十年単位で考える感覚はなかった。「一年」という考え方、そしてカレンダーは、西洋人によってつい最近もたらされた。それもクリスマスの到来を人々に知らせることが目的だったに過ぎない。「三年前」はビフォ・トリペラ・クリスマス、つまり文字どおり「三回のクリスマス前」という。以前はフォレ族は西洋人と同じように時を計ったり、区切ったりしなかったし、「数日前」あるいは「数日後」の範囲を超えた時の感覚を持っていなかった。土地の言葉では「三日前」は「過去」と同義で、一方

「三日後」は「未来」をも意味した。

このような土着の信仰があるからこそ、人々は驚きもせずに西洋のテクノロジーを受け入れたのである。熱帯雨林を旅したおりに、第二次世界大戦中に墜落して爆発した飛行機の残骸を見かけたことが、二回ある。ニューギニア人は、石器時代のような彼らの日常生活に役立ちそうな、あらゆる破片を持ち去ったが、大きな残骸は残っていた。一九四〇年代の飛行機の胴体の破片と、壊れた灰色の翼が、静かな密林の山肌に散らばっていたのである。石と竹林の静かな世界に、突然大きな輝く鳥がうなり声をあげて現れ、炎と煙に包まれて空から落下してきたのだから、この辺りのニューギニア人はさぞかし恐れ、驚いたに違いない。エンジンも、燃料も、裸足の足以外のいかなる輸送の手段も持っていないニューギニア人たちは、この時もまだ車輪すら発明していなかった。ただし子供のおもちゃは例外で、私も現に見かけたことがある。男の子たちは、二つのヒョウタンの各々の柄をもう一方に差し込んで組み合わせて車輪を作り、二つの車輪を車軸でつなぎ、長い棒を使って地面の上を転がして遊んでいた。だが誰もこの発明が秘めている可能性に気づかない。自己満足的な部族の老人たちは関心すら抱かなかった。

飛行機について尋ねると、年配の人たちは一様に途方に暮れた。ニューギニア人は、天翔る鳥に乗った白人が空から落ちてきたと考えているのだった。ショックにいつまでも耐えているのは難しいことだ。あるときサナとサユマと歩いていて、私は満月を指さした。「あのね、私たちは人を月に送って、その人は月の上を歩いたんだよ」と私は言った。

「ああ、そうですか」とサナはたいして興味も示さなければ、感心もせずに答えた。

「本当なんだ。彼らはあの月の表面を歩いたんだ。」私は再びはるか彼方の白く光る丸い月を指さした。ニューヨークの汚染された空で見るより、ここニューギニアの澄みきった空の月はずっと明るく輝いて見える。サナとサユマは礼儀正しく頷いた。

「エム・ストレット」(「そのとおりですね」)とサナは言った。彼は驚きもしなければ、当惑もしなかった。彼の人間観も西洋人への見方も変わらなかった。私たちアメリカ人が月に行ったからといって、それがいったい彼とどういう関係があるというのか? たぶん彼は、どうして私たちがわざわざそんなことをするのか、どうして私たちがそんなことに関心を持つのか疑問に思ったことだろう。私の主張はサナの宇宙観を動揺させはしなかった。それどころか彼は、霊がこの世のあらゆる人々の運命を決めているのであり、要するに西洋人のは良いマセライなのだという確信をますます深めたにすぎないようだった。彼の信仰は揺さぶられるどころかさらに確証を得たのである。

それでもなお、彼らと私のものの考え方の違いに実際に接すると、びっくりすることがしばしばあった。パプアニューギニアのオーストラリアからの独立記念日に、ルイス夫妻は地元の小学校でお祝いをしようと計画した。だがいざ当日になってみると、村人のほとんどは家に留まり、来なかった。何人かは勇敢にも学校のグランドまでやってきた。そこなら安全だと思ったのだ。だが自分の家の菜園にも、ましてそれ以外のどこにも、出掛ける勇気のある人はいなかった。独立は精霊たちを解き放つので、岩や木々が粉みじんに破壊されると彼らは考えたのである。

フォレ族の文化と想像力の豊かさは、彼らの信じている手の込んだ呪術と魔術の中に、とりわけはっきりと現れている。こういう信仰はなかなかすたれないものだ。

だが一方で、フォレの論理の一貫性と強靱さに私は感心した。彼らはいまだに科学というものを発見していないが、それをいうなら古代ギリシア・ローマだって同じだった。このときから数年ののちに私はポンペイの遺跡をそぞろ歩く機会があった。そこには古代のスナックバー、売春宿、劇場、墓地、球技場、庭園、噴水、リビングルーム、ダイニングルーム、台所、寝室、フレスコ画、モザイク画、彫像、家具、いたずら書き、水道や暖房の設備があった。我々二十世紀の人間が持っていて、彼らの持っていなかったものは何だろう、と私は考えた。電気——そして電話、ラジオ、テレビ、コンピューターといった最新の機械類。それ以外はたいしてない。（科学のお陰で今は医学も進歩している。例えば抗生物質がそれで、私たちは大いにその恩恵を被っている。だが古代人の中には、現代人とほとんど同じくらい長生きした人たちもいたのである。）

シラとの会見から何年か後、アメリカの病院で新米の医者をしていた私は、治療が成功か失敗かの説明に、シラのとよく似た論法が使われるのを耳にすることになったのだった。医者は治療がうまくいかなかったとき、その治療自体の効果や限界を考えるよりも、言うことを聞かなかったとか、熱心に治す気がないのだと言って患者を非難するのだった。

シラと会ってから一週間後に、私が初めて診察したクールー患者、ワネビが亡くなった。その晩家族は、どこの村落の呪術師のせいかを決定するために、占いの儀式を行った。喪に服している人たちは、矢を竹筒に入れて上下に揺さぶり、矢が筒の縁から飛び出してくるまで次々に村の名前を唱えた。それから次に矢が飛び出してくるまで、その村の家系の名前を次々に唱えた。その結果分かった村落を、彼らはこれから完全に避けるだろうし、近くに行かなければならないときには、必ず誰か他の人とともに行くだろう。朝になると、彼らはルイス夫妻の教会で、ワネビのためにキリスト教の葬式をし、キリスト教徒として埋葬した。彼らは二つの信仰の間に矛盾があるとは思わないのだった。

数日後サユマが来て、ワネビを死に至らせたクールー石を見に、私を連れて行ってくれた。堅い、茶色のあばたのような窪みのある石が、泥や棒切れや木の葉に囲まれて、村の真ん中の平らな空き地にある。

その丸みを帯びた、半ば土に埋まった石は大きな卵のように見え、私が国立衛生研究所で見た、クールーにかかった脳とちょうど同じくらい、生命活動とは無縁に見えた。当時まだ誰も見ていなかったし、正体もよく分かっていなかったが、欧米の科学者たちは、脳の中の小さなタンパクがクールーを引き起こすと信じていた。フォレ族は、人々がクールーになるのは、この石の周りを取り囲んでいる毒素のせいだと言っていた。人々は怒りを込めてその石を指さし、頭を揺すり、お互いに何事かぼそぼそと呟き合っていた。

私は他の人々とともに、石をよく見ようと近くに寄って行った。その石は太陽の光の中で輝き、一瞬オーラを発しているように見えた。

恐竜

ある朝サユマの息子のジェイソンがギターを持って来て、ドアをノックした。どこで手に入れたのかは分からない。木製のギターは引っ掻き傷だらけで、ところどころセロテープでとめてあり、波瀾万丈の生涯を辿ってきたらしいことをうかがわせた。ギターを手に取ってみると、古びた弦は、六本あるはずが五本しかない。ギターをつま弾いてみた。弦はにぶい音を立てる。チューニングすると、ネジはちゃんと回るが、ちょっと触れただけで弦の音は変わってしまう。私は昔のメロディーを思い出しながら、なじみのコードを弾いてみた。

「歌を弾いてよ」とジェイソンが言った。私は「アリスのレストラン」の一節とバッハのメロディーを弾いた。

彼にギターを返し、「次は君が弾いてよ」と、今度は私が頼んだ。彼は恥ずかしがった。「頼むよ。」最後にジェイソンは折れた。彼は二つのコードを知っていた。そしてどちらもとても緊張して弾いた。彼の手は第五フレットの上で汗をかいている。私は第一フレットを押さえるように言い、簡単な変ロのコードを教えた。前の二つと合わせ、彼は三つのコードを習得したことになる。これでたくさんの曲が弾けるだろう。

「僕はロックバンドに入りたいんだ」と彼は言った。彼は歌うのが好きだが、私の前ではとても恥ずかしがり、むしろ私が歌うのを聞くほうを好んだ。それでも、混じり気なしの暖かいものが我々の間に流れた。彼はボクシングのことや、ディスコ・ミュージックや、ゴロカのディスコで仲間の少年たちと踊ったりすることを話してくれた。「自由主義の国って何?」と彼が尋ねた。

「言論の自由がある国のことさ」と私は言った。彼には分からなかった。「その国では人は思ったことが言えるし、思ったとおりに行動できるんだ。」

「そうでない国ではどうなの?」

「共産主義の国もたくさんあって、そこでは人々は持ち物を共有するんだ。」このことをピジンで説明するのは難しかった。「でもそういう国の政府は人々がしたいことをしたり、言ったりするのを妨げるんだ。」

「僕は自由主義の国に住みたいなあ」と彼は言った。彼には分かっていないと私は思った。だが「自由」でない国に彼はこれまで暮らしてきたのだと、私にはなんとなく分かった。私は彼にパプアニューギニアの地図を見せた。「僕はマウント・ハーゲンとポート・モレスビーとラバウルに行ってみたい」――ラバウルは沖合の島にある。彼にとってはそれらが、知っている世界の限界だった。彼は家の中にあった雑誌『ナショナル・ジオグラフィック』の中の写真を一瞥した。「あれは何?」と彼は背中にうろこの突き立った恐竜の絵を指さして尋ねた。

「恐竜だよ。何千万年も前に生きていたんだ。」

「どうしてそんなこと分かるの?」

「恐竜の骨を見つけた人がいるんだ。」

「恐竜はどうなったの？」

「死滅したよ。」

「どうして？」

「誰にも確かなことは分からない。木を食べ尽くしてしまって餓死したのかもしれない。あるいは環境が変化してしまったのかもしれない。」

「そのときは人間も餓死したの？」

「まだ人間は一人もいなかったんだ。」

「どういうこと？」

「人類はほんの十万年前に誕生したばかりだ。でも地球の歴史はもっと古くて、四十億年までさかのぼる。」

ジェイソンはよく分からないようで、「ミス・マッギルは第六日目にアダムとイヴが誕生したと言っていたよ」と言った。

私はヘイゼルに反論するつもりも、困らせるつもりもなかった。「そう信じている人たちもいる」と私は言った。「でもみんながみんなそう信じているわけではないんだ。」

「あなたはクリスチャン？」

「私はユダヤ教徒だよ。」

「ユダヤ教？」と彼はわけが分からなくなって聞き返した。

ヘイゼルとルイス夫妻がユダヤ教徒のことをどう言ったのか皆目見当がつかなかった。

「そうさ。」彼は私を凝視した。頭のてっぺんをじっと見ている。角がないかと探っているみたいだった。

「ほら、ほかにもいろいろな動物がいるよ」と私はまた本を見て言った。

「これは何?」と彼は聞いた。

「魚だよ。」彼は魚なんて今まで見たことがなかった。「海にいるんだ」と私は説明した。

「魚は何を食べるの?」

「大抵はほかの魚を食べるね。」

「どうして魚は海に住むようになったの?」

「あらゆる生命は海で芽生え、それから陸に移動したんだ。」

「どうして魚は残ったの?」と彼は尋ねた。半ばは好奇心から、半ばは私の理論で説明がつくのか試そうとして。

「残ったから残ったんだ。中には、例えばイルカみたいに、陸上の動物だったのが進化して海に戻った種もある。」これは彼をいっそう混乱させた。

彼は私の鉛筆書きの自画像を見た。家にある小さなヒゲソリ用鏡を使って描いたものだ。それから彼は自分の絵を描いてくれと私に頼んだ。彼はじっと座っていてくれた。もっとも肖像画など、私の以外見たことがなかったので、どういう顔をしていたらいいか、分からないようではあったけれど。ここの大概の少年と同じく、彼の二つの鼻孔の隔壁には穴が空けてある。ちょうど西洋人が鉛筆を耳の後ろに挟んでおくように、彼も他の少年たちも、鉛筆を使わないときはそこに差して置く。ちょうどぴったりなのだ。スケッチしていると、彼は悲しそうに見えた。その悲しみは、彼にとっても彼の周りの人々にとっても、一生にわたってあらゆる可能性が著しく限られているところから来るように思われた。私たちは仲が良かった。一つには私がここにいる他の西洋人より若いから、もう一つには彼が全面的に石器時代的な中で育ったわけではないからだろう。たとえ欧米出身で石器時代さながらの村にいても、理由はどうあれ気の合う人と合わない人があるということを、私は改めて感じた。絵の中に私はなんとか彼の温かさと、悲しげな瞳と、私たちの二つの世界の間に無情に立ち塞がる壁を描き出そうと努めた。

ジェイソンがやってきてから一週間後、ミス・マッギルに会った。「ジェイソン・サユマが私の本を数冊盗んでいったわ」と彼女は私に言った。

「本当ですか?」

「彼は最初『その本を貸して、明日返すから』と言ったの。四日たって彼は確かに本をドアの前に置いておいたと言いはるのよ。」

私は彼をとても気の毒に思った。彼は純粋に好奇心を抱いただけの話だと思う。彼は書物のオーラを、本には特別な力があることを感じたのだ。文字文化のある社会だったら、彼は能力を発揮できたかもしれない。しかしここでは、いくら異文化の素晴らしさに魅了されたと言っても、自分の属する文化にとらえられてしまっているので、彼はフラストレーションが溜まるばかりだった。

いったい彼にどんな未来がありうるのかと、私は危惧しないではいられなかった。

そうこうするうちに肖像画の噂があっというまに広まり、他の人たちもやってきては、あんぐり口をあけて肖像画を眺めた。フォレ族は皮肉にも、写真を見たことはあったが似顔絵(スケッチ)は見たことがなかったし、まして自分たちの身近なところで描かれた——ということは自分たちにもできるかもしれないということだ——似顔絵など見たことがない。私は西洋社会の、現実模倣的な芸術の中で育ったのだが、彼らはそういう芸術を持っていなかった。彼らは身体の装飾はした。額や頬に曲がりくねった色とりどりの線を描いたり、髪に鳥の羽や花を差したりした。それらはビラス、すなわち「飾り」と呼ばれた。実際高地人はほとんど生来のものと言っていいような美的感覚を備えていた。ファッションとは人間の基本的な本能であるようだ。しかし彼らは、ある特定の個人の似姿を絵で描き表すことができる、という考えは持っていなかった。まだそれは誰も考えついていないのだ。そういう考え方は、結局のところ西洋でも、たかだか紀元前一千年に始まったに過ぎない。彫刻が過度の様式化を脱して現実模倣的になったのも、古代ギリシア時代のいちばん最後、すなわち紀元前数世紀のことであった。こうして石にいのちが宿るようになったのである。

これより数カ月後、ワイサを発っていよいよアメリカに帰ろうと荷造りをしていたとき、村人たちは私に二枚の肖像画を置いていってくれと頼んだ。私は紙が傷まないようにそれぞれをサランラップで包み、竹の壁にテープで止めた。数年後にマイク・アルパーズに会って話をしたとき、二枚の絵が今でもそこにあって、人が見に来ていると教えてくれた。

鉄条網

ロジャーはあるとき、水槽をゴロカから運んで来なければならなくなった。金曜に彼はゴロカまでルイス夫妻の車に乗せて行ってもらい、そこで、数日前に研究所から借りておいたＰＭＶ〔乗合いトラック〕に水槽を積み、土曜に戻って来た。「次に水槽を積んだ船がゴロカに着くのは水曜の午後だ」と彼は言った。「だから行ってくるよ。ディーゼル油も必要だし。あ、そうだ。マイケルが水曜から数週間出掛けるってさ。」私はその前にゴロカに行って、これまでに分かったことを彼に話すことにした。日曜に私はＰＭＶでゴロカまで行った。私が出掛ける前にロジャーは「水曜にまたゴロカに行くから、そのとき車で連れて帰ってあげるよ」と言ってくれた。

「報告をしに来ました」と、ゴロカに着いた私はマイケルに言った。「でも二日間のんびりしてからにします。お忙しいかもしれないので、ゆとりがあるほうがいいと思ったものですから。」マイケルは驚いたようだった。時間に押されず、ゆとりをもって行動するという意味で、私は彼のやり方を真似たのだ。

私はワインとニュージーランド産のチーズを買って、マイケルの家でモンティヴェルディの合唱曲、バッハ、モーツァルト、そしてベートーヴェンのピアノソナタを聞いてくつろいだ。私のようなお客が、しょっちゅう出入りするのはさぞ大変なことだろうに、マイケルの妻のウェンディは聡明な人で、私の研究に興味を持ち、私の話を熱心に聞いてくれた。

月曜の朝になって私はマイケルに仕事の話をした。やっと落ち着いて彼と向き合ったとき、例えばガイドたちが、不必要な運搬人を連れて来てしまったときは、どうしたらいいかと彼に尋ねた。

「彼らは君を試しているだけだよ。だめだと言えばいいんだ」と彼は言った。

さらに私は自分の見つけた患者群のことを話した。彼は喜び、私を励ましてくれた。

彼と会ったあと私は郵便室に立ち寄った。ニューヨークの友人が送ってくれた本が届いていた。アントワーヌ・ド・サン＝テグジュペリの『風、砂漠、星々』で、著者の北アフリカでの仕事や旅行について書かれた本だ。つまり私とは別の辺境体験ということになる。私は椅子に座ってそれを読みはじめ、サン＝テグジュペリが生き生きと描き出す外国生活の違和感と魅惑に心を奪われた。研究所で働いている、若いニュージーランド人の研究者キャロルが、手紙を取りにやってきた。彼女には分厚い手紙の束が来ていた。

「すごくたくさんの手紙だね。」

「私自身がたくさん手紙を出しているだけの話よ。そうすればたくさん返事がもらえるってわけ。」

彼女は背が高く、長い金髪で、ズボンとトップサイダー［カジュアルシューズ］をはき、白いブラウスは首もとまできちんとボタンがかけてあった。「ゴロカでの暮らしはどう？」と私は尋ねた。

「私はニューギニア人と暮らしていたの」と彼女は答えた。「でもあの人たちを理解するのは大変よ。夕べ彼に出て行ってと言い渡したわ。」

「どれくらいつきあったの？」

「一カ月よ。」

「ずっと一緒に暮らしたの？」

「そうよ。でももうたくさん。」どういうわけか、彼女はまるで実験の話をしているように思えた。「今度ゴロカに来たら電話して。一緒に夕飯を食べましょう」と彼女は私に言った。

「いいですよ。」

マイケルのいちばん下の息子ブラッドリーが帰省していた。マイケルはサユマの息子ビナビも下宿させて、町の学校に通わせている。サユマの自宅近くの唯一の学校は、ルイス夫妻の経営している学校で、あまりに宗教色が強すぎたからだ。

ブラッドリーはクリケットをやりたがった。マイケルが忙しくて遊べないので、二人の少年は私にクリケットのやり方を教えてくれた。彼らは野球をしたことがなかった（私はやり方を説明した）し、私はクリケットをしたことがなかった。

それから私はトランプの手品を見せてやった。ビナビはことに面白がった。私はウェンディに夕飯を作る手伝いをしましょうかと言った。ウェンディは料理の本を本棚二つにぎっしり持っているし、アメリカを発って以来、久しく見たこともなかったようなスパイスをいくつも、それに調理器具を一揃い持っている。私はレシピを読んでレモンチキンと、ダッチェスポテトと、レモン汁（町には酢というものがなかった）と油のドレッシングをかけたサラダを作った。チーズとクラッカー、そしてデザートにアイスクリームとケーキも買ってきておいた。

夕食後私は手紙を書いて投函した。うち一通はカールトン宛で、これまで私のした仕事を簡単にまとめ、ミス・マッギルに会ったことを書き添えた。

その晩ブラッドリーとビナビは映画に行きたがった。その週はスーパーマンとブルース・リーの映画をやっていた。「連れてってくれる？」ブラッドリーがマイケルに聞いた。

「無理だね」とマイケルは答えた。

「僕でよければ」と私は買って出た。

マイケルはびっくりして私のほうを見た。「本当にそうしたいの？　無理しなくていいんだよ。」

「ええ、かまいませんよ」と私は答えた。何か役に立ちたかったし、それに何カ月も（もっと長い気がするのだが）テレビも映画も見ていないのだ。子供たちはわーっと歓声をあげた。

「映画館」は折り畳み式の椅子とベンチが幾列か並び、正面にはスクリーン代わりの白い布があるだけの、単なる大きな部屋だった。私たち以外の観客はすべて裸足のニューギニア人だ。腰のまわりに木の葉をつけただけか、せいぜい粗末な半ズボンをはいているくらいで、シャツは着ていない人が多い。

最初に上映された数分のコマーシャルフィルムで、私たちは文化の違いを無造作に飛び越えた。リグリー〔アメリカの製菓会社〕が、ピジンイングリッシュで作った「ＰＫガム」のコマーシャルでは、ニューギニア人が嬉しそうにガムを口の中に放り込んだ。男たちは豪華な儀式用の衣装をつけ、からだは色とりどりに厚く塗られている。どの男の鼻孔からも丸い貝殻がぶら下がり、顔の下半分を覆っている。男たちは一人一人貝殻を持ち上げ、口を開け、ガムを放り込んだ。私は笑った。他には誰も笑わなかった。彼らはこのシーンを見ても別に驚かなかったのだ。もう一つのコマーシャルでは、コカコーラのケースがいくつか、パラシュートで高地に下りてくるところをやった。コカコーラのケースが空から下りてくるとナレーターが荷物の到着を告げるのである。

この夜見たブルース・リーの映画ほど、非論理的でありえないプロットの映画を私は見たことがない。会話は退屈（「おう、やあ、これでも食らえ」と一人の人物がもう一人の、すでに死にかかった人物に向かって叫ぶといった調子）だった。脇役が、ただ殺されるだけのために登場する。一度やっつけられた人たちが、もう一度やっつけられるために再び姿を現す。他のところにいるはずの人たちが突然乱闘の中で殺される。アメリカにいたら、私はこういう映画は絶対見に行かないだろう。私は自問した。こんなものを見に私はニューギニアに来たのだろうか？　だが観客は誰一人としてそんなふうには思っていないようだった。どちらの映画にもアクション場面があった。カンフーでの闘い、素手での闘い、カーチェイス、逃亡。どちらの映画も英語で、観客のほとんど誰も英語は話せないのである。だがそんなことは関係ないのだった。

一つの惑星が二〇分間爆発し続けた。カメラが揺れると、スクリーンの中の奇妙な形の様々なものも揺れた。ダムが決壊し、カリフォルニアでは地震でビルがぐらぐらし、空中でジェット機が爆発し、ヘリコプターは猛り狂った。『スター・ウォーズ』タイプのだんだん大きくなる音楽が何度も繰り返されるうちに、ブルー・ネオンの謝辞が外宇宙からズームで迫ってきたり、また遠ざかったりした。その文字を読むのはひどく難しくて、私は頭痛がした。だがこの『スター・ウォーズ』と『アースクウェイク』と『エアポート』と『タワーリング・インフェルノ』その他のパニック映画のごった煮は、アメリカ中西部の観客と寸分違わぬくらい、ニューギニア人たちを熱狂させた。英語を話さない原始的な部族の裸足の人々が、二十世紀に生きる、私の故郷アメリカの人々と同じくらい熱愛するような共通要素――それも最低レベルの――をハリウッドが発見したのだという事実を、私は悟った。この二つの映画は、あらゆる文化や教育の違いを超えて、人々が共通に抱く飢えを満たすという点で、人の心に巧妙にアピールする力を備えていることを立証していた。私は、自分の慣れ親しんだものとはまったく違うこの国を理解するすべと、異文化に属する人々を見る規準を提供してくれる点で、アルパーズの家にある書物と洗練された文化は重要だと思っていた。しかし二つの文化の違いをなくし、一つにしたのはセンサラウンドだった。

水曜がやってきた。午前中雨が降り続いた。ロジャーはとうとう来なかった。彼が一日休みたかったか、嵐でワイサからの道が流されてしまったか、車が壊れたかしたのだろうと私は思った。

木曜になった。「車を手に入れて、行きましょうよ」と、研究所の乗り物の責任者をしているカナウアが私を促した。

「そうですよ、車を手に入れなきゃ」と、やってきていたサユマも同調した。「ロジャーに何か起こったのかもしれませんよ。」

「明日まで待って様子を見よう」と私は言った。車があれば調査には便利だろう。借りればワイサに数週間置いておける。だが責任も大きい。

「いえいえ」とカナウアが言った。「私は夜にはここに戻って、金曜は研究所の動物の世話をしなければなりません。行けるのは今日だけなのです。」マイケルとウェンディが出掛けているので、カナウアは、マイケルの家にいるビナビの面倒も見ることになっていた。「午前中に出掛ければ、夜にはＰＭＶで帰って来られます。」

なぜか分からないが、彼らから大きなプレッシャーを感じた。私はマニュアル車の運転は知らなかったが、研究所のそばの空き地でカナウアがやって見せてくれたし、ワイサまで運転して行ってくれると言う。プレッシャーに負けてついに私は車を借りることにした。

だがカナウアは、午後になるまで車を出してくれなかった。

「荷物をいくつか運んでくれますか？」突然現れたサナが頼んできた。

「いいよ」と私は言った。結局彼の店のために私は十六もの袋を運ぶ羽目になった。私はショックを受けた。彼らが車を欲しがったのは自分たちのためで、私のためではなかったのだ！

カナウアが、マイケルの家にいるビナビにメモを残し、私たちは出発した。ワイサに着いたのは夕方だった。ロジャーはいた。予定を変更し、もう数日してからゴロカに行くことにしたのだった。ジープから荷物を下ろし終わってふと見ると、外ではカナウアが座り込んでトランプをしている。「ゴロカに戻るんじゃないの？」と私は尋ねた。

「いいえ、今夜は泊まります。」

「でもビナビの世話はどうするの？」

「自分で自分のことをしなさいと、メモに書いておきました。」

私はびっくり仰天した。「明日ゴロカでやる仕事はどうするの？」

「ほかの人にやってもらいます」と彼はこともなげに言った。ビナビの面倒を見るはずだったし、仕事もあると知りながらカナウアを連れて来てしまったので、ロジャーに非難されるかもしれないということに、私は気がついた。してやられた。私はここの社会の人々にはどうしても太刀打ちができない。ひどく腹が立った。要するにカナウアは一日早く、ただでゴロカを発って週末にしたかっただけで、私は騙されたのだ。そして今やトラックと共に立ち往生だ。

「ディーゼル油を持って来た？」とロジャーが家の中から私に尋ねた。

「いいえ。」彼はまゆをしかめた。「持って来るべきだってことを知らなかったんです」と私は付け加えた。

「どうやらロジャーがあなたを乗せて運転して回らなきゃならないみたいね」とメアリアンが言った。

「あなたはマニュアル車の運転は知らないでしょう？」

「ゴロカで習いました」と私は言った。

翌朝夜明け前に、私はサナとサユマを連れて、別の村に向けて車で出掛けた。幹線道路から細い道に入った。それはほとんど車の通らない道で、何年も前にブルドーザーが通ったわだちに過ぎない。雨が再び降り出し、たちまち泥の中に深い溝を作りはじめた。ちょっと雨が降っただけでもこういう道は、通れなくはならないまでも、危険になる。車は定期的に泥沼にはまり、我々は素手で車をそこから引きずり出さなければならなかった。あるところで、車が斜面を横向きにずるずると滑り落ちはじめた。底まで落ちきったあと、私は車をまともな向きにしようと格闘し、なんとか道に戻すことに成功した。もう一、二キロ行ったところで、またしても車は泥にはまって、もう一度押し上げなければならなかった。道を歩いていた数人の男が座り込んで見物している。

「手伝ってくれる?」

「お金をくれる?」

「いや。」私は余分な金を一銭も持っていなかった。

彼らはそのまま座っていた。ついに我々が車を引っ張り出すと、彼らは立ち上がり、車までやって来て、乗せてくれと言った。ショックを受けて、私は余分なスペースがないと言った。彼らの思い込みにはびっくり仰天させられた。彼らは白人が無限の金と物資を持っていると信じている。彼らは自分たちの行動が、私の彼らに対する態度に影響するとは考えてもいないのである。彼らは私を、自分たちと同じ人間だと見ていないのだと私は感じた。

車でさらに進んだが、五、六キロ行くと橋が壊れていた。車を乗り捨て、残りは歩かざるをえなかった。その晩車のところまで戻ってエンジンをスタートさせると、バッテリーの調子が変だった。ヘッドライトもワイパーもなしに、私は暗くなりかけた雨の中を車で前進した。湿った灰色の靄が立ちこめて、地平線も空も茫漠としていた。あまり急にギアを変えると、エンジンが二度とかからなくなるのではないかと恐かった。暗くなる前にワイサに着きたいので急いだ。家に着いたときには疲れきっていて、十時間か十一時間眠った。

　一日休みたかったが、患者と仕事があらゆるところで私を待っている。翌朝私は車のバッテリーの端子を直した。配線がきちんと接続されていなかった。もうエンジンはなんの問題もなくかかった。

　アメリカにいたら私は、自分で車を直そうなどと思いもしなかったことだろうが、ここではほかにどうしようもない。私は車修理の基礎を学ばざるをえなかった。誰もが自分の文化のテクノロジーのすべてを知っているニューギニア人に比べると、西洋人は専門化しすぎていることになる。

　午前中私は、遠くにある別の村落に車で行った。「どっちの道がいいだろう?」私はサユマに聞いた。彼は左を指さした。途中で、車を止めて彼のワントックを乗せて欲しいとサユマは言った。あとでこの道のほうがずっと遠回りで、でもサユマにとっては、仲間を車に乗せてやれるので好都合だったのだと分かった。私に嘘をついても、サユマは良心の呵責などまったく感じていないのである。決定的で絶対的で反駁できない、私の知っている「真実」というものは、ここには存在しないのだ。いかなる書類も文書もないので、ここでは何事によらず明証性や客観性は乏しいのである。パプアニューギニアは、伝統的に、書かれた法律も歴史も事実も持たなかった。あるのは口頭で伝えられることだけだった。どちらのルートをとったらいちばん早く目的地にたどり着けるかは、ガイドたちにとっては、私が誰をどこに連れて行けるか、また自分たちが誰を訪問したいと思っているかに比べたら、副次的なことなのだ。「事の真相」という考え自体が文化的に作られたものなのだと私は気づいた。

運転していて、道端を歩いている男を追い抜いた。「ストップ」とサナが私に言った。「私はコミッティー」と男は言った。彼は地方議会の議員だった。「コミッティー」が彼の名前となっていた。「私を車に乗せなければなりません。」

「彼を車に乗せなければなりません」とサユマも繰り返した。

「いいよ」と私は言った。コミッティーは乗り込んだ。

「私に水槽をくれなければなりません」と運転している私に彼は言った。「一つもらえるものと思っています。」

「ロジャーは二つの村だけに水槽を据え付ける予定なんですよ」と私は説明した。「ワイサとプロサで、それは、水槽があることで、人々の健康状態がどう変化するかを調べる、調査の一環なのですよ」とさらに説明を付け加えた。この大臣はアワンデに住んでいた。ワイサやプロサとは別の地域だ。

「でも彼も水槽を欲しがっている」とサユマは言った。

しばらく行ったところで男を降ろした。ワイサに着くと、歩いているロジャーに出会った。「アワンデのコミッティーが水槽を欲しがっています」とサユマは彼に言った。

「『だめだ』と彼に何度も言ったよ」とロジャーは答えた。

「でも彼は地方自治体の大臣で、水槽を欲しがっているのです」とサユマは言った。

「水槽はワイサとプロサの人たちの分だけしかない」とロジャーはいらいらして答えた。「水槽がどれだけ人々の役に立つか知るためなんだ。」

「私は彼にそう言いました」とサユマは、ロジャーを喜ばせようとし、良き市民らしくみせかけようとしてそう言った。

フォレ族は水がきれいかどうかに頓着しなかった。彼らはきれいな水が欲しいから水槽を欲しているのではなく、それについてくる現代テクノロジーの成果、つまり雨水を集めるのに使う波形トタン屋根が目当てなのであった。男たちは水槽の所有者という地位そのものと、その目新しさにも惹かれていた。科学的思考をしない彼らは、健康や健康的な食べ物（彼らは脂を好んだ）や衛生について、我々とは違った考えを持っていた。年長の人々は、尊い年配者の印として何層もの固まった泥――何年にもわたって堆積していったものだ――を顔に塗りつけていた。

家に帰るとゴロカで働いている医者の夫婦、ビル・タウソンとテリ・タウソン、それに彼らの息子で三歳ぐらいのティムが遊びに来ていた。ティムは、ときどきおしゃぶりをくわえてはいたが、だいたい歩けるようになったところだった。テリはティムが外によちよち出て行ってもほとんど注意を払わず、読書や会話を続けた。ニューギニア人の母親はこれとは対照的に、子供が五、六歳になるまで、乳をしゃぶらせながらどこにでも連れていった。

あるときティムは隣のソバの家の庭に侵入し、野菜を踏みにじった。ティムを見るとソバは走り出て来て、ティムに向かって現地語で、次にはピジンで、出て行けと叫んだ。ティムはときどきおしゃぶりを口から取って指を唇に当て、「ブブブブブブ」と呟きながら指を上下に動かした。それからティムは家に逃げ帰った。ソバは腹を立てた。ニューギニア人が西洋人を怒らせるのと同じくらい、西洋人も容易に彼らを怒らせるのだと分かった。

車があるので今では前より遠くまで行けたし、情報不足を補う二度目の聞き取り調査をしに、同じ村を再訪することも容易になった。だからこそケタビ村に第二の患者群を見つけることができたのだった。最初徒歩でそこに行ったときは、村中の人が葬式でどこか他の村に出掛けていた。それで最近亡くなった二人の患者、ピカグとイヤミについての情報は得られなかった。車があるので、この二人の血縁関係について情報を集めに行き、また戻って来ることが可能だ。私はサナとサユマを連れて出掛けた。一一時に着いたので、たっぷり時間があった。ガイドたちが何人かの男と話をし、その男たちは年配の女性を幾人か連れて来た。女族長たちは村の古株であり、自信に満ちた様子で行進してきた。時間は充分あったので、家族の病歴をたっぷりと聞くことができた。

ピカグとイヤミは同じ家系に属していて、つい最近、一年と間をおかずに相次いで亡くなったことが判明した。彼らは生涯に一度だけ饗宴に参加し、それはピカグの母トミシの葬式のおりのことだった。その葬式に出席していたという年配の女性タニヤは、あと二人の老婦人とともに話をしてくれた。「私はあの一族の人間ではありません」と彼女は私に言った。「あの葬式に出ることは出たけれど、あまり深くかかわりませんでした。女と子供がトミシを食べようと彼女の庭に集まって、トミシの娘のピカグが死体のいちばん近くに座りました。」そのとき幼児のイヤミは二歳だった。二十八年後、ピカグは一月に、イヤミは六月に発病した。私は系図に書かれた全員を、一人一人辿ってみた。女性と子供は十三人で、その人たちはカニバリズムに参加した可能性があった。うち十人が実際に参加し、そのうち八人が後にクールーで亡くなった。クールーで死ななかった二人のうち一人は出産のときに亡くなった。最後の一人は当時幼児だったイリルという男性で、今も健在だ。この人も私に「私も饗宴に参加しました」と話してくれた。「でも小さかったのでよく覚えていないんです。」

まだ日が出ていたし、雨もすぐには降りそうもなかった。トラックのお陰で早く着いていたので、私はケタビとそのすぐ近くのアイまたはプロサ＝タカイの出身である六十六人の患者の全員について調べてみることにした。

その日トミシの庭に四十五人の人が集まったことが判明した。うち二十一人は彼女と同じ村落の出身で、彼女をよく知っていて、その死を最も悲しみ、死体が切り分けられるときいちばん近くに陣取っていた。この人たちは、皆その後の二十八年間の様々な時期に、一人また一人と死んでいった。患者の中で葬式に参加していなかった二十一人のうち、七人は他のところに住んでいて、のちにここ出身の男と結婚したのだった。十三人はあとから生まれている。私はクールーの記録を調べてみた。彼らの生まれた年は皆葬式後で、一九五〇年代だった。さらに、トミシの饗宴後に生まれた人で、そこに参加したとされている人は誰もいなかった。以前にカールトンとマイケルが村の人口調査の記録を利用して調べたお陰で、すでに年齢が分かっている患者たちの生年月日との比較に基づいて、私はこれらの年数をすべて計算することができた。

トミシの饗宴の五十六人の参加者のうち、五十三人が後にクールーで死んだ。二人は今でも生きていて、もう一人はほかの原因で死んだ。潜伏期間は非常に幅があることになる。だがピカグとイヤミの場合は、ほかに親戚の饗宴はなかったのだから、二十八年という同一の潜伏期間だったことになる。

ここニューギニアで、私はこの伝染性の物質の毒性の凄さを立証しつつあった。一回の食事で、生まれて初めてその物質にたった一度さらされただけで、人間はクールーに感染してしまうのである。

このような事実や日付が何年も後に、狂牛病で何人死ぬかを算定する一助として、イギリスで使われることになるのだった。しかしまたこれらのデータは、そのとき村にいたほとんどすべてにあたる、何十人もの女と子供があらゆる饗宴に参加したことを示している。このようなわけでほとんどの村人は、一生にいくつもの饗宴に参加し、おそらく何度も病原体にさらされたのである。

周りを見回していた私は突然、同年代の他の人たちがすべてクールーで死亡したあと、なお生き残っている老婦人も幾人かいることに気づいた。なぜだろうと思った。タニヤの息子が病に倒れたので、タニヤもまた饗宴で病原体にさらされたことが明らかになった。母親は脳を子供に食べさせるからである。私はそこに居合わせたもう一人の老婦人、アナスガと話をした。彼女もよその村の出身で、饗宴には加わらなかったが、四人の子供をクールーで亡くしている。彼女自身と子供二人は生きていた。彼女は抗体か、もしくは病原体に強い遺伝的な何かを持っているのだろうか？　もしそうなら、その情報は世界中の人々にとって救いとなるであろう。ともあれこれまでは、そんな質問をすることすら誰にもできなかったのである。

さらに、何年も後には、クールーによる人口の激減から一般法則を引き出して、英国の人々の運命を予測する試みがなされたが、それはきわめて難しいことであった。イギリスで年間二十万人が狂牛病に倒れるだろうという推定は、一つにはパプアニューギニアの複数の村で、女性の人口の九〇パーセント、子供の三分の二がクールーで死滅したという事実に基づいている。しかしこれほどのクールーの蔓延は、何年にもわたって人々が病原体に何度もさらされたためである。つまり一度だけ狂牛病の病原体にさらされた人が誰も皆死ぬわけではないということになる。残念ながら、狂牛病にかかった牛にイギリス人がどの程度接触していたかは分かっていない。いずれにせよイギリスでの狂牛病による死亡推定数については、無謀にも低く見積もっている人たちもいる。そういう可能性もゼロではないにしても、死者の数は一般に考えられているよりもずっと多いであろうことは明らかである。

グリース（油）

数日後、伝導所にロナルド・モンローに会いに行った。「気をつけて」とサナが私に警告し、「エム・イ・マン・ビロング・グリーシム・ユ・トゥル」と付け加えた。今までにピジンで聞いたことがない言い回しだったので、サナがなんと言ったのか正確には分からなかったが、ロナルドが私を利用しようとするだろう、ということらしかった。

ロナルド・モンローは、タゴワ高校という大きな中等学校の、創立者で校長だった。一九六〇年代の初めにアメリカで、大学礼拝堂付きの牧師をしていた彼は、ある留学生をCIAにとりなしたことがあった。彼の教会は困惑して彼をニューギニアに追いやった。ここ熱帯雨林の真っ只中に彼は高校と、大部分、編んだ褐色の竹で作られている熱帯の宮殿からなる、巨大な複合施設を建設した。彼の住居の背後には、熱帯雨林で初めて目にする、鉢植えがずらっと並んだ広々としたテラスが広がり、眼下には滝が見える。滝はしぶきを上げて小川に流れ込み、ロナルドはその小川をせきとめて人口の湖としていた。湖面には周りの山々が映っている。

ロナルドは白髪の長身の男で、バハマシャツを着、白いズボンをはいていた。彼は私を自分の執務室に導き、「失礼」と言って後ろのドアから出て行った。数分後彼は、まるで秘密の通路があるかのように、

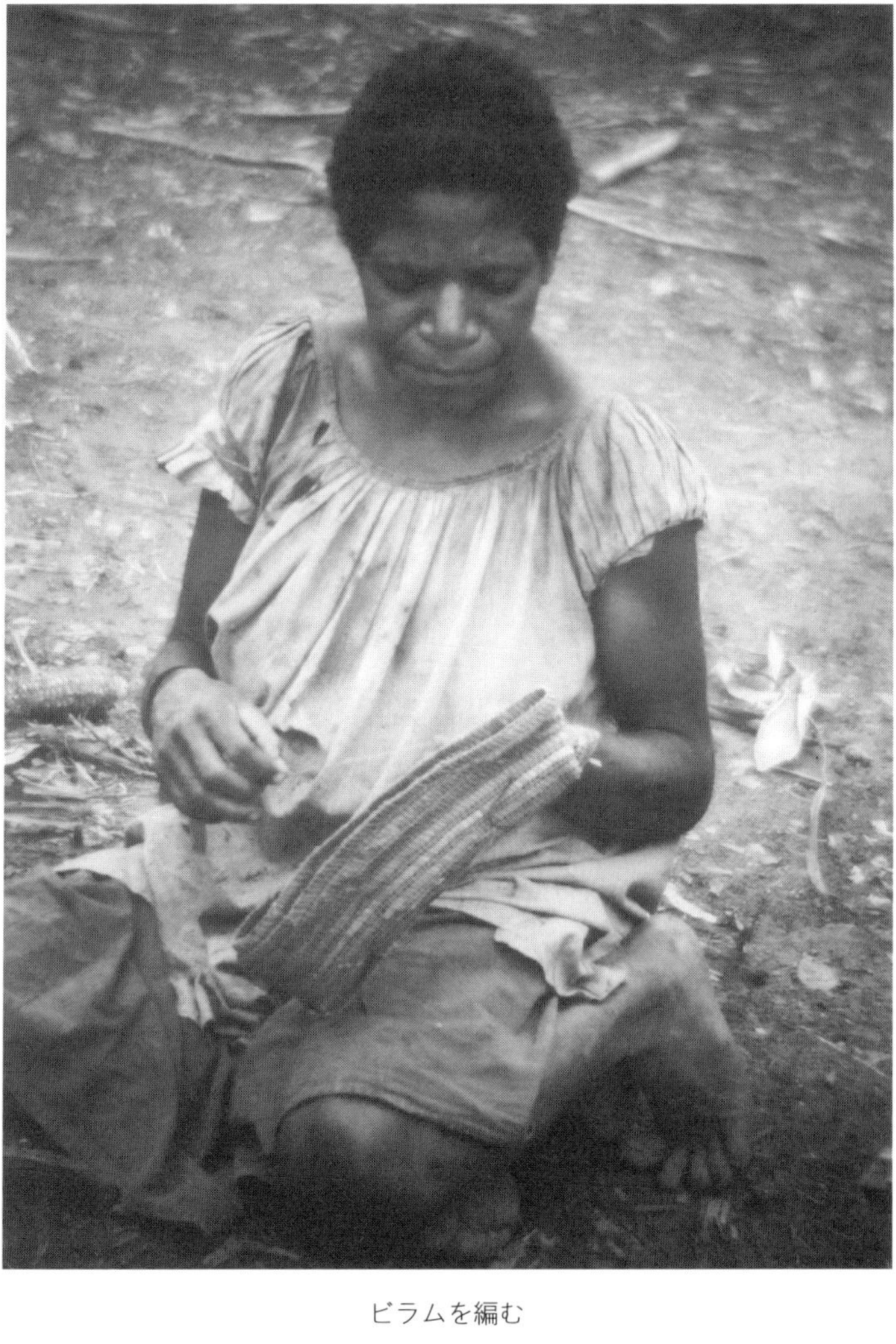

ビラムを編む

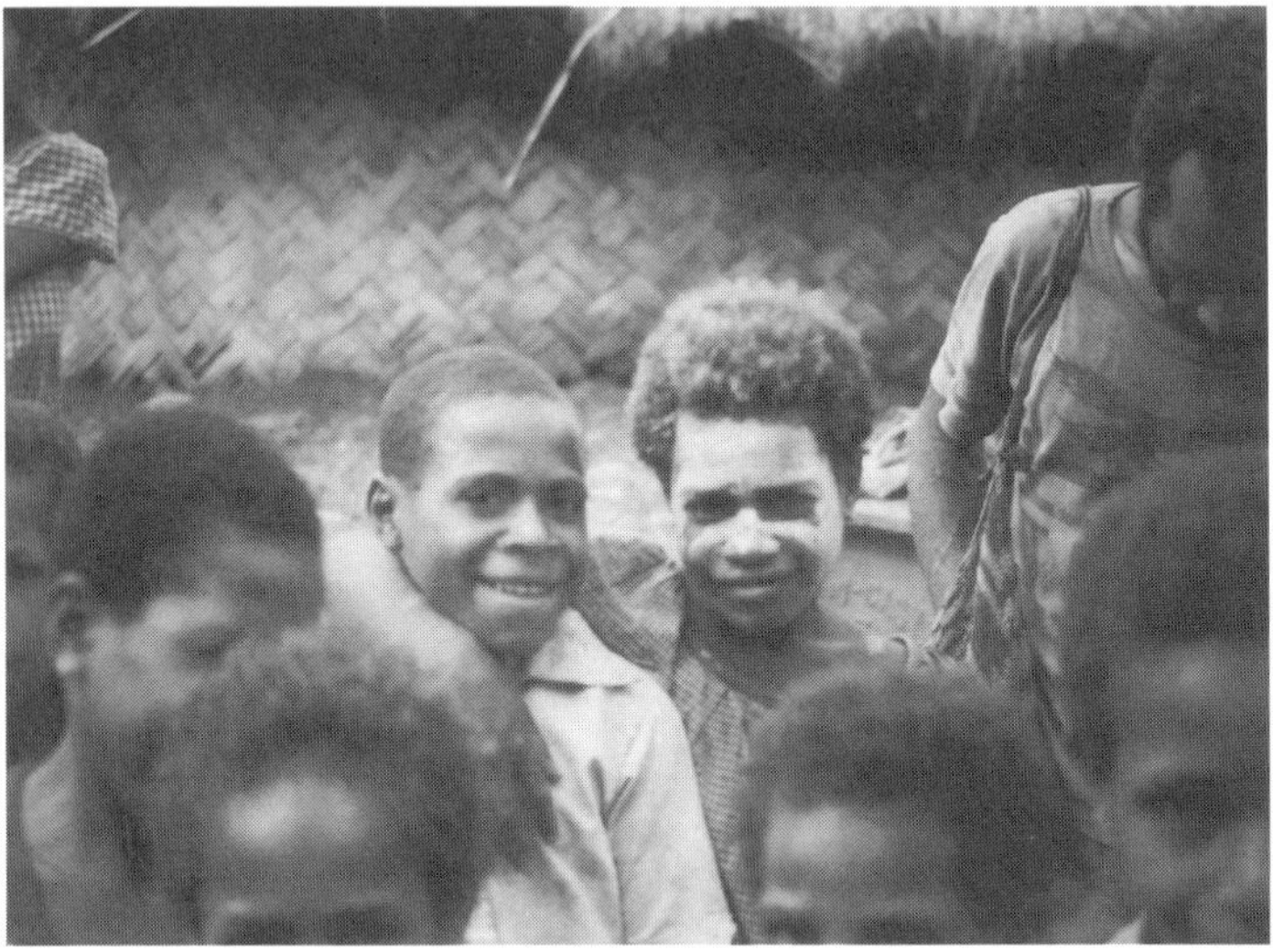

フォレの子供たち（一人は顔に塗料を塗っている）

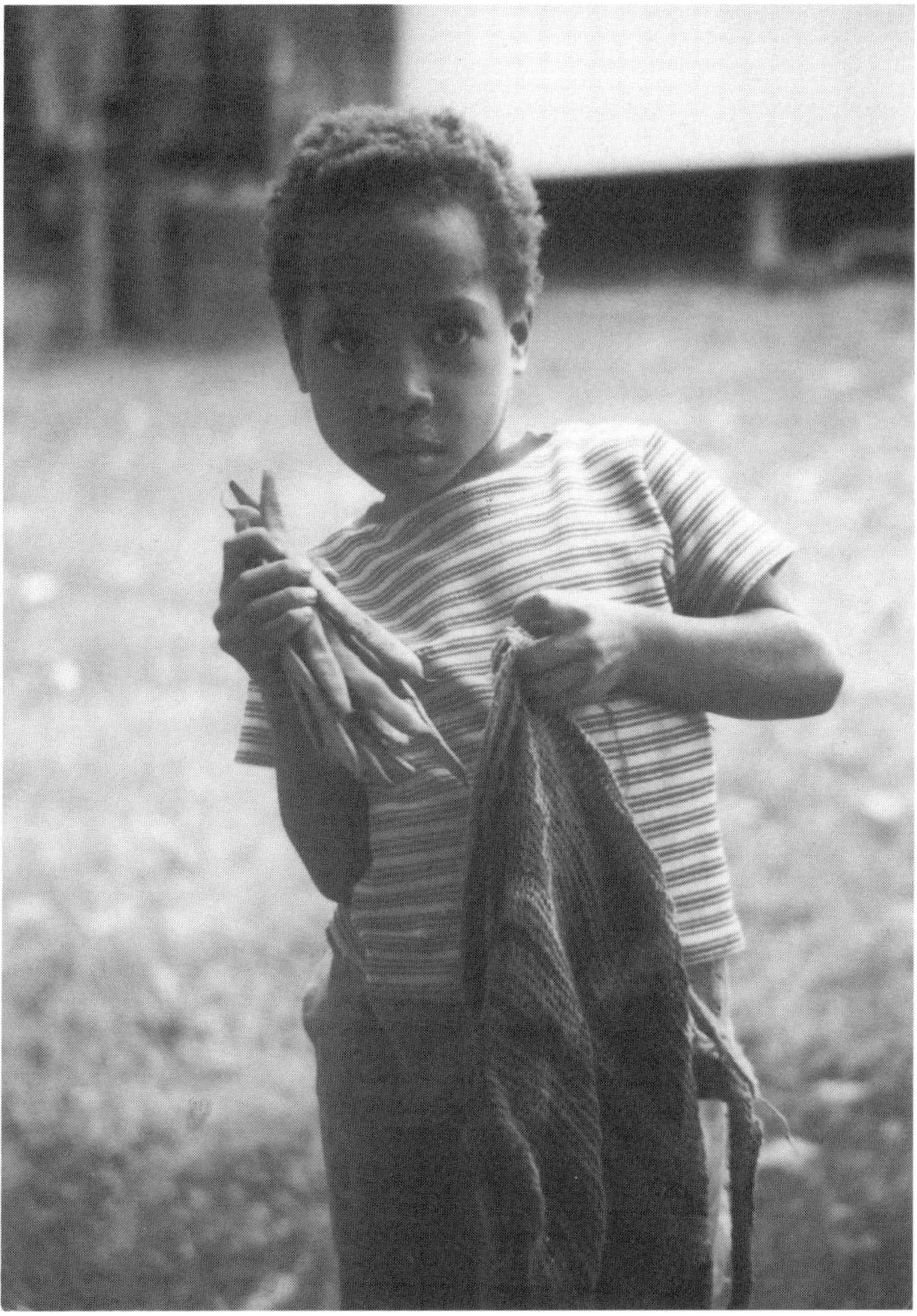

お手伝い

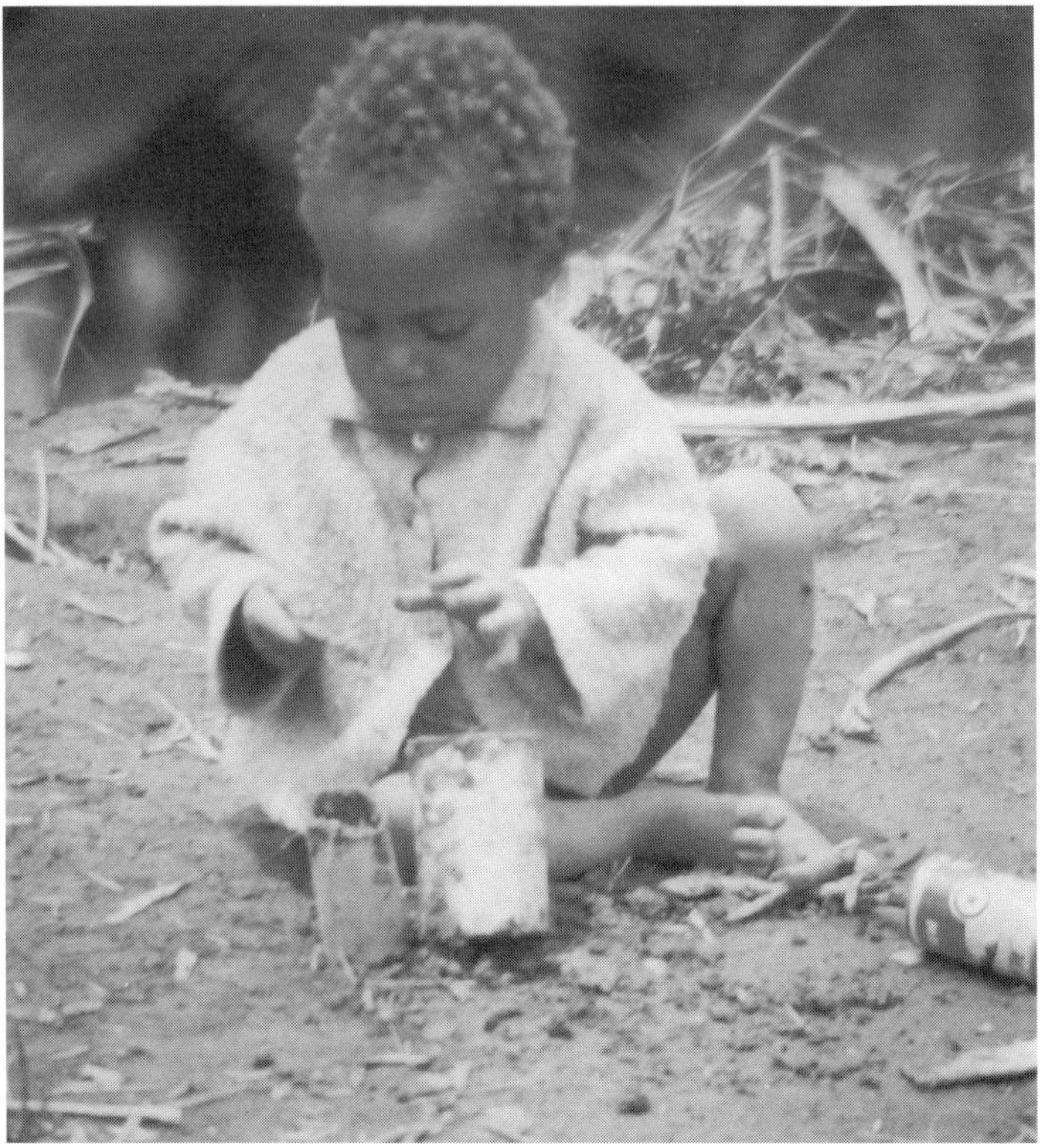

ひとり遊び

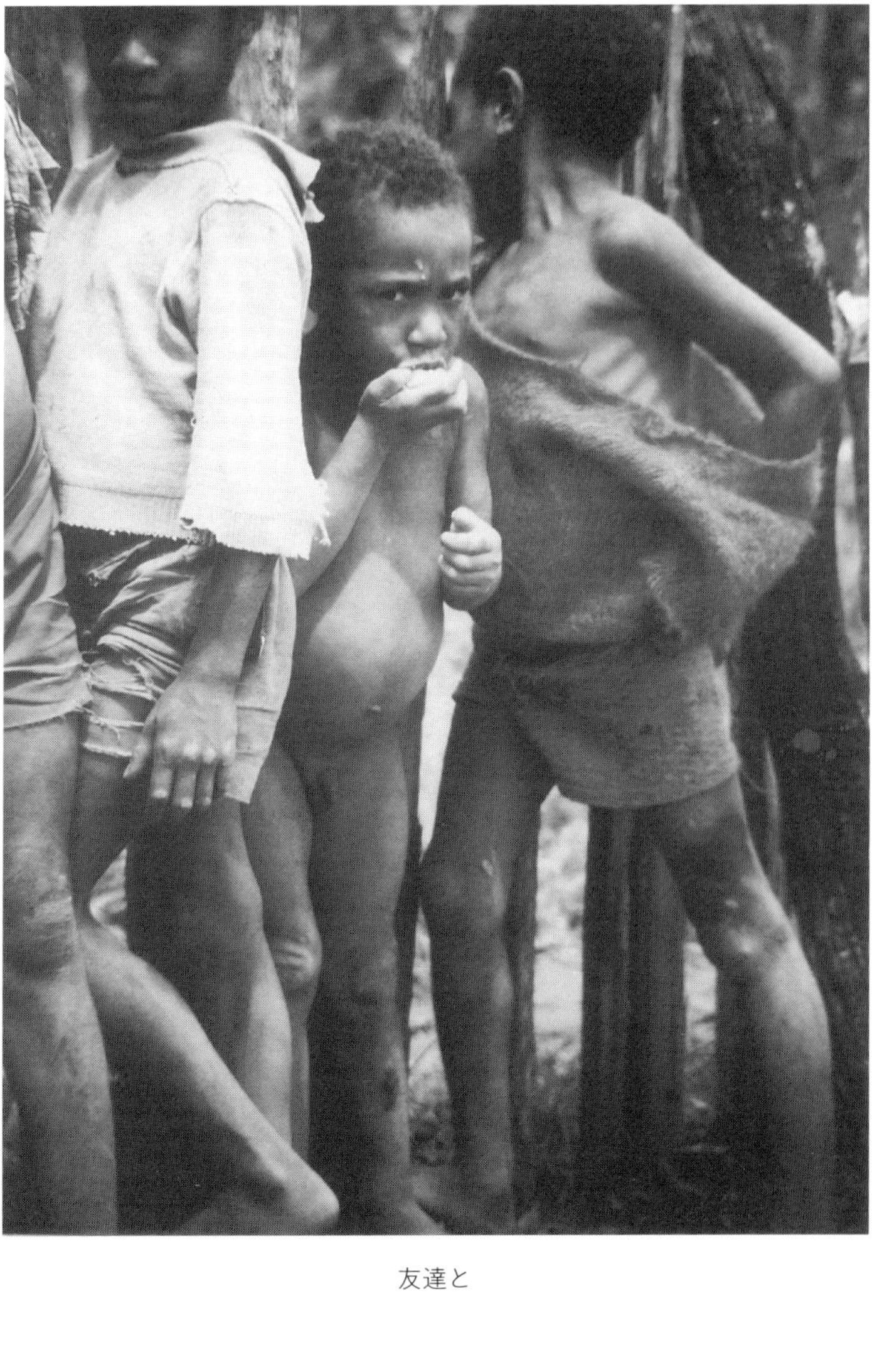

友達と

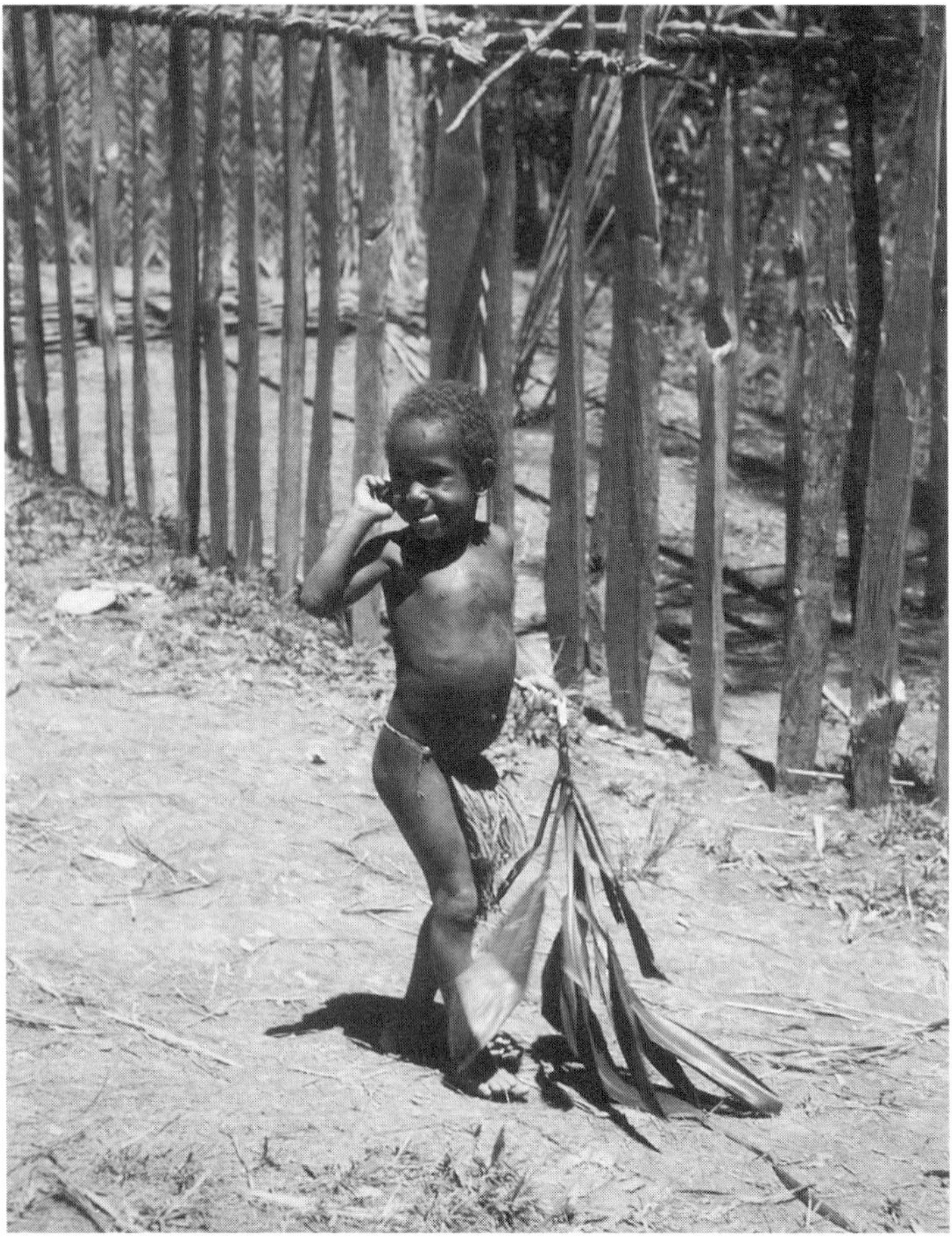

柵の前で

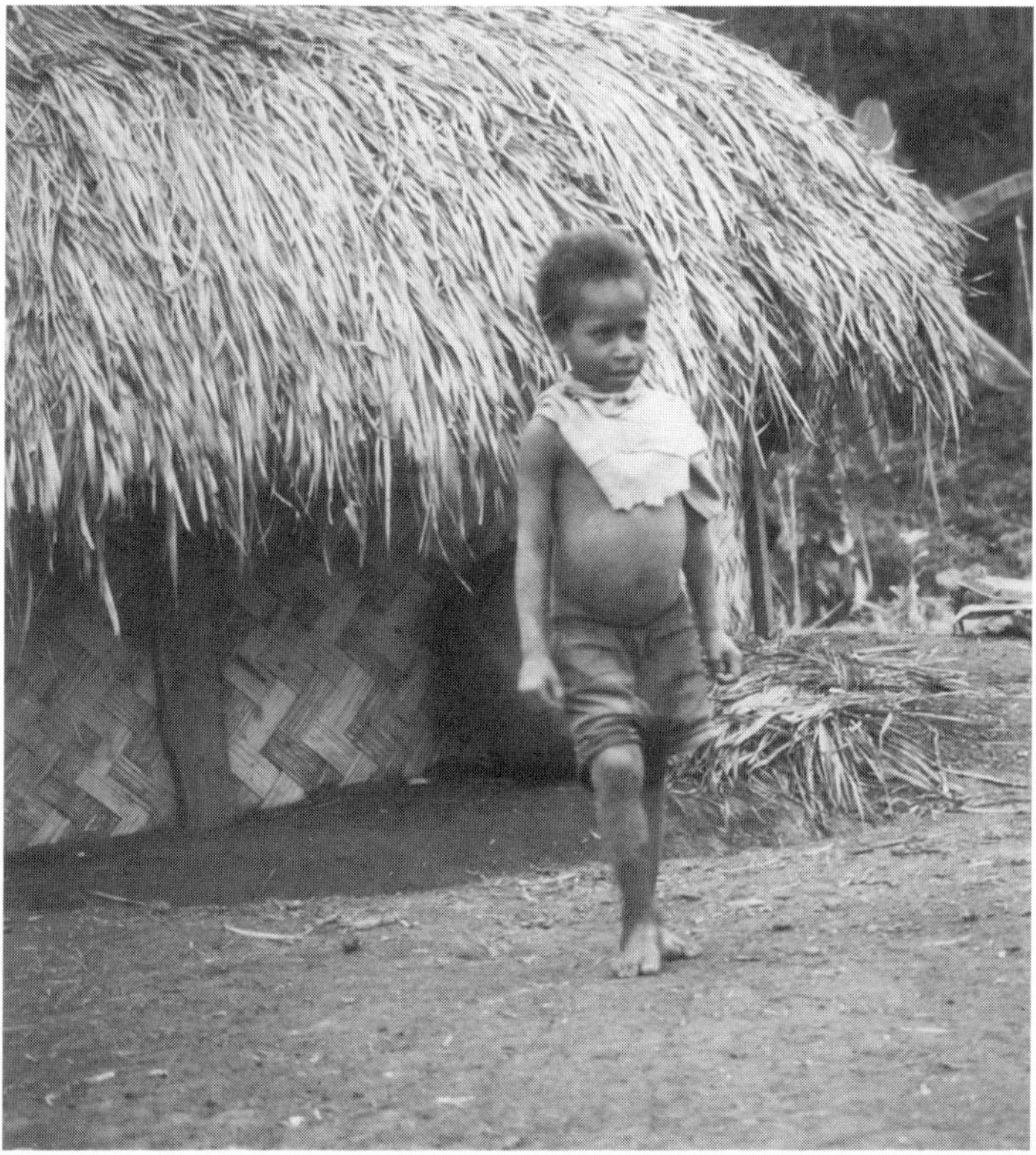

家の前で

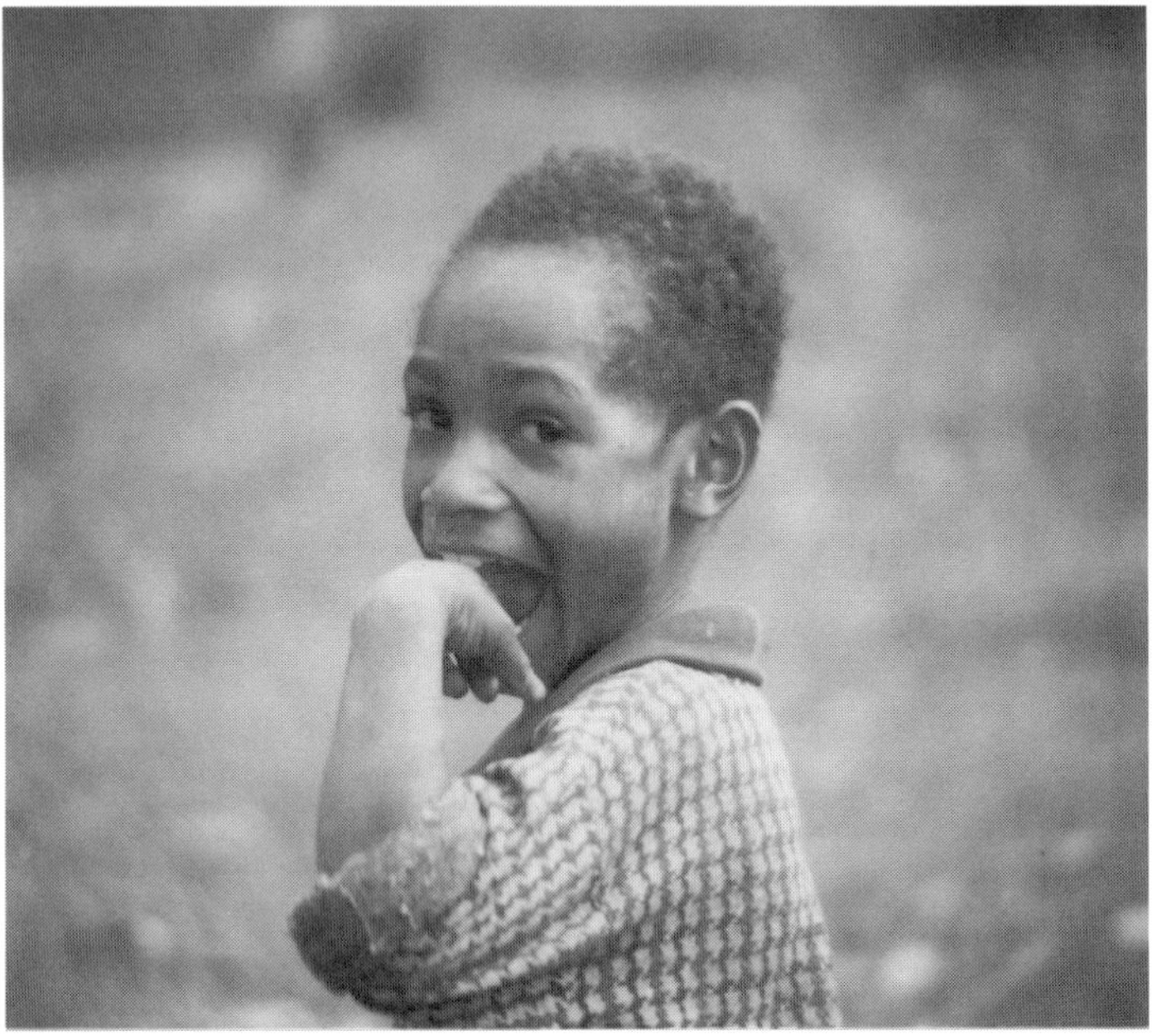

照れる子供

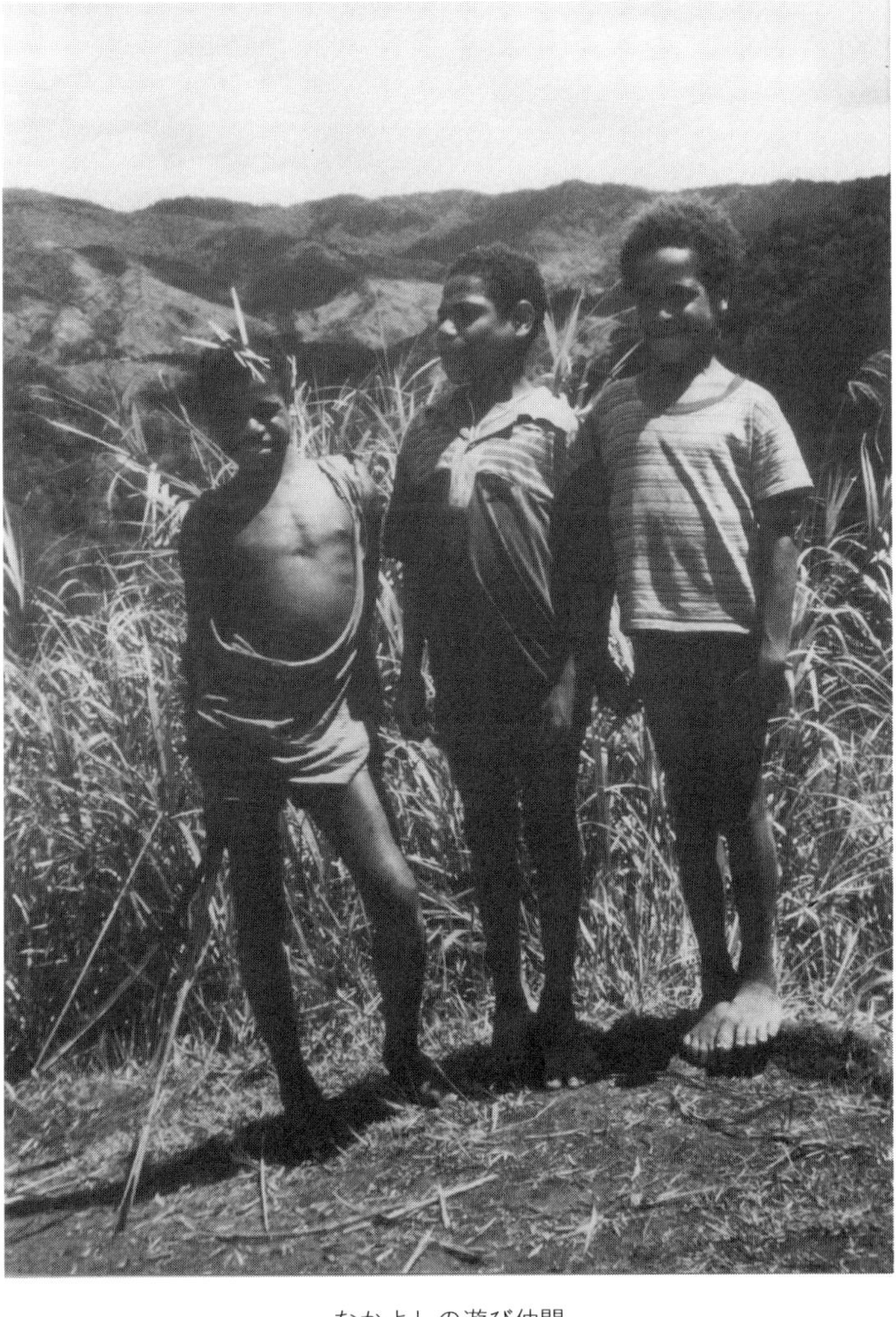

なかよしの遊び仲間

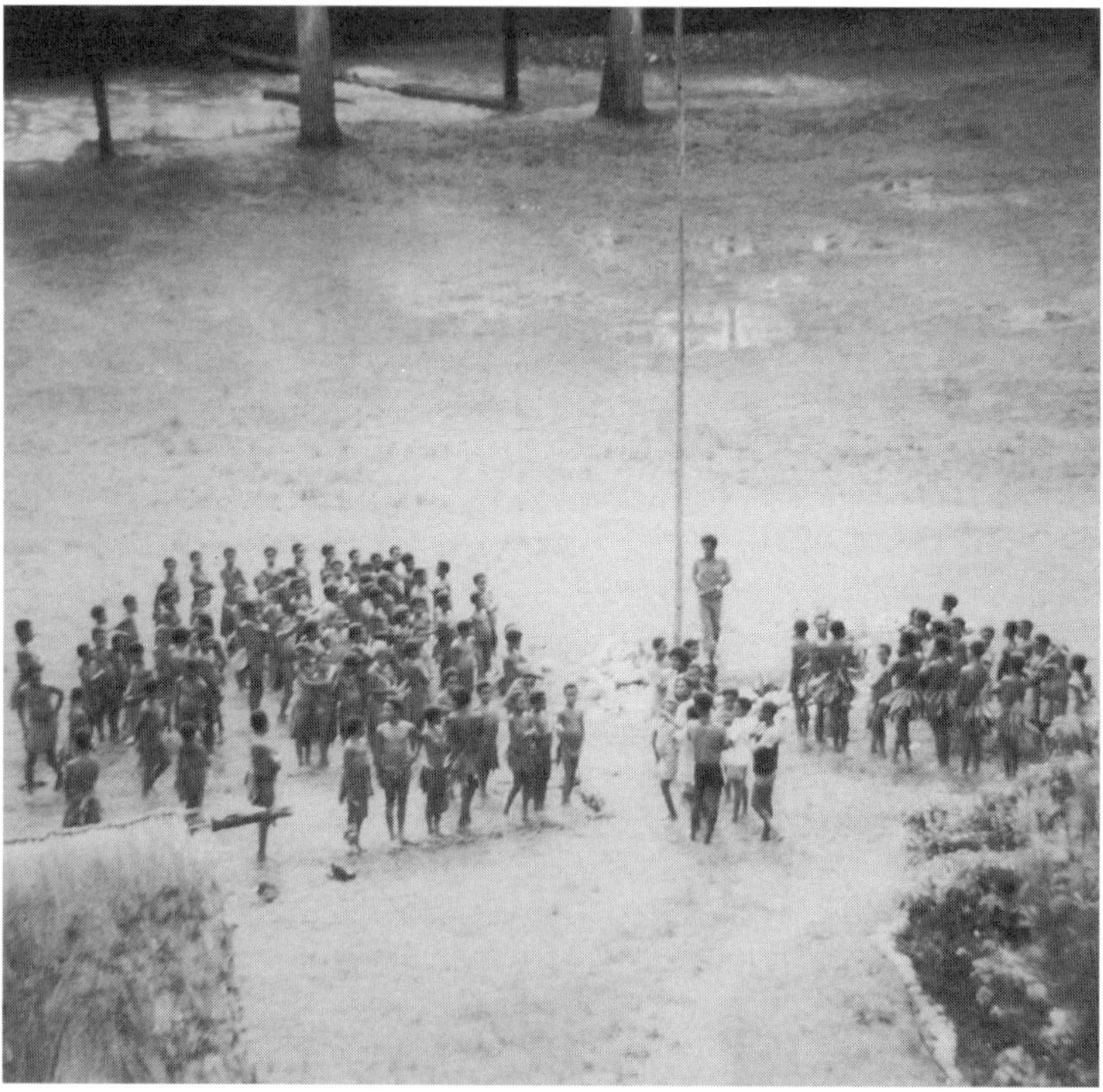

校庭にて・腰蓑姿の子供達

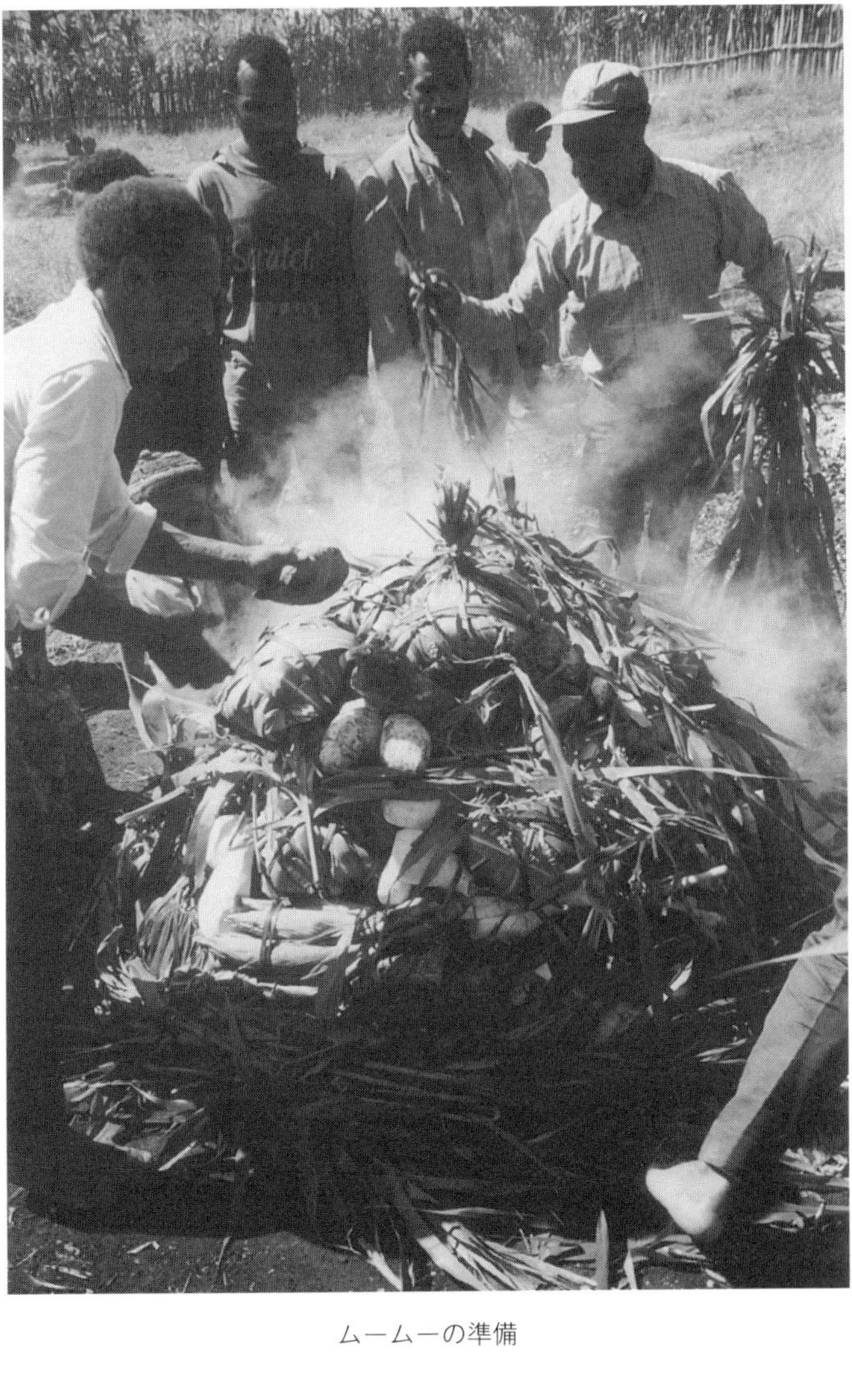

ムームーの準備

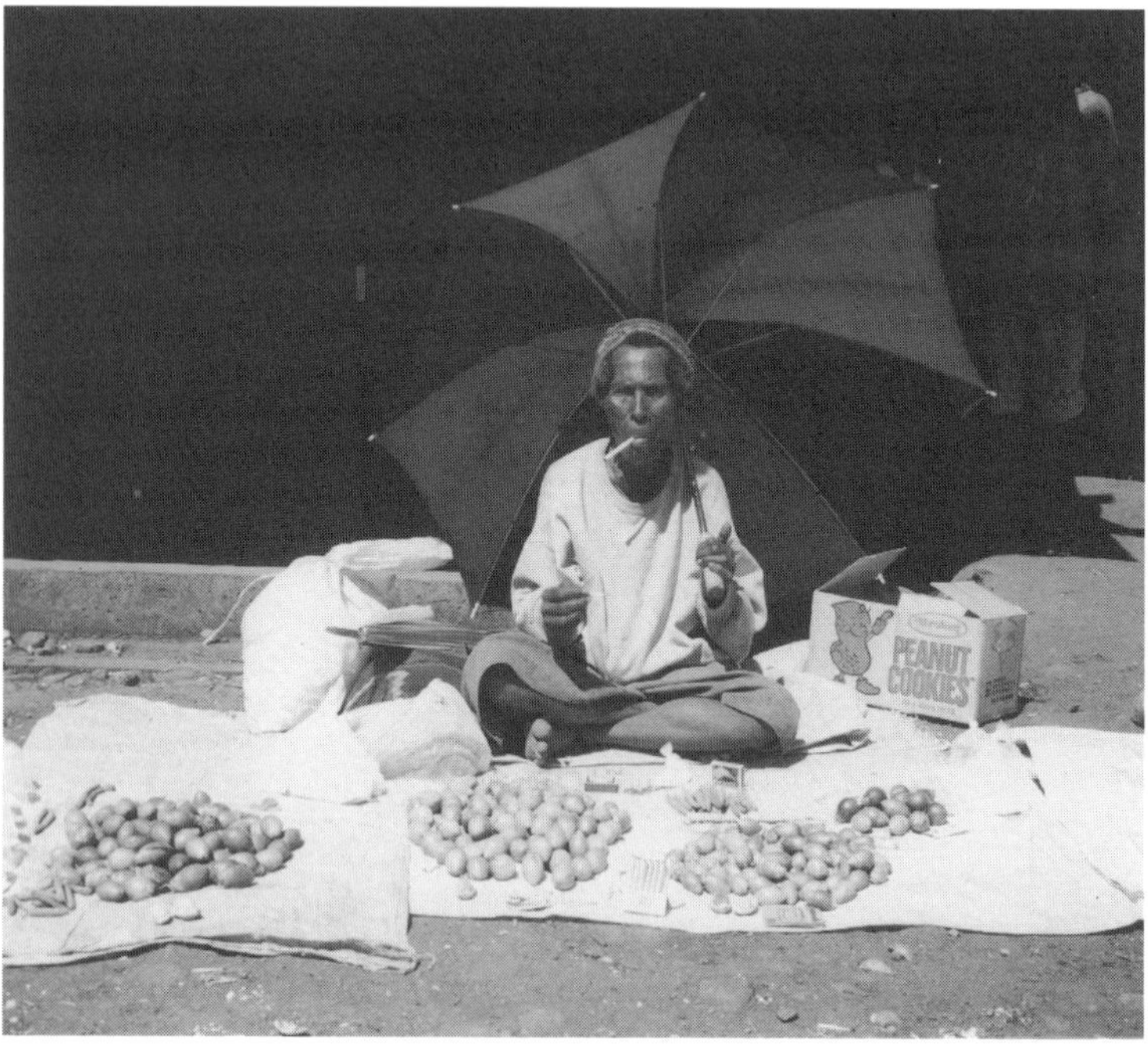

町の市場にて・ベテルナッツ売りの男

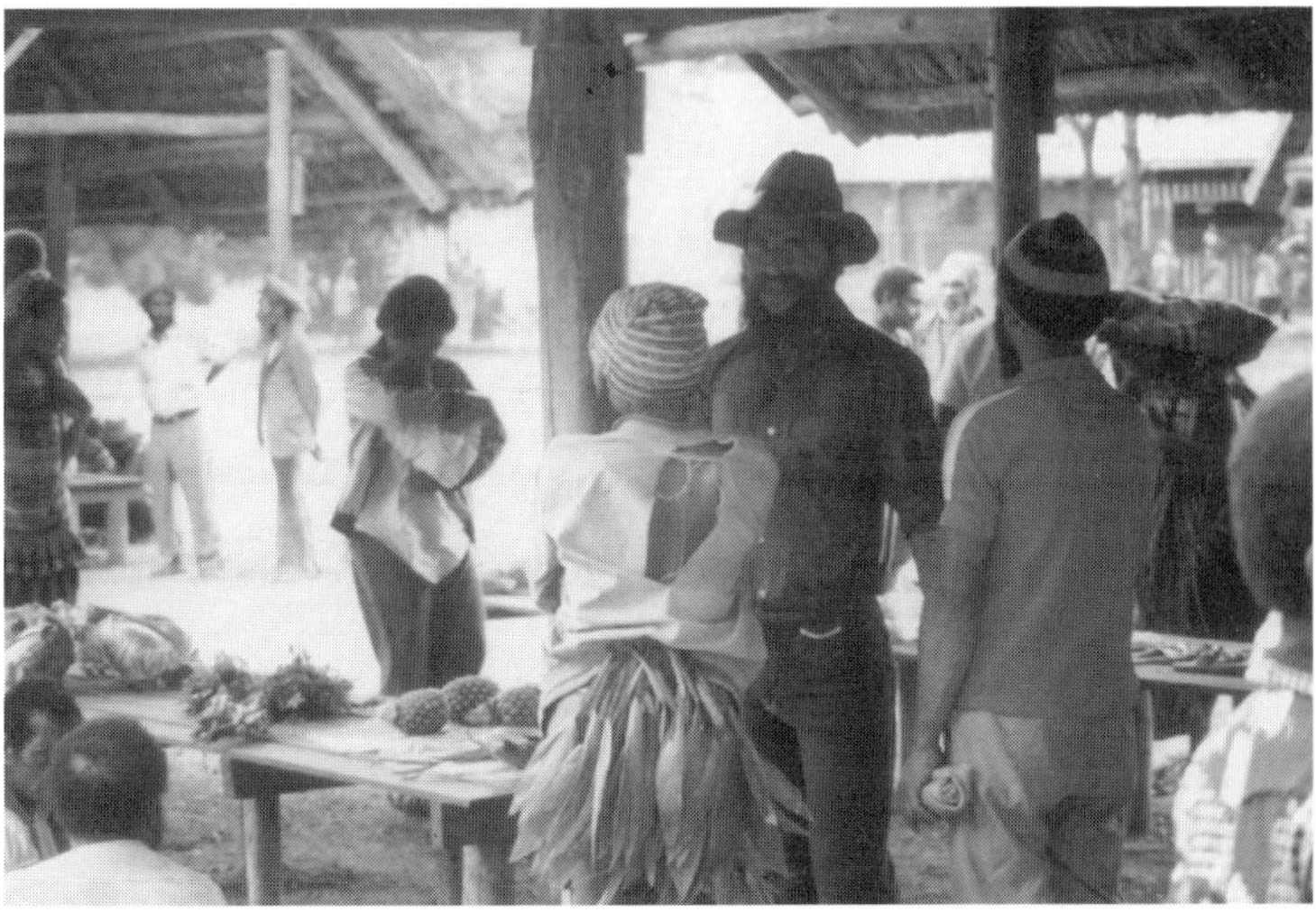

町の市場

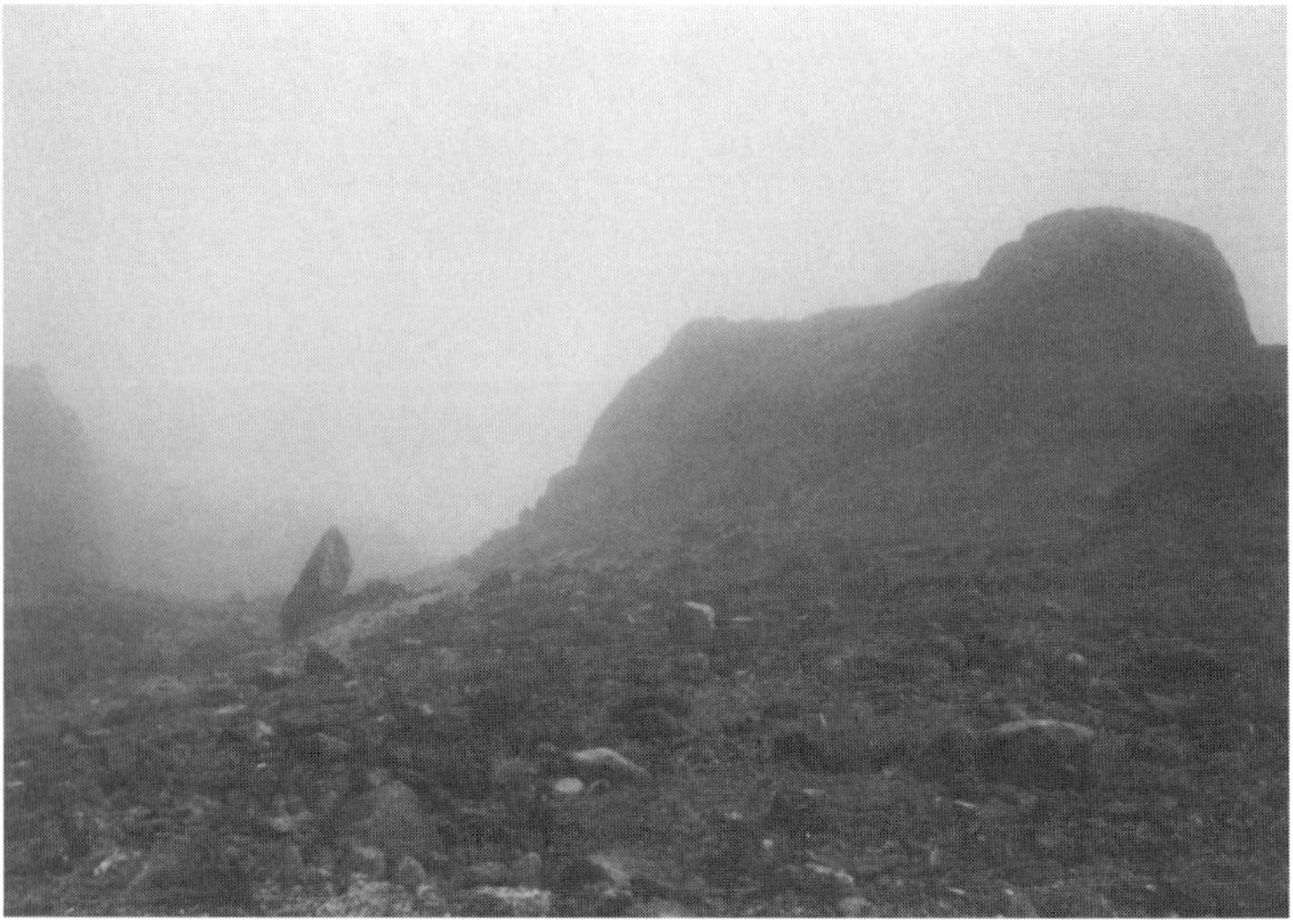

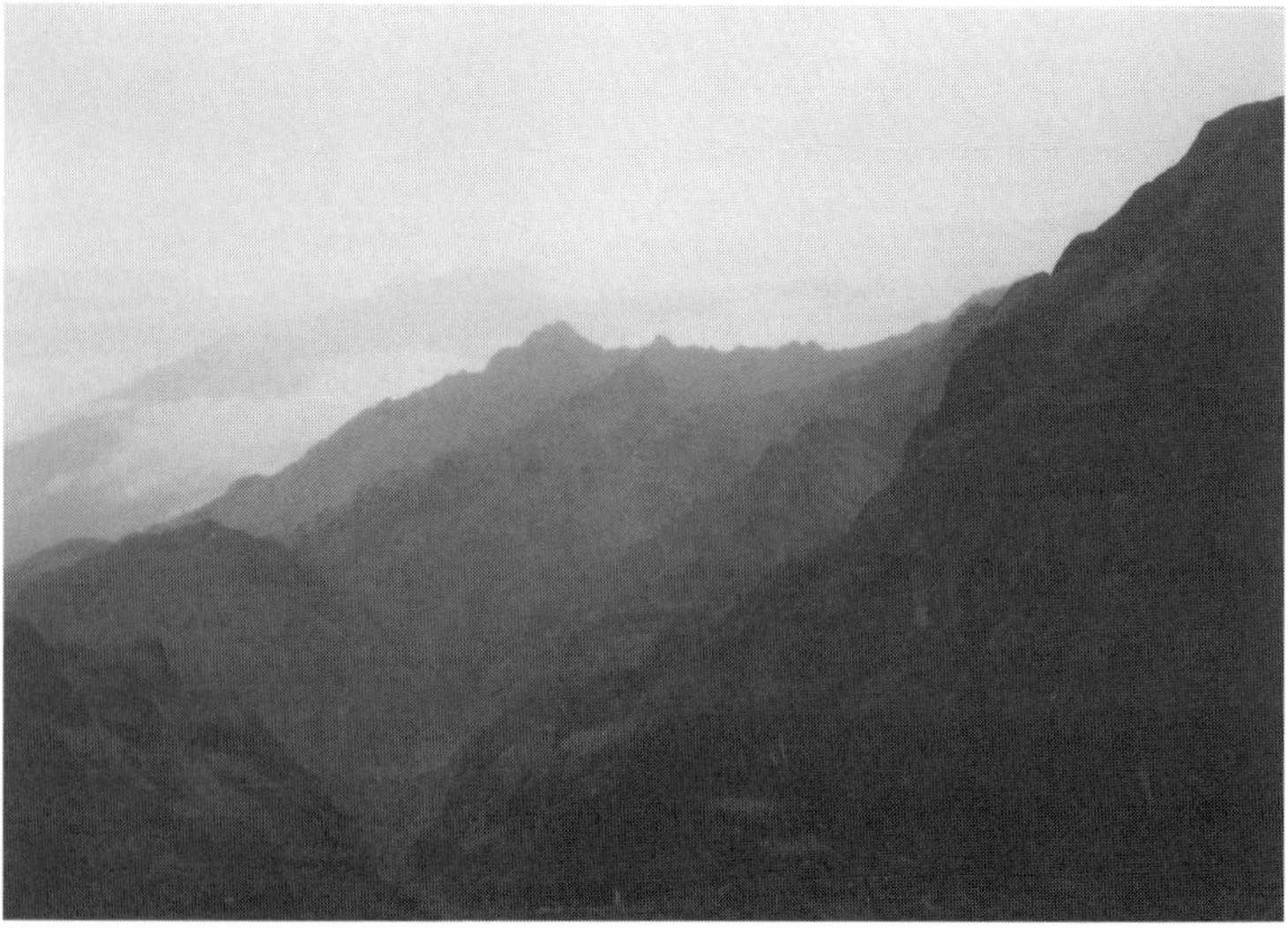

ウィルヘルム山

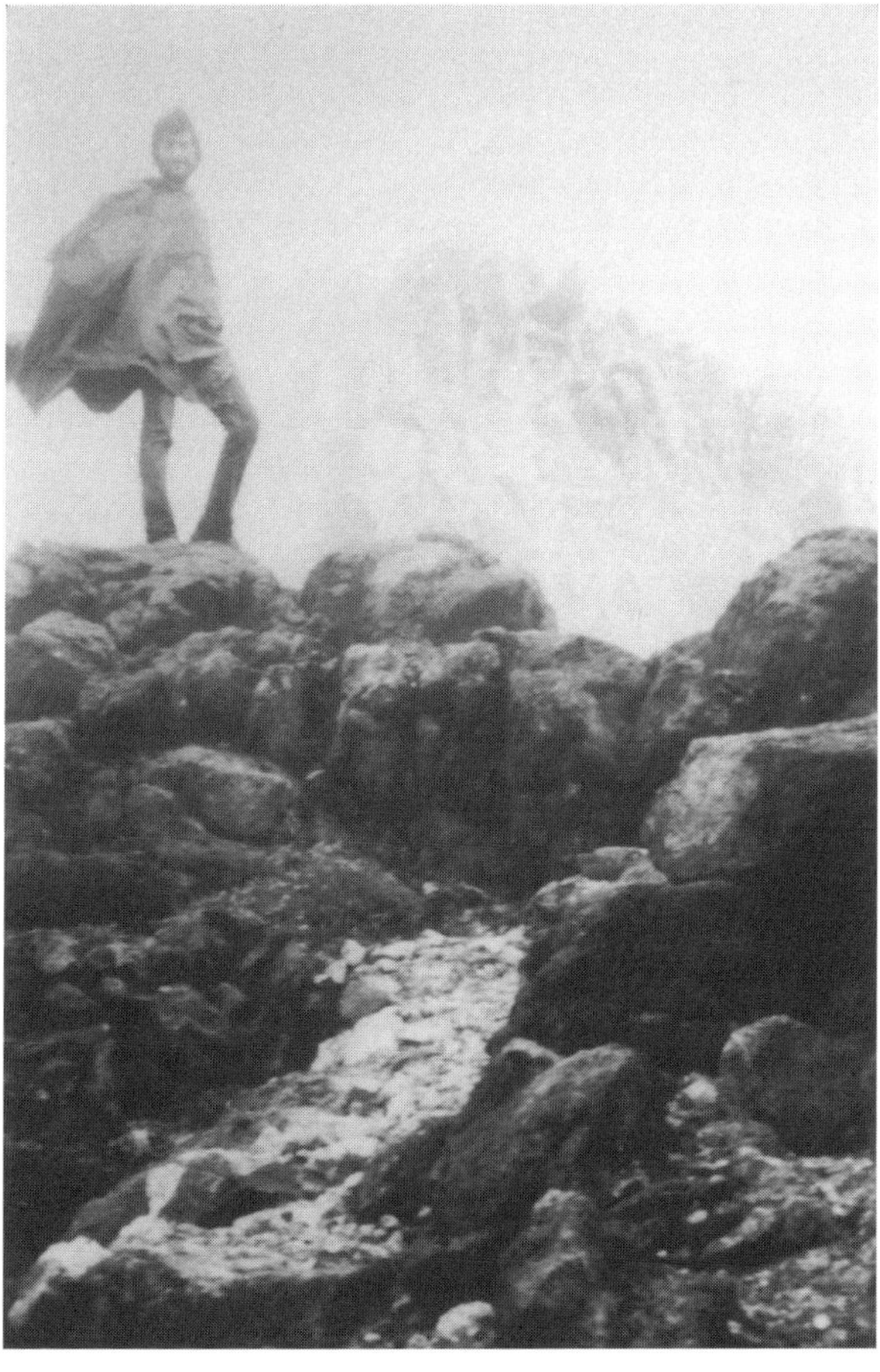

ウィルヘルム山の筆者

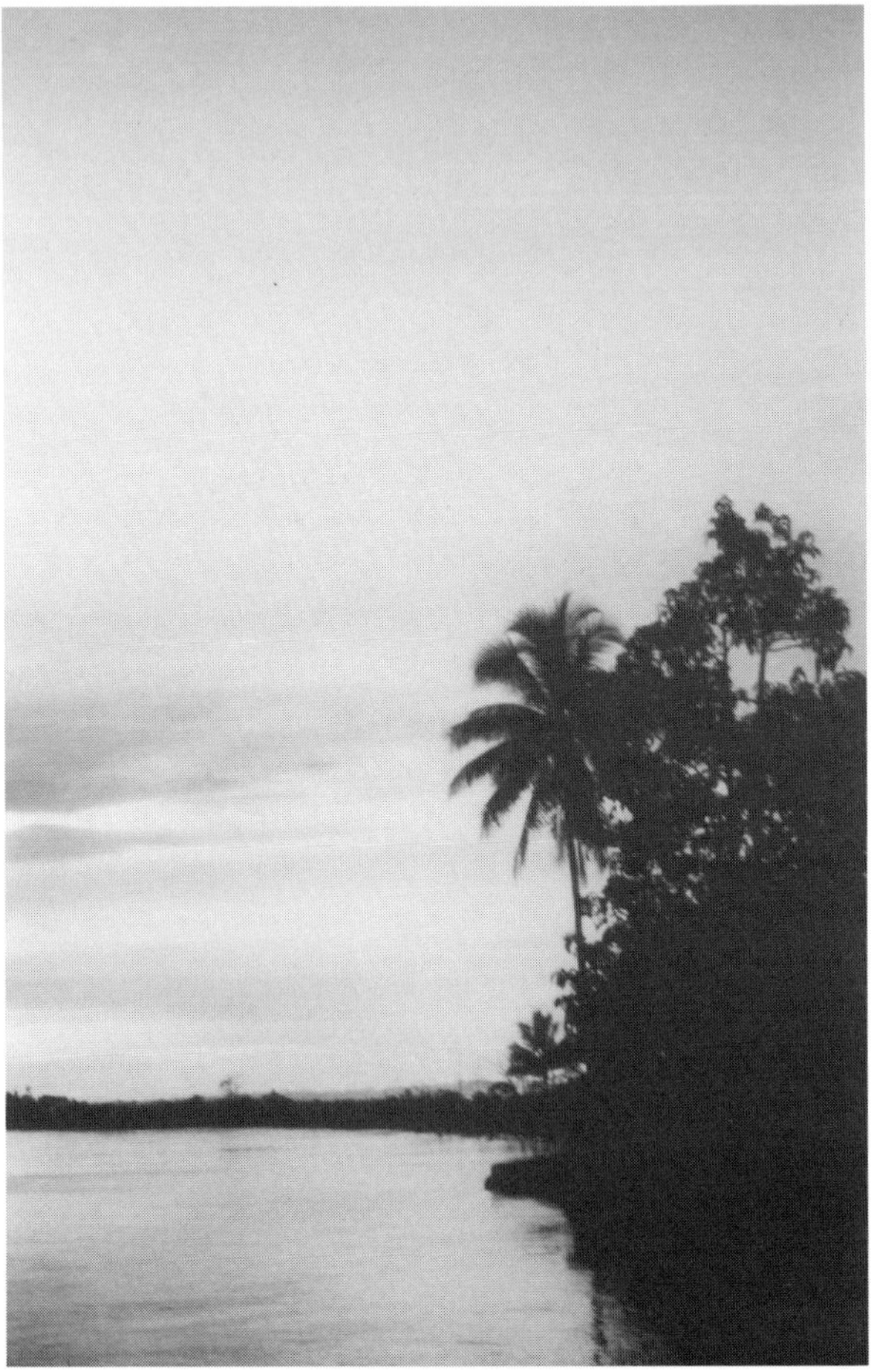

海岸からの眺望

脇のドアから戻って来た。その様子はまるでジェームズ・ボンドの映画『ドクター・ノー』のようだった。それから彼はおもむろに、彼の学校とその偉業について話しはじめた。前年の高校卒業式の来賓は元首相で、ヘリコプターでやってきたという。元首相が湖の前に立つと、巨大なワニが水面から顔を出し、口を開けた。そのワニは作り物で、そこから少年が現れ、「タゴワ高校にようこそ」と来賓を迎えた。

ロナルドには明らかに興業的手腕があった。さらにその一年前、カリフォルニアでの基金設立式典のときには、来賓が席に着くや否や、半裸体のニューギニア人の少年たちが突然室内に押し入り、中央通路につめかけ、矢を射、その矢は来賓の頭上数センチのところを飛んでいった。少年たちは演壇まで行くと半円形となり、三部合唱で賛美歌を歌いはじめた。もともと寄付するつもりで来ていたお客たちは、ほっと胸をなでおろし、何百万ドルも寄付していったのであった。

生徒たちはそれに先立つ数カ月間の工芸の授業で、木の実やビーズを糸に通してネックレスを作り、バナナをかたどった粘土の入れ物に入れ、基金設立式典のお土産とした。実のところフォレ族は、そんなネックレスを今までに作ったことなどなかったのである。

宣教師たちはニューギニアのために大いに貢献したが、必ずしも好かれていたわけではない。一九六八年、西ニューギニアのセング谷、あるいはイリアン・ジャヤで、とりわけ傲慢な宣教師たちが、ヤリ族の人々にキリスト教への改宗を強要した。おまけに彼らは現地語がよく分からなかった。そして「あなたの隣人を愛せ」を翻訳し損なった。「あなた自身からあげなさい」という意味の「オク・ニトゥ・トゥク」と言うべきところを、彼らは「オク・ナプ・トゥク」と言った。これだと「盗め」ということになってしまう。宣教師たちはかくしてキリストを「盗み」の神として人々に受け入れさせようと骨を折ったことになる。村人たちは警戒のあまり、宣教師たちを殺して食ってしまった。自分たちが白人より強いことを示すために、当時人々は、宣教師の指を近隣の村の人々に見せた。

ロナルドは私に、また来て生徒たちに話をしてくれと言い、「次の火曜日はどうですか」と尋ねた。「いいですよ」と私は答えた。「来られない場合は連絡します。」帰ろうとしていると、彼は病気の少年を診てくれと言った。

「この子はマラリアにかかっていると思いますか？」私がその少年を診たあと、ロナルドは私に聞いた。

「分かりません」と私。

「その可能性もあると思いますか。」

「あるかもしれません。」

「オカパ病院にこの子を連れて行ってくれませんか。」

「私が？」

「ええ。あなたは車で来ているし、医学の知識がある。彼にとっては願ってもないことです。」

「でも、ええと……」

「ここにいる全員にとってもありがたいことなのです。」そういうとロナルドは満面の笑みを浮かべて、私の肩に手を置いた。

「私は……」

「そうですよ、ものすごく助かります。そうして下さったら私は本当に恩に着ますよ。」彼がしつこく言い続けるので、断るのはとても難しくなった。プレッシャーに負け、私はついに承知せざるをえなかった。

いざ出掛ける頃には雨が降り出していた。車が突然動かなくなったとき、私たちはまだ暗い中を進んでいるところだった。私はエンジンを切って車から降り、フードを開けて配線をいじくってみて、フードを閉め、なんとか車をスタートさせることができた。どんどん暗くなってくる雨の中を私たちはさらに前進した。ロナルドに頼まれた用事のために、帰りの行程は五時間余分にかかった。オカパに行くのに二時間、そして家に帰るのに暗いぬかるみの道を三時間だ。ロナルドの学校には車も運転手もたくさんそろっていることをあとで知った。

帰宅する途中、サナに会った。「ユー・ルキム・ロング・ロナルド?」（ロナルドを見たか、あるいはロナルドに会ったかの意味）とサナは尋ねた。

「うん」と私は用心しながら答えた。

「エム・イ・マン・ビロング・グリーシム・ユー・トルゥ?」（彼はあなたから何か絞り取ろうとする人でしょう?）私にはこの言い回しが何を意味するのか、そのときにはよく分かっていた。

「エム・ストレット」と私は言った。「エム・ストレット。」

荷物

「うちの鶏がしょっちゅう盗まれている」とある日ジェイク・ルイスが私に言った。「今でも我々はジェイソンが犯人だと思っているよ。」

「確かですか？」

「このあいだ彼の盗みの現場を見た人がいるんだ。」

私は、ルイス夫妻と周りのフォレ族の経済状況の差を、考えずにはいられなかった。それでも次にジェイソンに会ったとき、私は鶏のことを聞いてみた。「それについては何も知りません」と言ったものの、彼は口数も少なくなり、気持ちがふさいでしまったようだった。

ジェイソンがキリスト教の教えをすみからすみまで受け入れようとしないので、ルイス夫妻は彼のことを好いていないのかもしれないと思った。「人間はときには誤解に基づいて人を非難することがあるものだよ」と私は言った。「君が鶏なんか盗んでいなくて、濡れ衣だと分かっているなら、ルイス夫妻にそう言うべきだよ。反対に、もし鶏を盗んでいたのが事実で、それを正直に認めて謝るなら、ルイス夫妻はそのことで君をいっそう高く買うだろうと思うよ。」私は父親になったような気がした。だが、そんなふうに道徳的見地から考えるなどということは、ここではないらしかった。もめごとが長引くとその当事者は戦うか、熱帯雨林の中で離れて暮らすようにするかのどちらかだった。最近私はサユマ、ブサカラ、その他の人々が、弓矢を手に隣の村に向かって行くのを見た。その村の男が、触ってはいけない女に「触れた」のだという。

一週間後、私は日用品とディーゼル燃料一缶を積んでゴロカから車で戻って来た。ジェイソンが出て来て、トラックから荷物を下ろす手伝いをしてくれた。荷物をいくつか家に運んで、トラックに戻ってみると、ジェイソンは姿を消していた。燃料を取ろうと後ろに回ったが、缶は消えてなくなっている。私は途方に暮れて突っ立っていたが、突如、してやられたのだと気づいた。ジェイソンが取っていったのだ。ニューギニア人は自分の欲しいものを手に入れることに長けていた。文明が進歩したとはいっても、こういう点では人間はたいして進歩していない。西洋人は「野蛮人」を美化して彼らは「無垢」だと考えた。おそらく西洋人との接触が始まるや否や、彼らの「無垢」は変化してしまうのだろう。その「無垢」なるものは実は最初から幻想だったのではないかと私は思う。彼らだって強欲だし、必要とあらば策略を巡らすし、人を騙しもする。だからといって、日々の接触の中で彼らのそういう傾向に対して戦う必要がないなどというつもりは毛頭ない。

私はガイドたちと相談して、翌朝七時に出発することにした。だが七時四五分になっても誰一人現れない。私は音で目覚めてくれるように念じながらエンジンをかけた。トラックは数分アイドリングを続けた。それでもサユマとガナラ（ワイサに来ていた）は現れない。どうしたらいいか分からないまま私は出発し、予定どおり道路のずっと先でサナを拾った。やがてゴロカ方面とアワンデ方面と、道が二股になっているところにさしかかった。長いこと一台も車が通ったことがない道で、足まで埋まる泥道が何キロも続いている。ギアをファーストに入れて四輪駆動のランドローバーはゆっくりと進んで行く。私は着実に沼地を押し進んで行った。最後は車を止め、徒歩で丘の項上にある村まで行った。丘の両側には広々とした緑の谷が広がっている。降り出した雨にからだがびしょ濡れになりながらも、ニラヤという患者に関する情報を集めた。ニラヤの親族は数も少なく、昔にせよ最近にせよ、彼女以外にクールーにかかった人は誰もいなかった。もう一人の患者サバモについても情報が欲しいと思った。「まず夫のシミアに話をしないといけません」と私は村の男に言われた。「彼はヤグサにいます。」

「そう」と私は言った。どうやら私はその村まで行かなければならないらしい！　その長い道程を思うと圧倒されて、私はため息をついた。

「ちょっと待って」とその男は言った。「大声で叫んで彼を呼んであげましょう。」男は立ち上がると、村外れの深い谷を見下ろす崖の上まで歩いて行き、抑揚のない調子で二言三言叫んだ。それから男は私たちに座るよう合図した。一時間後、熱帯雨林をかきわけてシミアがやってきた。了解を得てシミアの妻を診察してみると、明らかにクールーにかかっていた。シミアは自分の兄のセンラドもクールーにかかっていたが、はるか遠く、インドネシアとの国境に近い西高地にある、マウント・ハーゲンに行ってしまったという。

「そこでどうしたら彼に会えるか分かりますか」と私は尋ねた。

「ええ、彼はそこで伝導をしているから分かりますよ。」彼に会いに行ってもいいと私は思った。

帰途、ヤスビにほど近いところでガナラに会った。彼はひどく汗をかき、打ちひしがれたように見えた。私はできるだけ優しく、腹を立ててはいないが、これからは時間どおりに来ないといけないのだと説明した。彼は九時、つまり約束した時間よりも二時間あとに私の家に来て、私はどこにいるかと尋ねたということだった。

翌日私はまた別の患者を診に、カニガタサに行こうと思った。私は八時に出掛けようと言い、サユマはいや、七時にしましょうと言った。ガナラは四五分も早くやってきた。サユマは八時に来て、ガナラと、道で出会ったもう一人の友人と三人で、私のずっと先を歩いていた。彼らは私との距離が広がることにはまったく無頓着だった。

一週間後、話があるので立ち寄っていいかとサユマが言ってきた。私は午後二時に来るようにと言った。彼が来たのは午後七時半で、その頃には私が夕食を食べだすと知っていて、わざと来たのだ。サユマがこの小さな家に押し入ってきて、テーブルの近くの椅子に陣取ったときには、メアリアンはすでに席に着いていた。

「ここで何をしているんだい」と私は彼に尋ねた。

「あなたは私に来いと言ったでしょう。」

「もっと早い時間に来いと言ったんだ。」

「だから来たじゃありませんか。いくつかあなたと話したいことがあるんです。」

「明日にしよう。」

「いいえ、今日話し合わなくてはなりません。私たちは一緒に働いていますよね？」彼は患者の名前を挙げはじめた。

「その話はもう昨日全部したよ。どうして明日にしないんだ？」

「カールトンやマイケルだったら、帰れなんて絶対言わないでしょうね。私たちは一緒に仕事をしている仲じゃありませんか。」

彼に出て行けと言うのは気が引けたが、帰って欲しいと仄めかしても、明らかに彼には通じなかった。

そういう微妙な仄めかしや、言葉に出さないジェスチャーが絶対通じると、自分が深く思い込んでいたことに私は気づいた。そういう仄めかしは、一定の文化に固有のもので、フォレ族には通じないようだ。それでもサユマが私の正式なガイドであることには違いなかった。

「分かった。いったい話ってなんだい」と私は彼に聞いた。

「ゴロカに行って私にブーツを買って下さい。」

「自分で行ってはいてみないとだめだよ。」

「でも一緒に行ってお金を払って下さい。」

「君にブーツを買ってあげるお金はないよ。」

「でもあなたとしている仕事のためにブーツが必要です。」

数週間後私たちはゴロカに出掛けた。サユマは私ではらちがあかないと見て、マイケルにブーツを買ってくれるよう頼んだのだ。マイケルはオーケーし、私にサナとサユマを連れて買いに行くよう言ったので、出掛けたのだった。サユマはサイズ9を買うと言って聞かない。これまではサイズ8をはいていたし、サイズ9のブーツはためしてみると大きすぎた。だが彼はどういうわけか大きいほうがいいと信じているようだった。

二日後、彼はブーツを返しに行ってもらいたいとウェンディに頼んだ。

自分が買いに行ったときにはサイズ8がなかったが、翌日には入ると店の人が言っていたとサユマはウェンディに話した。もちろん全部嘘だった。私はそこにいたから、サイズ8が店にあったことも、現にサナはサイズ8のほうを買ったことも知っていた。

「どうして彼は私だけにこんなことをするのかしら？」とウェンディが不平を言った。「気にしないほうがいいですよ」と私は彼女を慰めた。「あなただけじゃなくて、みんなやられているんですから。」

数日後ワイサに、ガナラがのろのろとやってきて立ち寄り、パイガタサに研究所を建てて欲しいと繰り返した。そのことならマイケルに言わないとだめだと私は彼に言った。それでも彼はぐずぐずしている。ほかにも何か頼みがあるらしいことは明らかだった。「あの、調査の手伝いに私のワントックを数人雇ってくれませんか」と彼はとうとう言った。

「必要ないよ」と私は言った。「必要になったら知らせるよ。」

「妻が足を怪我したのでゴロカに連れて行ってもらえませんか。」

あまりゴロカまで行きたくなかったので、どう返事したものか分からなかった。「オカパのハウス・シク（house of the sick という英語からきた言葉で「病院」の意）に救急車があるよ」とロジャーは言った。「まさにそういう場合にうってつけだよ。」

何一つ手に入れられなかったガナラはしょんぼりと立ち去って行った。

この社会には資本主義者はたくさんいるが、理想というものはほとんどない。ニューギニア人たちは精霊の話はするが、理想の話はしない。かつてこの社会は安定した閉鎖社会で、西洋で私たちが慣れ親しんでいるような、大規模な社会を統括する原理など必要としなかったのだ。私のガイドたちは医学のためではなく、賃金のために働いている。彼らは自分とワントックのためにできるだけ多くの物を手に入れようとごり押しする。ガナラは自分に金が入るという以外、私たちのやっていることにはなんの意味も認めていない。サユマにいたっては「この地域一の指導的呪術師である」と繰り返し言われている。サユマは賄賂をばらまいて、この噂が消えないようにしたのではないかと私はにらんでいる。無知と日和見主義と馬鹿げた迷信相手の戦いに、私はひどくエネルギーを消耗して疲れきっていた。それでもなお私はガイド兼通訳の連中に依存せざるをえなかった。

さらに、原始的社会に育ちながら、彼らが文明人と交渉する能力を持つこと、また文明人のほうでも彼らと交渉できることを考えると、「人間の思想信条は歴史の中で進歩を遂げてきた」という考え方に疑問を抱かざるをえない。もし進歩したのが事実であるなら、どうして人は何千年もの文化の違いを容易に乗り越えることができるのだろうか？　人の心理の動きの基本的なメカニズムは変わっていないのだ。人間の基本的欲求をどう満たすかは文化によって異なるが、心理学的に見た個々人の基本的なタイプという点では、私がここで遭遇した人々は、ニューヨークの人々に酷似している。どんなに社会が異なっても、人間性にはたいした違いはないということを、私は身をもって体験しつつあった。

「店に置く米が欲しいんです」と翌日サナは私に言った。「米を買って、私と荷物を家まで車で運んでくれますか。」

「君が自分で買い物する分にはかまわないよ。ただしその日の仕事が終わってからだね」と私は答えた。残念ながらその要求に見合うほど、私のガイドたちの仕事の質は高くなかった。しかしなおも彼らは様々なことを執拗に要求し続け、私の忍耐力と意志の力も限界に達しつつあった。

ジェイソンが現れ、こちらにやってきたものかどうか考えあぐね、道端に立ちつくしていた。彼が私のトラックから灯油を一缶盗んで行って以来、彼を見るのは初めてだった。「お宅に行ってもいいですか？」と彼はついに尋ねた。彼の目は申し訳ないといわんばかりだった。「すみません」という言葉はここには存在しなかった。だが彼が私に許してもらいたがっているのは明らかであった。

私はもうほとんど許す気になっていた。「いいよ」と私は最後の瞬間に言った。彼はバッグをひっつかんで駆け込んで来た。

私はまたソバと、ソバが言うには「マラリアにかかっているかもしれない」幼い少年を、車でオカパのハウス・シクまで連れて行ってやったことがあった。私はそれまでソバと話をしたことはなかった。ソバはいつもロジャーに頼むのである。ソバは私をロジャーのワントックとみなしていたので、話す必要はないとばかりに、日頃は私を避けていた。今は一緒に車に乗っているので、私はソバに義理の姉のことを聞くことができた。ソバの義姉タサは、私がここに来る数週間前にクールーで死んだということだった。最初彼女は頭痛がし、両手両足が変だと訴えたのだと、彼は教えてくれた。ソバはマラリアだと思ったので、クロロカインとアスピリンを手に入れて彼女に与えた。しかし効かなかった。タサの死の数カ月前、ソバは義姉にクールーかもしれないと言った。自分もそう思う、と彼女は言った。死の二カ月前、タサは「レイ・ダウン・ピニス」(「瀕死の床に就いて」、または「死の床に就いて」)していた。ソバはタサに会いに行ったが、タサは機嫌が悪くて、彼が自分を「フィティム」しようとしているのだろうと言った。そのあと彼はあまり彼女の助けにならなかった。まもなく彼女は死んだ。私自身が診察していないので、西洋的な基準から言って、彼女の死因が何かは不明だった。

タゴワで私は「用ができて出掛けるので、火曜の講義を延期してくれ」という内容の、ロナルド宛の手紙をジェイソンに届けに行かせた。郵便も電話もないので、伝言はすべて手渡しなのである。ジェイソンは不承不承出掛けた。彼が手紙を届けてくれることを祈るしかなかった。

私は車で出掛け、やっと目的の村に着いた。ゴロカ近くの道沿いにあるため、この村は外部との接触が比較的多い。村の判事は進んで手伝ってくれた。最近亡くなった患者のワントックに、山のてっぺんの広場に来て私に会うよう指示してくれた。「ありがとう」と私は言った。彼はにっこりと微笑んだ。

「車をここまで持って来てターンして、私の家の前に止めなさい」と彼は言った。

「いえ、いいですよ」と私は言った。すでに村の下に車を止めてあって、それで充分近いと思った。

「いや、だめだ! 言ったとおりにしなくてはだめだ!」

「なぜ？」

「ここに止めたほうがいいんだ。」道に止めて置くことの危険を、自分が分かっていないということなのだろうと、私は解釈した。手助けしてくれた人の気に障ることはしたくなかった。やけに熱心なので妙だとは思ったが、言われたとおりにし、聞き取り調査をした。患者は前の年にクールーで亡くなっていた。同じ頃アワンデで死んだ男と、何か関係があるのではないかと思った。だが同じアワンデ出身でも、彼女の家族とその男とは、別の村落の出身だった。関係は薄いということだ。彼らの間に姻戚関係は一切ない。彼らのかかったクールーが同じ饗宴から発しているということはありそうもなかった。

村を離れようとすると、判事が私を脇に連れて行って、「私の車をオカパまで引っ張って行って欲しいんだ」と言った。「タイヤがすっかり擦りへってしまってね。」

「そう言われても、今日はまだ診に行かなければならない患者がいるんですよ。」

「じゃあ自分で運転するよ。君は先に行っていいが、ただし私の車からあまり離れないでくれ。そして」と彼は笑って言った。「もし泥にはまり込んだら引っ張り出してくれればそれでいいさ。」あまりかかわりたくなかったので私は躊躇した。「分かった」と彼は私が乗り気でないのを察して言った。「最初の丘の上までいいや。それで見ていてくれ。」

「いいですよ」と私は言った。つまるところ、しみったれた真似はしたくなかった。坂のてっぺんまで車で行った。「あの人は泥にはまっていますよ」とサナが後ろを振り返りながら私に言った。私が車で下まで戻ると、判事は細いナイロンのロープで二台の車を結んだ。思ったとおり、ロープはぷつんと切れた。次に彼は重い金属のチェーンを持ち出した。チェーンはピンと張って私の車の車体をこすったが、なんとか彼の車を丘のてっぺんまで引っ張り上げることができた。チェーンが外された。私は三人の助手を車にはい上がらせ、さっさと車を発車させた。結局のところ私は、丘の上まで彼の車を牽引するよう頼まれただけで、それ以上のことは依頼されていない。まだ仕事もある、と私は自分に言い訳をした。私は牽引のプロでもないし、それに何も特別なことを彼にやってもらった覚えもない。

私はオカパまで急いだ。サナは店で大量の品物を買った。物価はゴロカより三〇パーセントから二倍近くも高い。彼は金をくれと私に言ったが、私は拒否した。ゴロカには資金があるが、調査のときには限られた額しか持って来ていないと、私は彼に言った。サナは断られても意に介さないようだった。彼はビスケットとグレービーソースと米を一袋だけ買い、全部で九三キナになった。「ゴロカならこの二倍買えるのに」と彼は私に言った。

私たちは車でプロサへのロード・バング（分岐点）に向かい、二時一五分に着いた。プロサまで行って、現在のクールー患者に会うなどの、まとまった仕事をするにはもう遅すぎた。「あの岩のところまででいいですから」と、目印となっている、道端の灰色の丸い大石を指さしてサナは言った。だがいざそこに着いてみると、荷物が多すぎて、歩いてなど行けないことは明らかだった。私はさらに彼の村まで乗せて行ってやった。全部で二時間余分に運転したことになる。どうしていつもこういうことになるのだろう。

帰途私はワイサの男イパキを追い抜いた。二人の妻と二人の子供を連れていた。ほかにもう一人の男が一緒で、男は、足に包帯を巻いた子供を抱えている。私は車を止めて彼らを乗せてやり、ついでに、ワイサの手前の道に深く刻まれたわだちを埋めようと、大きな石をいくつか積み込んだ。子供を抱えた男は、怪我をした子供をハウス・シクに連れて行くところで、ワイサまで連れて行ってくれれば、そこでまた誰かが車に乗せてくれるだろうと言った。だがワイサに着くと、彼は人々が賭けトランプをやっているところにぶらぶらと歩いて行き、一時間後に私が通りかかったときはまだそこにいた。イパキ一家はいなくなっていた。それで私は、石を車から下ろす作業を、全部一人でやるはめになった。私は行く先々で人にいいように利用されていると感じた。

ロナルドともう一度やりとりがあって、私はいやいやタゴワ高校に再び出掛けた。彼と話してもたいして得るものがあるとは思えなかった。だが常識的、理性的な責任感から私は行くことにした。ガナラだけつれて行くことにし、サナとサユマには来なくていいと言ったのだが、彼らはどうしても来たいと言う。現地に着くとカリフォルニア出身のジェーンという若い女性が学校を案内してくれた。ジェーンは宣教師で、ここに来て一年になる。顔は青白く、髪を肩の辺りで内巻きにしていた。私と同様彼女もギターを弾くといい、愛想がよかった。「タゴワ高校の生徒数は前の二倍の二百人になりました。この学校はこの国の数少ない高校の一つです」と彼女は校舎を案内しながら話してくれた。最後に私たちは正面玄関に着いた。「あそこに」と彼女は指さしながら言った。「ある店は、セブンスデイ・アドヴェンティストの人のです。本物のクリスチャンではありません。」その男はニューギニア人で、最近高校の敷地の隣にスナックバーを建てたのである。「あの男はかつては校長だったのですが、やめさせられました」とジェーンは言った。「男は怒って店を作って学校をひっかきまわしてやるとすごみました。でも生徒たちは敷地から出ることが禁じられています。だからうまくなんか行かないでしょうよ！」

「あの人はいったいどんな悪いことをしたのです？」

「彼は悪魔が地上に戻って来ると信じているのです」と彼女は説明した。「彼は信仰に依ってではなく、規則に従って生きています。彼は神を愛するのではなく、悪魔を恐れているのです。」

「だけどいったい彼が何をしたというのですか？」

「彼は悪魔が存在すると信じているのです。」

「でもそれがいったいどうやって分かるんです?」

「彼が信じているのは悪魔中心の宗教なのです。」私は、ジェーンとはあまり話が合いそうもないなと思った。

お昼は衝立で仕切った外のベランダで食べた。ロナルドは私がガイドを二人連れているのを見ると、「私がガイドたちを召使い用食堂に案内しよう」と言った。戻って来ると彼は私を自分の右に座らせた。制服を着た召使いたちがチリコンカルネとライス、ケーキ、それにマフィンを運んで来て、美しい濃紺のテーブルクロスの上に並べた。

「皮肉なことに」と私は言った。「ニューギニア人がアメリカに対して抱いている夢は、現実とものすごく違いますね。彼らは、アメリカではなんでも簡単に出てくると思っていて、それらを作り出すのに、どんな重労働を要するかなんて気づきもしない。」話すにつれて、私はとてもリラックスしてきた。たとえ宣教師であっても、アメリカ人とまた話ができるのは嬉しかった。「ところで生徒たちには何を話せばいいんですか」と私はロナルドに尋ねた。

「アメリカのこと、その歴史や習慣について話していただければと思います。生徒たちがいちばん興味を持つのはデートと車のことです。でも教会についても話して下さい。クールーについて分かったことも話して下さい。生徒たちは頭痛がしたりおなかが痛かったりすると、クールーにかかったのではないかと心配して保健室に来るのです。」ロナルドは、私のガイドたちが知らない、ほかのクールー患者のことも話してくれた。「クールーにかかった大切な家族のことを、遺族は今でも話したがらないのですよ」とロナルドは説明してくれた。「今でも恥ずかしいことだと思っているんです。」これらの患者の名を知ることができただけでも、タゴワ高校に来た甲斐があるというものだと私は思った。それはフィールドワークの重要な一部だ。

　昼食後私は、テントを思わせるような、柱で支えられた大きな藁葺き屋根に覆われた演壇に立った。全校生徒二百人と教職員全員が集まっている。壁のない観客席の周りには、眩しい緑の芝生とロナルドの人造湖が広がっている。私たちを見下ろす山は、こんもりとした原生林に覆われていた。彼らがアメリカのことをうまく理解できるように、ニューギニアと比較してみた。「アメリカとニューギニアにはいくつか似ているところがあります」と私は言った。「白人が来る前のアメリカはインディアンの土地で、インディアンが住んでいました。早くから開けたニューヨークなどの街は、マダンやラエやモレスビーのような港町でした。最初に来た移民は宣教師か、ピルグリムのように宗教の自由を求めて来た人たちでした。ヨーロッパ人はインディアンと戦い、土地を買い上げたり、取り上げたりしました。アメリカも昔はイギリスの植民地だったのです。そして一七七六年、ニューギニア独立のちょうど二百年前に独立しました。高地高速道路がそうだったように、エリー運河の開通が国の発展を促進させました。イギリス以外の国からも、一獲千金を夢みて、人々がやってきました。新しい移民は英語とは違う言語を話したので、パプアニューギニアと同じように、アメリカも多言語社会になりました。フォレ族がやっているのと同じように、美しい自然を保護しようという運動が起こりました。それは今でも最優先課題の一つです。」

　「ニューギニアと同じように、アメリカでも十九世紀に、西海岸のカリフォルニアで金が見つかりました。それで、一山当てようという人たちがどんどんカリフォルニアまで行くようになりました。ここの鉱山と同じように、石油や他の鉱物も発見されました。学校や博物館や図書館など、市民生活に欠かせないいろいろな設備も次々に建てられました。第二次大戦後にはアフリカ系アメリカ人が、そして最近になるとプエルトリコ系アメリカ人がニューヨークに流入して来ました。その結果ニューヨークでは、肌の色が黒い人も白い人も、様々な人種の人たちが混じり合って共に住むことになりました。ニューヨークには百階以上ある高いビルがあります。土地が限られていて、高層ビルだと効率がいいからです。けれどこの地域の住民のほとんどは、緑の多い郊外に住んでいます。」

「ティーンエイジャーはめったに車を持っていません。親が車を買って、子供に使わせるほうが一般的ですが、それも地域によりますし、ニューヨークのような都市ではまた違います。大概の学校は男女共学です。」（ここニューギニアでは高校の圧倒的多数が男子校である。）「ほとんどの子供は公立学校に行きますが、私立学校や教区立学校に通う子供もいます。アメリカ全体で約半数の人が大学に行きます。」

「宗教は一つではありませんが、ほとんどの人はなんらかの宗教教育を受けます。」こんなふうにアメリカのことをコンパクトに解説するのは妙な感じだった。「主な宗教としてはプロテスタント、カトリック、イスラム教、そしてユダヤ教があります。」

「アメリカの人たちはパプアニューギニアのことはあまり知りません。」これを聞いて聴衆は驚いた。だが彼らがいちばん興味を示したのはなんと言ってもクールーだった。彼らがよく知っているトピックだ。「クールーは呪術ではなく、カニバリズムの饗宴で広がるウイルスでなるのです」と私は言った。「昔は子供がクールーになったものでした。今では大人だけがなります。北部フォレ族は先に饗宴をやめました。だから今では南よりクールーが少ないのです。」

自分の得た知識と今発見しつつある事実に基づいて、私はできる限り詳しく説明した。それから私は手をあげてもらって確かめた。私の話を聞いてもなおクールーが呪術で起こると信じている人は？　ほとんどすべての手があがった。次に、クールーはウイルスで起こると信じている人はと聞いてみた。手をあげたのはほんの数人だった。そのほとんどは教師で、だが教師ですら全員ではない。私の診たクールー患者には、一九六〇年以降に生まれた人はいないと私は聴衆に言った。

彼らは信じようとせず、ホットな議論が巻き起こった。「呪術」のほうに手をあげた教師が言った。「生徒たちは呪術を信じて育ってきたのですから、それは分かってやらないとなりません。考え方を変えるのは、生徒たちにとってはとても難しいことです。」大人にとってもそうなのだということが私には分かった。

「呪術師の用いる毒のことは噂に聞いただけでしょう。でもウイルスは写真を見せることだってできますよ」（実際はウイルスではなく、クールーの媒介をするタンパク質の塊の写真ということだが）。「私が指をパチッと鳴らしたらあなたたちは死ぬ、と言ったら信じますか?」と私は尋ねた。「要するに私がそう口で言っただけで、そうなるかどうかは証明されていないわけですね。」

自分が展開している議論をつきつめると、目に見えるものだけを信じるべきだということになり、つまり信じるには見なければいけないということになってしまうことに私は気づいた。さらに敷衍すると、目に見えない神は信じるべきではないということになり、この科学的な見方は本質的に宗教を否定することになってしまう。あとで私はこの矛盾のことをジェーンに話した。

「私も気がついたわ」と彼女は言った。「でも大丈夫よ。あなたはクールーを起こす呪術という邪教の迷信のことを言っただけなのだから。」

私の講義の間、サナとサユマは退屈しきってもじもじしていたが、この病気に関する迷信相手に戦うのは、私にとってはなんだかわくわくすることだった。迷信の力を目の当たりにしたり、その力を試したり、生命力の強さに呆れたりしながらだが。皮肉なことに私は宣教師の建てた学校で、迷信に対する科学の有効性を力説しているのだった。しまいにとうとう私は幾人かの生徒の考えを変えさせることに成功した。

これまで、いつ自分がクールーになって死ぬか分からないという恐怖に、日夜さいなまれて生きてきたその子たちは、さぞほっとしたことだろう。こういう迷信がいかにしぶといかも私は学んだのだった。

部族間抗争

「ドアの外にジェイソンがいて、君を探しているみたいだよ」とロジャーが私に言ったのはそれから数日後のことだった。外に出てみると、ジェイソンが不機嫌そうにぶらぶらしていた。

「どうしたの？」

「丸いものが欲しいんだ……真ん中に穴のあいたやつ。」

私はちょっと考えて「キナのこと？」と言った。

ジェイソンは頷いた。

「どうして？」

「だって食べるものがないから。」

「どういうこと？」

「サユマは僕に食べ物もお金もくれないんだ。」

「どうして？」

「僕がビナビを射ったから。」

「君がビナビを射ったって？」

「矢で。」

「どうして？」

「僕を怒らせたから。」兄がマイケルのところに住んでいて、いろいろな特権があるのに嫉妬したのだろうと私は思った。ご飯を少し与えると、ジェイソンは帰っていった。三〇分後サユマがやってきた。

「何？」

「ジェイソンがご飯と一緒に魚を食べたいと言っている。」

彼の厚かましさにはびっくり仰天した。「店に行って買えばいい。研究所からもらった金があるだろう。」

「でもイパキの店はやっていない。」

「じゃあ宣教師の店に行けば。」

彼は、私が魚をくれそうもないと分かったようだった。

「分かった」彼はやっとそう言い、歩きはじめた。彼が店に行く気がないのは明らかだった。

「それに君は菜園を持っているじゃないか。」

「でもクールー患者を診に行っている間に豚が荒らしたので、何も残ってないんです。」

私は彼の目の前でドアを閉めた。「彼は根っからのならずものだ」と会話を聞いていたロジャーが言った。「仮に豚が荒らしたのが事実にしたって、あいつには菜園が四つもあるんだぜ！」

石器時代さながらのここの生活は、一方でならずものやごろつきを生み、他方紳士を生んだ。現代文明社会と同じことだ。資本主義の第一のライバルであった共産主義は、何百年かにわたる闘争のあげく結局敗北してしまったのだが、資本主義はこんなところでも、西洋においてと同じくらい効果的に機能している。それがなぜなのか、私にも分かりはじめた。資本主義は競争性、野心、貪欲といった、人間の生まれ持った本性に合ったものなのである。

翌日私は患者を診にヘンガノフィに向かった。前の晩サユマはヌペル街道を行くといいと教えてくれた。確かに地図で見るといちばん近道のようだ。ところが朝になると彼は言うことを変え、カイナンチュ経由で行けと言う。

「どうして？」

「ヌペルからの道はコンディションがよくない。」

「PMVはそこを通っている？」彼は言いよどんだ。「ねえ、どうなんだい？」

二〇分もさんざんこの点をはっきり知ろうと骨折ったあげく、PMVは通っていると判明した。「その道は、プロサへの道と、オマ・カソルへの道ではどっちに似ているの？」私は知りたかった。前者だと分かった。前者は後者よりもましだと私は知っている。私は説を曲げなかった。一つには、サユマは単に私にカイナンチュまで車で行って欲しいだけだろうと疑っていたからだ。私はヌペルからの道をとった。コンディションは上々だった。ただ橋が一つ壊れていた。もしカイナンチュ経由で出掛けていたら、帰りは壊れた橋の向こうまで来てからUターンして、もう一度カイナンチュ経由の道を戻る羽目になるところだった。ずっと長い道程になり、ガソリンが限られているこの熱帯雨林の中ではとうてい無理だったろう。できるだけ村に近いところに駐車した。残りの道は歩かなければならない。運よく近道があった。学校があって、何十人もの子供たちが、裸足で川を渡る私を見ていた。私たちは、急な坂を登った。サナとサユマはぶつぶつ文句を言った。「次は助手は少年たちだけにしようかな」と私は言った。

「ノー・モンキーズ・エム・イ・イナプ・ピニス・ワク・ビロング・ミ」（私たちのしている仕事ができ

る、もしくは終えられる子供なんていませんよ）とサユマは言った。

「エム・ストレット」とサナが言った。フォレ族が子供のことを「モンキー」と言うのは奇妙な気がした。この人たちは、その言葉が人を馬鹿にするのに使われることを知らず、ピジンイングリッシュとして受け入れているのだ。モンキーという言葉が黒っぽい類人猿を意味することも知らずに。

「モンキーズ・エム・イ・ノー・ゴット・セイヴ」（子供たちはものも知らないし）とサユマは付け加えた。

「エム・ストレット」と熱心に頷きながらサナは言った。

「モンキーたちにできることはたくさんあるよ」と私は反論した。

「ノー・ガット」とサユマは言った。「エム・イ・ノー・ゴット・セイヴ・ロング・フェイス・ビロング・マン・ナ・メリ」（いや、彼らは男や女の顔を知りません）。サナとサユマは年とっている分、子供たちより多くの人を知っているから必要だ、というわけだ。なかなか賢い議論だった。

だが、私が彼ら二人を頼りにしているのはそういう理由からではなかった。

自分の住む地域の土地勘があるガナラを別とすれば、私のガイドたちはもっと少ない報酬でもっとよく働く若い助手と入れ替えることも可能だった。自分が物質的に潤うことにそれほど大きな関心がなく、見返りが少ないからといって怠けたりすることのない若者と。そういう助手たちなら今の報酬で充分満足することだろう。それに引き換えサナとサユマは自分たちの労働の価値を馬鹿みたいに誇大視していた。

この調子で際限なく続く議論のために、ただでさえ辛いこの村への旅路はいっそう長く感じられた。おまけにいざ村に着いてみると患者のいちばん上の兄が「いや、今日は彼女に会えません」と言った。

「分かった。では来週はどうですか？」と私は尋ねた。

「いいですよ」と二番目の兄が言った。

私たちは村から立ち去った。人なつこい子供たちの一群が、白人の私を見てびっくりしてついてきた。

二日後私は車で近くの別の村に行った。サユマが先日の患者の兄弟たちを見かけて話しかけた。私は何があっても翌週その患者に会おうと心を決めた。

しかし一週間後再訪してみると、今度はいちばん下の弟が、私が患者に会うことを拒否した。

私は怒り狂った。

「私はサユマに会えないと言っておきましたが」と彼は言った。だが誰もそのことを私には言わなかった。私は患者の弟に詰め寄った。「ほんの数分しかないから、患者を今診たいんだ」と私は言った。「このあいだ来たとき、次は患者に会えるとあなたは言ったのだから。いいですね？　すぐに済みます。」私はもうこういうふざけた真似にはうんざりだったし、その患者が本当にクールーなのかを知る必要があった。兄弟の誰も「ノー」とは言わなかった。

立ち上がった私は威厳を持って、しかし素早く小屋の入り口まで歩いて行った。誰も身じろぎしなかった。私はドアをノックし、「開けて」と言い、中に入った。患者はからだが軽く揺れていて、座っているのが困難だった。クールーの初期症状だ。家族の病歴は聞かせてもらえなかった。三人の中でいちばん頑固な長兄がいないときにまた来ようと思った。それにしても、先週私たちの家までついてきた無邪気で素敵な子供たちが、いったいどうしてあんなに恐ろしげで愚かな大人になってしまうのだろう？

メアリアンは数日の予定でゴロカに出掛けた。ロジャーは家に残り、妻と離れ離れの日々はたちまち一週間になった。彼らは結婚して六年になるが、こんなに長く離れているのは初めてのことだ。毎日のように彼は妻の帰りを待っていた。なぜ帰りが遅いのか彼には分からない。電話も郵便も電報もないのだ。ここパプアニューギニアでは、電線の必要ない無線通信が先に普及するだろうと当時私は思った。

彼はどんどん不機嫌になり、いらいらし、攻撃的になった。ある日の午後私がハイキングから帰ってみると、彼はドアをバタンと閉めてどかどかと家の外に出て来て、ソバに向かって「お前の豚をこの家の周りで駆け回らせるな」と叫びはじめた。

翌朝、ソバが私に寄ってきて「ロジャーはいい人ではない」と言った。「彼は昨日かっとして私を怒った。」怒りはフォレ族を落ち着かなくさせる。「マイケルのところに行って苦情を言おうと思う」と彼は続けた。「そうすればもう研究所の建物は私の土地からなくなる。」

「ねえ」と私は言った。「そんなことしなくてもきっと大丈夫だよ。私がロジャーと話してみよう。収まるまでちょっと待ってみてはどうかな？　ロジャーは本気であなたに腹を立てたのではないと思うよ。」

私はソバを気の毒に思った。まったくの話、忍耐が不可欠だった。なにしろ私たちは数千年の時を越えて橋を架けようとしているのである。ソバは侮辱され、傷ついていた。彼は現代のビジネス界の食うか食われるかの競争など知る由もない。私たち西洋人は、自分を守るために本心を隠し、「よそ行きの顔」で生きることを知っている。しかしフォレ族はそんなことをする必要はない。そういうことを試みる唯一の人はサユマだが、何を企てても、ありがたいことに、彼の本心はいつも見え見えだ。一人前の大人のソバが、昨日ロジャーに怒られたことで今も動揺しているのは目に明らかだった。

「あなたか他のフォレ族の人が、アメリカとかオーストラリアに行って住むとしたら、どんなに困難で大変か想像してみてよ」と私は説明した。「それと同じことで、アメリカ人やオーストラリア人がここに住むのは大変なことなんだよ。」

それでも彼の機嫌は直らなかった。

「思い出してみて」と私は付け加えた。「研究所からいろいろな物をもらっているでしょう。ここに建物を建てさせてあげたことで、お金をもらったでしょう。それにゴロカなんかに行くのに、しょっちゅうただで車に乗せてもらっているでしょう。」この最後の指摘で彼は黙った。ロジャーの近くにいるときは、私もできるだけ気をつけたし、いつもより頻繁に夕飯を作った。それでも彼はいらいらしていた。メアリアンはそれから二日後に帰って来た。

数週間後、私は気晴らしにゴロカに出掛け、ついでにロジャーに会ってマウント・ハーゲンに行くことは可能か聞いてみた。ついでにサユマの給金ももらってきてやった。私が帰った日にサユマがやってきた。私はポーチで彼に金を渡したが、彼はそのまま家に入って行く。私はあとからついて行った。

「どうしたの、サユマ?」とメアリアンが尋ねた。

「ゴロカまで車に乗せて行って欲しい。」

「それは無理だと思うわ。」

彼はメアリアンの脇を通りすぎて行った。フォレの男は女に敬意を払わない。ここの文化は男尊女卑の傾向が大変強い。男は金の許す限り何人でも妻を持て、妻は豚と同様彼らの財産とみなされる。フォレの男は女を不浄と見ていたので、たとえば食べ物の上をまたぐことを許さない。一方で彼らは女を恐れてもいる。フォレの神話では女はかつて聖なる笛を所有していたが、男がそれを盗んだのだ。今では女がその笛を見ることは禁じられている。

メアリアンはサユマの厚かましさにびっくりして立ち尽くしていた。

「ゴロカまで車に乗せて行ってもらわなければ」と彼は私に向かって言った。

別の部屋のベッドでまだ寝ていたロジャーは「だめだ。彼にだめだと言え」と叫んだ。私はサユマに向かって「だめだ」と断固として言った。

サユマは頭を振りながらどしんどしんと出て行った。「どうしてあいつを家に入れたんだ?」とロジャーはメアリアンを叱りつけた。

「私、入っていいなんて言わなかったわよ。」

「あんなふうに君を軽んじるのを許しておくな。」

「私にどうしろって言うの?」

ロジャーは私に向かって「全部君のせいだ」と怒ったように言った。

「でもね」と私は言った。「サユマは、研究所がここで雇っているクールー研究の助手なんですよ。」

皆一応冷静になったものの、心の中にはなおもとげとげしい感じが残っていた。数日後、私はサナとサユマを伴って丸一日歩き回ったあと、ワイサに帰ってきた。三人ともトレッキングでくたびれ果てていたので、冷たいものを飲んで行くよう、私は二人を家に招き入れた。「調査旅行はどうだった?」ロジャーは怒った顔で、嫌悪感をあらわにしつつ尋ねた。

「うまく行きましたよ」と私は言った。天井の低い部屋の中でずっと眉をしかめたまま、ロジャーは我々を見下ろして立ちはだかっていた。サナはとても落ち着かない様子だった。

「本当にありがとう」と私は早口で助手たちに言い、立ち上がって帰ってくれと暗に促した。「また明日頼む。」

サナはすぐに理解して立ち上がった。サユマは立ち上がらず、もう一杯飲み物を欲しがった。

サナは彼に向かって言った。「行こう、サユマ。」それでもサユマは動かなかった。ついにサナが何か現地語で言うと、サユマはやっと立ち上がって出て行った。

ロジャーは彼らが出て行くとドアを閉め、「座れ」と私に向かって大声でどなった。私は迷ったが、彼の言うとおりにした。「メアリアン、君もだ」と彼は言った。「分かっていて欲しいんだが」とロジャーは冷笑を浮かべながら言った。「君と君の助手が邪魔するお陰で、私の仕事はちっともはかどらない。マイケルは、我々の仕事なんか気にも止めていないんだ。君の仕事のことばかり気にかけている。私の仕事を犠牲にして、君の仕事はさぞうまく行くことだろうよ！」

「それは違いますね」と私は言った。「マイケルはあなたの仕事を大切だと思っていますよ。その気持ちをあまりおもてに表さないだけです。それに私のプロジェクトだって、本当の話、問題山積なんですよ。」

「我々は日常の瑣末事で擦り切れそうだよ。おまけに今や車まであるときているもんだから、事態はいっそうひどくなっている。四六時中車に乗せてくれと頼まれて、うるさくてしょうがない。」

「でもあなたも車で助かっているでしょう。」

「前は車なしでやっていけたんだ。」

「『車に乗せることはできない、トラックは自分のではなくボブのだから、その話は彼にしろ』と言って下さい。」

「そんなこと言ったって無駄だよ。彼らは私が車を運転するのを見ているんだから。」

「では彼らに『だめだ』とひとこと言えばいいんですよ。」困ったことに、ロジャーはいつも「いいよ」と言ってはあとで恨み事を言うのだった。

「それに君はいつでもサユマを家に連れて来る」と彼は言った。

「私が彼を家に入れたがっていると思うんですか」と私は反撃した。「彼はあなただけでなく、私のこともいいように利用しているんですよ。それに彼はいつもここにいるわけではないですよ。」

「私が言いたいのは、私たちにはプライバシーがないということだ。私たちはオーストラリアではとても静かな生活をしていた。つきあいがあって行ったり来たりするのは、両親くらいのものだった。今では私たちは常にリング上にいるようなものだ。今日君はまるまる三〇分も家を占領したんだぞ。」

「分かった、悪かったよ」と私は言った。実際は、自分が悪いとはこれっぽっちも思っていなかったけれど。私はよくロジャーのストレス発散の格好のはけ口にされた。私たちが常に村人たちに見られているのも事実だった。「ここで仕事をするのは本当に大変なことですね」と私は付け加えた。

「仕事をするのが大変だなんて、君には言われたくないね」とロジャー。「私たちは一日の休みもなく、一三カ月間働きづめなんだからね！」

「二人でしばらく休みをとったらどうですか。」

「無理だね。もし休んだりしたら、二度とここに戻って来ないだろうよ。私たちはここが嫌いなんだ。ここの連中は皆へどがでるほど恩知らずさ。どうしようもない屑どもだ。」

「彼らは私たちを試しているんですよ。」彼は眉をしかめ、私をにらみつけた。「まあ、いずれにせよ私はしばらくいなくなりますから」と私は言い、屋外トイレに行った。松材でできた小屋は、暗くて静かで、穏やかだった。

その晩部屋に行って、一人になって枕に頭をのせると、私は泣きそうになった。こんなに報われない気持ちがし、ひとりぼっちだと感じるのはこれまでの人生で初めてのことだった。なにしろ私は、知り合いの誰からも何千キロも離れたところにいるのだ。友人だと思っている人たちに侮辱されるのも、初めてのことだった。おまけに私にとってここでの友人は、事実上彼らだけなのである。私はこれまでずっと夕飯を作ったり皿を洗ったりして家事を手伝ってきた。また私たちみんなが使えるよう、車を調達してきて負担が彼の肩にかからないように案配した。それにもかかわらずロジャーは、これまで経験したことがないほど強く私を非難した。ロジャーは残忍で思いやりのない人なのだという結論に私は達した。誰かに電話してぐちを言うこともできない。あと二、三週間は手紙すら出せないのだ。私は世間から完全に隔離されていると感じた。これまで人とのトラブルは、誰かに話を聞いてもらって処理してきた。ここではどうしたらいいだろう？　ルイス夫妻に聞いてもらったらどうだろうか？

その晩私は殺される夢を見た。金属製のナイフをからだに突き刺されるのだ。

翌朝私は気持ちを入れ替えて早起きし、彼らにもっとプライバシーを与えてあげようと心に誓った。ロジャーに自分の愚かしさに気づいて欲しかった。要するに彼らは、気が小さくてノーと言えないのが現実なのだ。自分の権利を守ることができないと言ってもいい。私はロジャーの「うんざりした」と言わんばかりの視線や、短気で冷酷な性質の犠牲になるのはごめんだった。「怒りんぼの馬鹿め」と私は思った。「思いやりを持て、と言いながら人を傷つけて。まるで自分は思いやりがあるみたいに。」かつては彼らが好きで、尊敬すらしていたこともも思い出したくなかった。

その晩はすっかり暗くなるまで家に帰らなかった。

真っ暗になってから家に帰ると、ロジャーは「悪かった」と言った。「君を家から追い出すつもりはなかったんだ。」

「とても大変なのは分かっていますよ」と私は言った。

「お互いにもう少し相手のことを考えるようにしようじゃないか。私がいちばんひどかったのは、自分でも分かっているよ。私が怒りっぽいものだから、余計事態を難しくしてしまうんだ。」私たちはもう一度やってみようということになり、ロジャーは外に出て行った。数分後、彼がソバに向かって何かどなっているのが聞こえた。

その翌日、玄関のポーチで私が助手たちと話をしていると、ロジャーはまた不機嫌になり、嫌悪感でいっぱいの表情をしていた。

翌日コイヤとサナがやってきて、ブカサラとサユマもほどなく家に入ってきた。私は家の外でミーティングをした。マイケルが来週始めに発って、六週間アメリカに行くそうだとサユマが報告した。自分はゴロカに行き、来週半ばまで滞在するとサユマは言った。

「どうして?」

「ウォリ・ビロング・ミー」(私用です)。

「何なの?」私は彼が何かたくらんでいるなと感じた。明らかに彼は、自分がやっていることを、私がマイケルに報告するのを恐れていた。どのみちマイケルは知っているに違いない。サユマのやっていることは見え見えなのだ。それでもなお、私もゴロカに行ったほうがいいと思った。

サユマは一足先に行った。私は一人で車で行った。

研究所に着いた。最初私はマイケルに話をすることを恐れた。どうしてここに来たのか? ひたすらサユマのためか? 自分は何を聞こうとしているのか? 私はなんとか勇気を奮い起こしてマイケルの研究室に入って行って、来たことを告げた。彼は愛想よく、二時なら話が聞けると言ってくれた。

いったん研究所を出て街をぶらついた。戻って行ってマイケルの部屋のドアの前に立ったとき、サユマが突然現れて割り込み、取り澄ました顔で、マイケルの机の正面の椅子にドカッと腰を下ろした。それから彼は自分のしたクールー調査の仕事を歪曲したり、虚偽の報告をしたりしはじめた。自分はたくさんの村を訪問したというのだ。サユマがメモ帳を持ち歩き、使っていることにマイケルはひどく御満悦だった。その中に書かれた記述のほとんどが嘘だということを、はたしてマイケルは分かっているのだろうかと、私はいぶかった。

サユマはまたヘンガノフィの患者に関して起こった出来事を、次のように歪曲した。「ボブはドアをドンドンと叩いて開けろ、開けろと叫んだのです。男がドアを開けると、ボブは患者を診に中に入りました。男の兄がやってきて大変怒ってボブにやめろと言いました。その男はナイフを持っていたので、私はボブに、これ以上無理をしないほうがいいと言うしかありませんでした。」教訓・良きサユマ、愚かなボブ。すべて嘘だった。私は彼の話の突拍子もないのにびっくりしたが、無視することにした。マイケルならサユマのほらは全部お見通しだろうと思い、余分なことは言わないことにした。実際のところ何が起こったのかは言わなかった。言ったほうがよかったのかもしれない。次は言おう、と私は考えた。

石器時代さながらの文化は、心理的な駆け引きの技を、西洋においてと変わらないくらい強力な武器として発達させた。ここでは他に使えるものとてないのだから、それが西洋以上に発達しなかったのが不思議なくらいだ。ここの人々の、何かしてくれという要求や何かくれという要求は絶え間なく続き、人をくたくたにさせ、しまいに私は彼らの要求に屈することになるのだった。フォレ族は策略に長けていたので、根っからの商人だと言ってよかった。というより、他の何者でもなかった。彼らだってときには歌も歌うし、物語りもした。しかしここの人々は、自分たちの村落と個人的な利得を超えた、いかなることにもまったく興味を示さない。子供たちは温かさに満ち、老人たちとは非常に違っている。老人たちは面長の仏頂面でどしどしと歩き回り、ひっきりなしにトランプをし、働かず、女たちに話しかけることもなく、私を見ればいつでも米を一袋かブーツをねだるか、あるいはトラックに乗せてくれと言うのが常である。子供たちは村落の塀の向こう、物質的な物を超えた何かに憧れていた。この子たちがあの老人たちのようになってしまうとしたら、なんと悲しいことだろう。私は大人の男たちに同情も感じたが、彼らは私をくたびれ果てもさせた。

ゴロカからの帰りの車中で、サユマが私の様子をうかがっているのを私は感じた。私は彼をじろっと見返した。彼は慌てて視線をそらし、外を見ているふりをした。

第三部　山を越えて

頂上

センラドが集団発生した患者の一人かどうかを確かめるため、私はマウント・ハーゲンに行くことに決めた。長くて危険な旅になるかもしれない。私は高地中央部を通り抜けなければならなくて、そこはチンプ族という獰猛な戦士たちの住処だ。彼らはそこを通過する車を襲っては強盗を働いていた。つい最近もそこで強盗に襲われて、白人の男が一人殺された。それでもこの地域を見てみるのは面白そうだ。マウント・ハーゲンまで行って患者を見つけるのに、どれくらいかかるか見当がつかない。数週間かかることだってありうる。私がどこかに行くという噂がたちまち村中に広まった。出発を控えたある日の午後遅く、一団の男たちが立ち寄った。「ユー・イ・ゴー?」とブサカラが尋ねた。

「うん。でも帰って来るよ」と私は言った。緊張感が緩み、彼らはほっとしたようだ。私と彼らの間にはこれまでいろいろとトラブルがあったが、それでも私がここにいることが、彼らにとって重要だった。彼らが人との間に、深くて強い情緒的な結び付きを持つことを考えれば、私がいなくなったら彼らが寂しがるのは明らかだった。

「私はあなたのレインコートに目をつけたよ」とブサカラはにこにこしながら言った。私は嵐やスコールのときにはいつもポンチョを着ていた。なぜかブサカラは、自分がポンチョを欲しがっているからそれは自分のものなのだと信じていた。まるで欲しがる気持ちの強さが、ポンチョが彼の物である証拠だとでもいうように。私は彼がポンチョに強く執着しているのを感じ取り、彼を傷つけたくないし、がっかりもさせたくないと思った。彼はずっと親切で協力的だったあげく、これまで一度たりと見返りを求めたことはない。ポンチョを譲るのは私がしてあげられる最低のことだった。

「いいよ」と私は言った。

「そして私はブーツに目をつけていますよ」とサユマが慌てて付け加えた。

「様子をみよう」と私は答えた。


私は朝早く立った。サナを連れて行くことにしてあって、彼とはプロサのロード・バング（交差点）で落ち合った。ゴロカに着いてみると、ウェンディは元気がない。彼女のそばにいると私まで皮肉っぽくなって、気持ちがふさぎ、「不愉快」な気分になった。私が彼女に頼りすぎていて、つまらない、ささいで面白くもない質問をたくさんしすぎたのかもしれない。いつも彼女はよく笑う人だったが、最近では疲れて不眠症に悩まされているということだった。

「最近素晴らしい本を読みましたよ」と私は言った。「サン゠テグジュペリの『風、砂漠、星々』です。外国生活について書かれたみごとな本で、文章が素晴らしいんです。」

「貸してくれる？」と彼女は尋ねた。

「もちろん。」ほとんど手に入らないので、本はここでは貴重品だ。かつては西洋でも本はとても大切にされ、一人の人から次の人へと渡されていったのだ。

熱帯雨林で私の時計が壊れてしまった。ウェンディがオーストラリア人のやっている小さな店の名前を教えてくれたので、私は次の日行ってみた。その店ではカメラをいくつか売っている。店主は私の時計を見て、数週間預けてくれれば、オーストラリアに送って直せると言う。仕方なく、私は彼に時計を預けた。(数カ月後、パプアニューギニアを去る直前にその店に立ち寄ってみると、まだ時計はオーストラリアから戻っていないと店主は言った。私は彼にニューヨークの住所を書いて渡した。一年後、ついにアメリカの私の手元に時計が戻ってきたが、結局壊れたままだった。)

研究所に戻った私は、挨拶しようとキャロルのところに立ち寄った。前に話をしたことのあるニュージーランド人だ。

「何か御用?」と彼女は立ち上がりながら言った。「仕事があるのよ。」

「ええと……」

「着いたらすぐ電話してくれると思ったのに。」

「だからこうして来たじゃないか」と言ってもよかったのだが、失礼な真似はしたくなかった。「元気?」と私は尋ねた。

「この国にはもううんざり。この国の人たちはまともな英語を喋ることすらできないし。なんでもかんでもやたらに高いし、やっかいだし。パプアニューギニアが石器時代のままなのも無理ないわね! 私はニュージーランドに帰ろうと思っているの。」彼女はさっと身をひるがえして行ってしまった。

車を手に入れられるかと私はカナウアに聞いてみた。「もちろんですとも」と彼は言った。「この車を使って下さい。」

「調子はいいの?」

「もちろんですとも。」やっと私は出発した。私はワイサを離れてほっとしていたが、今ではゴロカを離れることも嬉しかった。

マウント・ハーゲンに向かって数時間車を走らせた頃、私はフロントガラスに白い液体が三、四滴付着しているのに気づいた。たいして気にも止めないでいると、白いしずくがもう二滴はね上がってきた。私は車を止めた。フードの下から蒸気がシューシュー上がっている。外に出てフードを開けてみると、ラジエーターの冷却水が沸騰して漏れ出していた。ぞっとしたことには、白いファンの羽がすべて壊れてなくなっていた。ファンがラジエーターを冷やせなくなったので、水が沸騰してしまったのだろう。私はどこともしれぬ場所で立ち往生してしまった。PMVがやってきて止まり、運転手は私が店まで戻るのに付き合ってくれることになった。Uターンしようとしていると、右の前輪と後輪が二つとも溝にはまり込んでしまった。もう一台のトラックに来てもらって引っ張り出してもらうしかなかった。私は狼狽し、こんなにひどい車を路上に出させ、また金をもらっているのに、きちんと車の整備をしていなかったカナウアに激しい怒りを感じた。

私は研究所に電話をした。「どうしてこんなにひどい車を出したんだい?」と私はアミに尋ねた。

「道を走れそうな状態でさえあれば、私たちは車を出しているんです。」

ついに警察がやってきて私を拾い、修理工場に連れて行ってくれた。トラックの残骸や車の金属部品が、まるで死体の骨董品みたいにそこら中に散乱している。よたよたと出て来たオーストラリア人は、ビール腹だったが、腰が低くて愛想のいい男だった。「ニューギニア製の車だね?」と彼は車体をぴしゃりとたたきながら言った。かつては白かった車体は、今では錆と乾いた泥で覆われていた。「こいつを直すにはボスのロルフと俺と二人掛かりで二、三日かかるね。」

待っている間どうしたらいいか分からなかった。私はここの病院に電話してみた。「私はクールーの調査をしている医者ですが、車が壊れてしまったんです」と私は電話に出た男に言った。「泊まるところがないでしょうか。どこかこの辺にホテルがないかご存じないですか。」

「この辺には一つもありません。でも、もしよかったら家にお泊めしますよ。病院までいらして下さい。」

「ああ、ありがとうございます」と言おうとすると、もう電話は切れていた。

電話で話をしたサイモン・ギフォード博士は、ゴロカでマイケルと仕事をしたことがある人だった。彼の娘が生まれたのもゴロカだった。電話で医者だと自己紹介したのはまずかったと気づいたので、私はすぐ本当のことを言った。そのためか、あるいは他に理由があるのかは分からなかったが、彼はずっと冷ややかで恩着せがましい感じだった。イギリスふうのブラックユーモアのセンスを披露しはしたけれど。

奥さんのほうが感じが良かった。「ここにいる間にウィルヘルム山にぜひ登るといいですよ。世界中に数えるほどしかない、パーカーを着ないで登れる四、五〇〇〇メートル級の山の一つですからね。それに今を逃したら、パプアニューギニアの最高峰に登るチャンスなんてもうないでしょう？　晴れた日には北と南と両方の海岸線が見えるのよ。行くとしたらアレックスをガイドに連れて行くといいわ。彼は道の行き止まりのところで、この村でたった一軒の店をやっているの。バイヤー川野生動物保護施設にも行ってみるといいわ」と彼女は付け加えた。「楽園の鳥がカゴに捕らえられているのを見るのは悲しいけれど、でもこんなにたくさんの鳥が見られるのは世界中でここだけよ。」

いざ出掛ける段になると、修理工場が代車として貸してくれた巨大なトラックを道に出すのは一苦労だった。何度か立ち往生した。

「病院の連中をひかないでくれよ」とサイモンがぶっきらぼうに言った。

「だいじょうぶですよ。」

自動車修理工場のヘッドのロルフが車を直してくれた。ファンはひどく壊れたままだったけれど。彼は三十代の、背が低くてやせたベルギー人で、髪は短くカットしてあり、細い口髭を生やしていた。ロルフは九年前にパプアニューギニアを見に来たのだが、今では飽き飽きしている。「抜け出したくてたまらないんだ」と彼は言った。「でもここは金儲けにはいいからねえ。」

そこから先、車からの眺めは絶景で、とりわけデラム峠からの眺望は素晴らしかった。マウント・ハーゲンはゴロカよりもっと開発が遅れている。高速道路がここまで達したのもほんの数年前のことだ。（実は高速道路は今も工事中で、毎年少しずつ西に伸びていっている。）ここのニューギニア人は、腰のあたりに木の葉をつけただけで通りをふらついていた。彼らはちっとも恥ずかしがりもしなければ、自意識的でもないようだった。私は、フォレ族の知り合いのポールという男が、ハーゲンにいることを聞いて来ていた。サナの知り合いだ。だが彼に会ってみると、センラドには一年も会っていないと言う。「でも町の外のペンテコステ派の宣教所にいるという噂を聞いたことがあるよ」とポールは言った。

そこまで車で行ってみたが、そこの人たちはセンラドのことは知らないと言った。私は町まで戻って病院のファイルを調べてみた。からだの不調を訴えて病院に来たことがあるかもしれないと思ったのだ。しかしファイルはアルファベット順に整理されていない。私は若い医者アダム・ウィルソンに会ったが、彼も他の医者もクールー患者は診たことがなかった。サナが聞いてきてくれたので、ゴロカ出身のケボという男が働いているというガソリンスタンドに行ってみた。だが彼もセンラドは知らなかった。

私はいらいらした。はるばるやってきたのに何も分からない。私は町の中心部の市場に向かった。女たちがバナナとベテルナッツを積み上げた後ろで地面にしゃがんでいた。またしてもついていなかった。一並びの商店街を横目に見ながら通ってみたが、センラドはもちろん、彼を知っていそうな人も一人も見当たらなかった。がっかりして私は車のほうに戻り、諦めて家路を辿るべく車に乗り込んだ。またしても誤った情報に導かれて、わざわざこんなに遠くまでやってきたのだ。複数の患者の潜伏期間が、一致しうることを証明するのは難しいかもしれない。

ちょうどそのとき、サナが大声で何か叫んだ。彼はカイナンチュ出身の男を捜し当てたのだった。

その男は、センラドが町の外のコーヒープランテーションで働いていると聞いたことがあった。私たちはそこに行ってみた。門を開けて中に車を入れ、青々と立ち並ぶ木々を幾列も通り抜けて行った。誰も私たちを止めるものはいない。プランテーションは何エーカーもの広さである。突然サナが、車を止めてと叫んだ。一人の背の高い男が並木に沿って歩いていた。男は若くて、魅力的で感じの良い微笑みを浮かべていた。「あれがセンラドですよ」とサナは叫んだ。私たちは話をしようと、車を降りて彼のほうへ歩いて行った。

「私は最初ここの非専任の説教師だったんです」と彼は説明した。「ある伝導団体に派遣されて来たんです。もうこのプランテーションに来て七カ月になります。」

「君がどこにいるか、誰も知らなかったんだよ」と私は言った。

「それは私が家に全然手紙を出さなかったからですよ。」私は彼にクールーの徴候があるか尋ねた。彼と妻は十二月から一月にかけて具合が悪かったという。「からだが重く」て、疲れて、手足が痛んで、「まるで私の中の何かが私を食べてでもいるみたいでした。」だが今はからだの震えもなく、歩行も、からだを動かすことも、食事も正常にできた。薬ものまず、治療も受けなかったが、彼らの症状はやがてなくなった。彼は今では健康そうだった。クールーではなかったのだ。

町まで車で戻ると、サナを降ろした。彼はPMVに乗ってゴロカまで帰るのである。私は病院に立ち寄り、ホテルがどこにあるかと尋ねた。またアダム・ウィルソンが応対してくれて、ホテルはないと教えてくれ、彼と妻の家に泊まりに来ていいと申し出てくれた。アダムは長髪の、若くて気の良い医師で、ギフォード夫妻とは大違いだった。彼はマイケルや、ワイサで働いていたことのあるタウソン夫妻の友人でもあった。パプアニューギニアは本当に狭い世界だ。国民相互にとっても、外国人相互にとっても、である。その二つの世界はたいそう違っていて、交わり合うことはめったになかったが。この国では人々がそれぞれ孤立しているものだから、人との結び付きは大変重要だ。そんなわけで、ウィルソン夫妻と私はワントックということになるのだった。

翌朝、ウィルヘルム山経由で町の外へ向かう道の途中で、ラジエーターが突然シューシューと音を立てはじめた。前に修理したが、きちんと塞いでなかったところからひどく水が漏れているのだった。Uターンして病院に戻ると、アダムがエラ・モーターズに車を持って行くといいと教えてくれた。

研究所のアミに電話をすると、彼はまたしても官僚的な言い逃れをさかんに口にした。「車の状況がもし大丈夫そうなら……」エラ・モーターズでは口座があれば修理の依頼を受け付けるという。どっちにしろ彼らは昼を食べに行くところだった。帰って車で待っていてくれと言われた。もう一度アミに電話してみた。幸いなことに研究所はゴロカのエラ・モーターズに口座を持っていて、そこから送金可能だということだった。

次の日私は路上に戻った。だがその日の午後アクセルのケーブルがぱちんと切れた。擦り切れて細くなっていたのだ。また警察のごやっかいになった。私は、保健所の人に車を牽引していってもらいたいのだと警官に言った。またサイモン・ギフォードのところに行くのではなく、地域保健庁長官のところに行きたいと思ったのだ。だが警官はほとんどピジンが分からず、私を病院に連れて行って走り去った。中に入って電話を探し、アミに電話した。彼は同情的だったが、今回もたいして役に立たなかった。この辺りには何百キロ行ってもホテルはないので、サイモン・ギフォードに電話するしかなかった。

私は縮み上がりながらナンバーをダイヤルし、何が起こったか説明した。「金曜の午後は誰も余分な仕事をしたがらないからね」と彼は言った。地域保健庁長官のトラックが来て、修理のために車をロルフのところまで牽引していった。

サイモンは、自分の車も修理が必要だからと車で私を修理工場まで連れて行ってくれた。修理店に着くと私は「修理が終わるまで私はここで待ちます」と言った。「そして終わりしだい夜道を運転して行こうと思います。」

「いやいや。ねえ、家に泊まればいいじゃないか。」

「これ以上ご迷惑をおかけしたくないんです。」

「ちっとも迷惑なんかじゃないよ。そんな印象を与えたのでないといいが。」

「いいえ」と私は嘘をついた。「そんなことはちっともありません。」

ギフォード家では研究所のキャロルの話が出た。彼らもキャロルのことを知っていて、「おこりんぼ」と渾名をつけていた。ニューギニア人には一分しか時間を割かず、彼らにつけこまれると口汚くののしるのだという。今回は前よりギフォード夫妻と打ち解けて話ができた。彼らのイギリスふうのそっけなさは、一つにはこの大変な国で身を守るためであるらしかった。

翌朝私はウィルヘルム山に向かった。てっぺんからパプアニューギニアの北海岸と南海岸を同時に見るという考えが気に入ったのだ。出発前、蒸気船会社の売店で食べ物や日用品を調達した。ポット、カップ、スプーン、トイレットペーパー、石鹼、マッチ、食品の缶詰、それと助手用に二つ目の懐中電灯（ここではトーチと呼ばれている）だ。渓谷の縁に沿ってくねくねと折れ曲がるその道は、かつて経験した中で最も危険な道だった。私は一心不乱に運転に集中した。自分の真正面と両脇の土の広がりに目を走らせ続け、手のひらはじっとりと汗ばんできた。切り立つ絶壁に囲まれた峡谷を走り、大きな岩が突き出しているところを通った。岩は何千年にもわたって侵食され、風雨にさらされ、雨に打たれたために彫刻を施されているように見える。岩の間にはあちこちにチンブ族の家があった。水平な柱の上に建てられていて、屋根からは草が生えている。

数時間後私は村に着いた。車を止め、アレックスを探した。サイモンはガイドに十二キナ以上払わないようにとアドバイスしてくれた。だがアレックスは登りの行きに十五キナ、帰りは下りなので九キナ、合計二十四キナ払ってくれという。途方もなく高い。帰りは九でなく三ではどうかと言うと、それでいいと言う。さらに私はトーチを一キナ、カップとスプーンを一キナ、ポットを二キナで売ってやろうともちかけた。これにも彼は同意した。こうして行きに十一キナ、帰りに三キナ、計十四キナ彼に払うことになった。もっと安くさせることも可能だったかもしれない。何しろ彼はかさがありすぎると言って、スリーピングバッグは運ぼうとしなかったのだから。

私たちは登り始めた。このあたりの熱帯雨林はよそで見てきたのとたいして変わらなかったが、木々の丈はずっと高くて雲の上に突き出し、私たちの周りは広々と開けていた。二つの屹立する峰に挟まれた細長い谷の、草と苔と水たまりの間を、私たちはぶらぶらと進んで行った。谷の向こう端に幅の広い滝が、轟音を立て、岩壁を削り取るようにして流れ落ちている。白濁した冷たい水は急流となって谷の真ん中を流れ下り、向こうの端で雲の間の大きな裂け目の中に消えていった。はるか彼方にはそれほど高くない山々の頂がずっと下のほうにあるはずだった。

アレックスは親切で役に立ったが、彼に話すことはあまりなかったし、彼のほうでも私が話をするとは思っていなかった。登るのはきついけれど爽快な経験でもあった。私たちはアルファベットのAの形をした避難小屋に到着した。ここで一晩過ごすのだ。それは木製の側壁を二つ立て掛け合い、てっぺんを合わせて作ってあって、いわば木製のテントといった感じだ。中にはマットレスがあり、居心地がいい。ここは標高三、六〇〇メートルだというのに、正面には透明な冷たい水をたたえた湖が広がり、その周りは険しい山々ですっかり囲まれている。人の手が触れたことのない静かな湖面は、あたりの景色をはっきりと映し出していて大変神秘的だった。私は隠された天国に足を踏み入れてしまったような気がした。湯を沸かし、熱い紅茶を入れ、砂糖を入れて飲んだ。自分用に、デンマーク製の肉と野菜のシチューの缶詰を開けた。蒸気船会社の店で買っておいたご馳走だ。

午前二時一五分にアレックスが私を起こした。私たちはまだ暗いうちに出発し、私の懐中電灯の小さな丸い明かりを頼りに進んだ。一歩ごとに、ブーツがぬかるむ地面に静かにめり込む。数時間後太陽が現れはじめ、未踏の原野が私たちの周りに次々に姿を現していく。ここはいわば時間の始まる前の国、世界の果ての一つ、この世の果てる所、てっぺんであった。眼下では山々に縁取られた堅固な塊のような厚い白い雲が割れて行く。この山また山の風景の中に、まるで白い氷のような大量の雲が横たわっている。空が少しずつ明るむにつれて、黄色い筋がそっと頭上を走っていった。それから数時間後、さらに高くまで登った私たちを、淡い青の燐光を放つ大量の霧が取り囲んだ。斜面には、折れやすそうだががっしりした灌木がまばらに生えている。地上の小さな草に交じって若い芽があちこちに萌え出て、その黄、白、ピンク、紫が灰色の岩の上に鮮やかだった。

私たちは第二次大戦の戦闘機の残骸のそばを通りすぎた。山腹に金属の破片が転々と散らばっている。石器時代同然の暮らしをしている人々は、たとえ遠くからにしても、こんな鳥が炎をあげて、煙を撒き散らしながら空から落ちてくるのを見て、どんなにいぶかしく思ったことだろうと、私は前にもまして思った。小さな破片はとうに運び去られてなくなっていた。

岩の側面に、巡回監視員の最後の遺品が見つかった場所を示す、ブロンズの銘板がはめ込んであったので、私はびっくりした。その人は、一九六〇年代にこのあたりの峰々を探索していて、行方不明になったという。その下に今なお遺品の箱がおいてある。彼が地上に存在した、最後の証拠だ。サバイバルキットを運ぶのに使われる、革のハンドルの付いた革製の茶色い直方体の箱だ。いまだに遺品がそこにあることに驚いた私は、開けてみようと跪いた。剝き出しの大地に身をかがめると、耳元で風が唸りをあげて通り過ぎて行く。ロックを開けた。かつて真っ白だったのが、今は黄ばんで擦り切れた絹の内張りがしてある。箱は空っぽだった。私は立ち上がって伸びをした。辺りには何キロにもわたって荒涼たる大地が広がっている。私は山の頂の彼方を見やり、この荒れ果てた土地で彼がどこかに行ってしまったとしても不思議はないと思った。彼の遺骨さえいまだに見つかっていない。この地域はそれくらい人けのないところだ。

歩き続けたものの息が切れ、私は数メートルごとに止まらずにはいられなかった。高度が高くて空気が薄いせいもあると、あとになって気づいた。やがて冷たい強い風が吹きつけてきた。はるか下の地表は雲で覆われているが、眼下にはそれよりスピードの速い雲が流れていて、競い合うように谷を横切っていく。いっそう寒さが増してきた。頭上には、果てしなく続く、水晶のブロックのような曇り空を通して、空の青い色が、きれぎれにかすかに見えている。身を刺すような風と疲労と薄い酸素のために、立っているのがきつかった。この山に登ることは、赤道から北極に向かって旅するのに似ている。それはまた時間と進化の過程をさかのぼる旅でもある。つまり人間から動物、森林、地を這う草、細かなベルベットのような苔、灰色と白の点々をなしている地衣類、そして剝き出しの岩に至る旅である。

数時間後、私たちは頂上に到着した。わびしくて荒涼としている。ごつごつした骨格のような火成岩は、いかなる生命も育まない。私はできるだけ長いこと頂上にとどまった。木も草もない辺りの小道を静寂が支配している。大陸の移動によってこの辺の山はどんどん高く押し上げられていった。その眺めは地上というより火星か金星の眺めのようだった。

地球も惑星の一つなのだと、私は生まれて初めて実感した。

ベースの村に私たちが着く頃には時間も遅くなり、車を運転するには暗くなりすぎていた。道は危険で、「ならずもの」、つまり少年ギャング団が夜な夜な徘徊しているということだった。その晩はトラックの中で眠ることにした。それでも、再び人のいるところに戻ってきたのは嬉しかった。私は約束どおり、ポット、鍋、食器、懐中電灯、そしてわざわざこの山行きのために買ったコンパスとともに十四キナをガイドに渡した。彼は手の中の丸まった色刷りの紙を見下ろしたが、どうやって数えるかを知らなかった。彼はにっこりしてそれを友だちに渡し、その友だちは急いで金を数えた。「足りない」と彼は言った。

「でもそれが合意した額ですよ」と私は抗議した。

「いや。二十四キナのはずだ。」

「でも我々の合意額は違うんですよ。」

「いや、もっと払わなきゃだめだよ！」

彼の友達は、私が交渉して支払額を安くしたことが理解できなかった。値引きという概念は彼にとっては存在していなかったのである。払いたくはなかったが、その晩は村に止めたトラックの中で眠るので、何かあると大変だと思い、私は降参した。あとで私がいくら巻き上げられたかウェンディに話すと、「今まで聞いた中でいちばん高額ね。もう二度と誰もウィルヘルム山には登れなくなったわね!」と言われた。

翌朝ゴロカに戻る途中で、また車が動かなくなった。これで四度目だ。今回の故障は直すのに数日かかるというので、待つのはやめて飛行機でゴロカに戻ることにした。飛行機に乗るのがこんなに嬉しいのは初めてだった。

ちっぽけな田舎の滑走路は崖の縁に位置している。チェックインすると、六人乗りのプロペラ機のいちばん前、副操縦士の席を割り当てられた。飛行機は地面の上を真っすぐ前進しはじめた。それから唐突に私たちの下の地面がぱっと消えてなくなった。こうして崖から飛び出したので、結果として私たちは空中に浮かんでいることになるが、飛行機はどんどん降下していく。ぎょっとして外を見ると、私たちは谷底に向かって落ちて行っている。目の前で制御装置や高度計の針が激しく揺れている。操縦桿は上に上がり、ぐるりと回り、また下がった。だが高い崖なので、谷底はまだはるか下のほうだ。プロペラ機は少しずつ高度を上げていった。この崖のてっぺんはこの辺り数百キロ四方でいちばん広い平地であった。道路が建設されるまでは、この滑走路が、この地域にいたる唯一の途だったのである。これまでにここで墜落した飛行機が数機あるということは、あとになって初めて知った。

海岸

「まるでマロロを使える人みたいに見えるね」とゴロカに戻った私にマイケルが言った。「パプアニューギニアに来た人は、しばらくするとみんなそうなるんだ。」何カ月ものトレッキング、旅行、交渉の日々は私の上に痕跡を残していた。ヒル、蛇、不潔な食べ物と水、危険な車の旅、そしてきつい環境がますます重くのしかかり、私は四六時中警戒を怠らないようになっていた。数週間前、高地にいた二人の外国人が突然亡くなった。おそらくマラリアの薬が原因らしいが、それは私たち皆が服用している薬だった。また熱帯は人々の心に奇妙な影響を及ぼす。何カ月も孤立していたり、閉じこもっていたりするために「熱帯性腐敗」が始まることがありうるのだ。ごくまれに、飛行機が高地の空をゴーッと音を立てて通り過ぎると、私はこの地上の孤島のような谷から逃れることを夢みて、飛行機を見上げるようになった。

「しばらく海辺に行ってみたら?」とこのときマイケルがいってくれた。「寝転んで自分が発見したものについて思いを巡らしてみるといいよ。研究所の付属施設があるから、そこに泊まればいい。そうすれば、研究結果を基にして論文が書けるかもしれないよ。」

「それはいいですね」と私は言った。「その施設までどうやって行ったらいいんですか?」いまだに私は旅行するのが不安だった。

「飛行機で行くといい」とマイケルは言った。「車で行くと眺めがいいけれど、道が舗装されていないから、雨季には土砂崩れで、通行止めが数週間続くこともある。車で行くのは危険だしね。」

海岸地方までの飛行機は数日ごとに一便あり、私はそれを予約した。フィールドワークの仕上げにかかる前に、二週間海岸地方に行くことにしたのだ。飛行機に乗ると最初はびくびくしたが、機体が上昇するにつれて気持ちが明るくなってきた。しばらくの間はまったく何も見えない空間を飛び続け、どの窓から見ても外は灰色一色だった。だがさらに上昇するとすぐに雲が切れて、ゴロカ渓谷がはるか下に横たわっているのが見えた。

私の後ろには年とった男が裸足で乗っていた。膝の上にヤム芋の入った巨大な袋を抱え、落ちそうになるのを必死で押さえていた。頭の上までそびえているその袋を、男はなんとか両手で抱え込もうとするのだが、うまくいかないのだった。「これは海岸地方にいる息子に持って行ってやるものなんだ」と男は私にピジンで言った。「息子はコーヒープランテーションで働いていて、カウカウを持って会いに来てくれと、旅費を送ってくれたんだ。海岸のカウカウは高地のみたいにおいしくないって言うのさ。」男はこれまで飛行機に乗ったことはなかった。彼は目の前の袋をまっすぐに見つめていて、あえて外を見たりはしなかった。

飛行機は北部の山中の山道の上を、滑るように飛んで行った。地図によればそれはベナベナ峡谷というところだ。はるかな高みから峰々が私たちをじっと見下ろしている。峠を越えると大地は唐突に沈み込んだ。細い道が曲がりくねっているのが見える。ラム川も山々から流れ出して、あちこちで大きく曲がりくねり、まるで緩く巻かれた金の糸が空から落ちてきたみたいに見えた。

遠くに、果てしない青海原がついに姿を表した。心が洗われ、穏やかな気持ちになった。ニューヨーク育ちなので、私は海の近くにいるのに慣れている。山々は今や広大な太平洋の前でまばらになり、消えてなくなっていた。脇の方に私はガラパッシー・ポイントを見つけた。それが、ニューギニアにやってきた、最初の文化人類学者ゆかりの地だということを、本で読んで知っていた。その文化人類学者はミハロウチョ・マクリーというロシアの貴族で、十九世紀末にロシアのトロール漁船にここまで連れて来てもらい、数年後にまた連れ帰ってもらったのである。彼はガラパッシー・ポイントから先には進めなかったので、内陸には人が住んでいないと思ったのである。

突然真正面のはるか彼方に不思議なものが見えた。青い山の峰が一つだけそびえ立って見えるのである。同じ高さの低い山々や、か細い雲が一様に広がる上に、巨大な峰が一つだけ突き出ている。急勾配で、シンメトリーを描き、遠くの海ともやの真ん中からぽつんと突き出していた。

「あれは何？」と私はプロペラエンジンの音にかき消されないよう大声でパイロットに尋ねた。

「カルカル島だ。聖なる場所さ。地元の住民はあの山を崇拝している。火山なんだ。」それは今や広い太平洋の幅一杯に広がっていた。完璧に左右対称をなしている。裾野はなだらかで、途中から急に傾斜がきつくなるのだ。自然の中で巨大なシンメトリーを描く唯一のものとして、火山がどんなに際立っているかに私は改めて気づいた。飛行機が近づくと、山はますます平らな水平線を支配しているように見える。背後のウィルヘルム山とビスマルク山脈は、それに比べたらちっぽけでごつごつしているし、雲に紛れてしまっている。カルカル山は六年前と二年前に噴火したと、パイロットは教えてくれた。今や島は、まるでこの新しい、不安定な国の未来を象徴するかのように、風景全体の上に神秘的にそびえ立っていた。

飛行機はやっとのことでマダンの町に降りて行った。第一次大戦前、はじめはドイツ人によって作られたその小さな港は、太平洋に無理やり突き出したように見える、短い半島の突端にあった。上空から見ると町は、海沿いの緑豊かな入り江や湾や小島や珊瑚礁に、きらきら光る金属片をばらまいただけのように見える。その周りには大洋が果てしなく広がり、広い水面が空を広々と映し出している。数キロの沖合、はるか彼方にはカルカルが屹立していた。

私たちは町外れの、未舗装で一本だけの滑走路に着陸した。滑走路は海岸と平行して走り、細いリボンのような砂浜によって、海から隔てられているにすぎない。砂浜には波が打ち寄せていた。電話でタクシーを呼んだ。一時間後にやってきたタクシーに乗って、私は町の郊外にある医学研究所の複合施設に行った。そこには私のほかにも若い研究者が何人か来ていたが、そのほとんどはオーストラリア人とイギリス人だ。私は小さなベッドルームをあてがわれた。キッチンとリビングルームは、三人のオーストラリア人と共有だ。ブライアンとその恋人のフランシスは、二人とも長身のブロンドで、マラリアの研究をしている。彼らより少し背が低く、長い真っすぐな褐色の髪で濃い茶色の瞳のセアラは、地元の病院勤務の理学療法士だった。

私は小さな研究室も割り当ててもらった。すぐに荷物から書類を出し、座って仕事を始めようとした。メモをすべて取り出して、過去数カ月間に会ったすべての患者の系図を整理しようとしたのである。だが暑いし汗はかくし、この天候と旅の疲れのために消耗しきってはかどらなかった。

セアラが立ち寄った。「私たちとお昼を食べに行って、それから海に行かない？」彼女は尋ねた。

「いいねえ。」

ブライアンとフランシス、それにがっちりしたイギリス人のニック・サリヴァンが一緒だ。同じ年の人たちに囲まれて、私は大学時代に戻ったような気がした。何カ月も、こういうつきあいはしたことがなかった。

「どこに行く?」とセアラが聞いた。

「マダン・クラブは?」とニックが言った。

私たちは車で、珊瑚礁の端にある、第二次大戦前に建てられた古いコロニアルふうの建物まで行った。白塗りの木の柱でできたポーチコを通って中に入った。暗く涼しい室内の天井には大きな扇風機の羽が回転している。窓の蚊よけの網戸と鎧戸を通して、光がわずかに射し込んでいた。お客は皆白髪の白人たちで、まるで植民地時代の生き残りのように見える。バーの上には、女性はクラブメンバーの男性が同伴している場合のみ入れると書いた掲示があった。

私たち一行は他に誰もいない奥のテラスにこっそりと出て行って、ラウンジの椅子を丸く並べた。テラスの周りでは、バナナとヤシの木が微風に軽くそよぎ、茂みには輝くオレンジ色の葉が群生していた。ハンバーガーとフライドポテトを注文してから、私たちは冷たいビールを飲みはじめた。ニックはビールを片手に、珊瑚礁と遠くの青い山並みを眺めわたしながら「これがあるから、熱帯の暮らしは価値があるんだよなあ」と言った。

「で、あなたの場合はどうしてパプアニューギニアに来たの?」とセアラは私のほうを向いて尋ねた。

「どこか遠くに行ってリサーチをしてみたかったんだ。君は?」

「前からここに来たかった。まだ幼い少女でオーストラリアにいたときからね。昔からパプアニューギニアにすごく魅力を感じていたの。どうしてか分からないけれど。故郷のメルボルンは退屈なところで、私はうんざりしていた。いったんオーストラリアに戻ったら、きっと何年もオーストラリアにいる羽目になると思う。二年前にインドに行って、次にここに来ることにしたの。私の二人の兄も旅行が好きで、最近ネパールに行ったの。」

私は彼らの冒険を羨ましいと思ったが、考えてみれば今や私も世界を冒険しているのだった。「リサーチはうまく行っているの?」とセアラが唐突に尋ねた。

「まあね」と私は言った。「でも疲れたよ。ここに来たのは一つには、それでなんだ。休みが必要だと思ったんだ。」私は彼女に仕事のこと、私が見つけた集団発生の患者のこと、クールーにやられずに生き残った老婦人たちのことを話した。

「すごいわね」と彼女は言った。「ぜひもう一度現地に戻って、そういう女の人たちをもっと見つけだして研究すべきよ。その人たちの血液検査をしてみたらいい。きっと何か重要なことが分かるでしょう。それに、今パプアニューギニアは歴史的にとても重要な時期にさしかかっています。伝統的な社会は急速に消えてゆきつつある。政府は腐敗していて、価値のあるものを保存することになんの興味もない。政府が海外の企業に、ストリップ・マイニングの権利を大喜びで売却しているのは知っている? 巨額の金が支払われている。熱帯雨林はいつか消えてなくなるでしょう。あとで振り返って、今年ここに来て調査をしてよかったと思うことになるでしょうよ。」

私はそういう見通しをすっかり忘れていたことに愕然とした。

「あなたの仕事はどんなふうなの?」と私は彼女に聞いた。

「私が来るまでここの病院には理学療法士がいなかった。だから皆私の仕事にとても感謝してくれているわ。でも理学療法士は私一人だから、仕事がとてもたくさんあるの。今私は一人の男の人に歩き方の訓練をしているし、今まで病室で一日中座ったきりだった患者と車椅子バスケットもやっているのよ。」

食事が終わると私たちはクラブの周辺をぶらついた。私は結局セアラとずっとお喋りを続けた。こんなことは実に数カ月ぶりだった。映画のこと（私たちは二人ともウディ・アレンが好きだった）、本のこと、旅行、そして家族について。こういう会話ができなくなって、どんなに物足りなく思っていたか、私は改めて認識した。何日も続けざまにピジンで話をしたあとだったので、ことさらそういう思いが強かった。自分がもとの自分に戻るのを感じた。「アメリカのどこの出身？」

「ニューヨークだよ。」

セアラは身をかがめ、声を潜めて言った。「あなたユダヤ人？」

彼女の質問は私を面食らわせた。「そうだけど」と私は答えた。

「私もよ。たぶんニューギニア中でユダヤ人は私たち二人だけだと思わない？　あなた以外には会ったことがないもの。」私もだった。それどころか、アメリカでは、ユダヤ人であることを自分のアイデンティティの重要な要素と思ったことはなかったし、自分が他の人と違っていると意識したこともなかった。

昼食後、私たちは海岸に行った。私たち五人はブライアンの小さな車にすし詰めになった。ビキニを着たフランシスと、黒のワンピース型の水着のセアラと私は後部座席に詰め込まれた。埃っぽい道を通ってブライアンは私たちを隠れた小さな入り江に連れて行ってくれた。弓なりになったヤシの木が数本と、白砂から生えた明るい燐光色の黄色の茂みの向こうに、静かな青い珊瑚礁があった。辺りには私たち以外誰もいない。人にもホテルにも汚されていない浜辺を見るのは初めてだ。ほかに思いつかなかったので「あれまあ、ギリガンの島［アメリカのテレビドラマに出てくる島］そのものだねえ」と私は叫んだ。みんなどっと笑って、水に飛び込んだ。だがセアラは別で、浜辺に座ってみんなのことを眺めている。

「来ないの？」と私は彼女に尋ねた。

「泳ぐのはあまり得意じゃないの。」

「それほど深くないよ。」

「でも怖いの。」

「大丈夫。たいして深くないから。」パプアニューギニアに来て以来泳ぐチャンスがなかったけれど、私は泳ぐのが好きだった。数年前に赤十字のライフガードの訓練も修了していた。とうとうセアラは水際までやってきて、水に浸かった。

私は彼女に呼吸のこつをやって見せ、泳ぎがうまくなるにはどうしたらいいか教えた。それからシュノーケルのマスクとフリッパーをつけ、色鮮やかな魚のいる世界に飛び込んで行った。私はエンゼルフィッシュを指さした。黒地に白と黄色の細い縞模様が、波打つように付いているエンゼルフィッシュは、長い白い尾鰭を優雅に揺らめかせて、私たちのそばを泳いでいった。滑るように泳いでいく、ライムグリーンの地に黄色い斑点のついた魚は家族連れらしく、一匹の親が幼魚を先導し、もう一匹の親が後ろからついて行く。白と黒のエンゼルフィッシュが生きたピンクの珊瑚の枝をつついている。長いとがった鼻のイカたちは、まるで後ろ向きに泳いでいるように見える。緑と紫の魚の一群が向きを変えると、鱗が銀色にきらめく。海草は海流に揺られて波打っている。岩の上で日光浴をしているみたいに見える紫色のヒトデをセアラは指さした。それは塗料を塗られたみたいに光っていた。洞窟のようなところや岩の割れ目を、枝や螺旋のボール状のバラ色の珊瑚が覆っている。魚はまるで蝶のように、これら、海の底の花々の周囲をひらひらと飛び回っていた。太古の昔から変わっていないこの原始の世界の中を、私たちは泳いだ。

さんざん泳いだあと浜辺に戻り、日光浴をした。フランシスは私たちのためにココナッツとオレンジを持って来てくれていた。どちらも私にとっては数週間ぶりだ。私たちは日が暮れるまで浜辺にいた。やがて太陽は夕空を濃い赤と紫と金色に染めて沈みはじめた。その夕焼けの色は、まるで壺から蜂蜜がこぼれるように溢れ出し、波穏やかな珊瑚礁にいる私たちの上にも降り注いだ。光に照らされた静寂の中で、辺りの木々に止まった鳥たちがさえずり、歌った。北国の冷たい灰色の雨や雪に閉じ込められることなど絶えてない南国が、どんなに夢の世界に近いかを、私は改めて思った。

研究所に戻ると私は洗濯機で洗濯をした。乾燥機で乾かした洗い立ての衣類を部屋に運ぼうと腕に抱えると、私の腕は暖かくなった。

夕方部屋で日記をつけているとセアラがぶらりと立ち寄った。

「何しているの？」ドアから中に頭をつっこみながらセアラは尋ねた。

「ここでのことを書いているんだ」と私はちょっとどぎまぎしながら答えた。

「作家になりたいの？」

「そんなところだね。」これまでそのことを口にする勇気はなかったし、あまり深く考えてみたこともなかった。

「あなたが書いたものを読んでくれないかしら。聞いてみたいわ。」

高地での体験を書いた文をいくつか彼女に朗読して聞かせた。自分の書いたものを人に読んで聞かせるのは初めてのことだったが、熱心に耳を傾けてくれる人がいるので楽しかった。

「素晴らしいわ」と彼女は言った。「ここでの経験をずっと書き続けるべきよ。そしていつか本にしたらいいわ。」

「そう思う？」そういう考えは心の奥のどこかに潜んでいたのだと思うが、それまで声に出したこともなければ、可能だと考えたこともなかった。

「もちろん。」セアラは微笑んだ。「絶対よ。」

翌日一一時にセアラがまたやってきて、お茶にしないかと言った。私たちは外の、巨大なバナナの木の木陰に、柳編みの椅子を二つと小さなテーブルを一つ据えて、いれたてのレモン・ティーを啜った。私たちの周りにはのどかな風景が広がっている。

「オーストラリアにいる母と昔の恋人から今朝手紙が来たの」とセアラは言った。「母は最近買った新しい服のことを細々と書いてきたわ。私の昔の恋人は小児科の研修医なの。彼が医者になったいちばんの目的はお金なのよ。結局、私はそういう人とはつきあいきれなかった。ほとんどの医者は目隠しをしているようなものだわ。」

「だから僕は医者になるのに躊躇したんだ」と私は言った。「それに、なるのに時間がかかるしね。」

「でもそれ以上にやり甲斐のある仕事がほかにある？　医学を学ぶのは素晴らしいことだし、あとでそれをいろいろなことに生かせるでしょう。」

「僕はもっと人間的な仕事もいいなと思ったんだ。」

「そういう仕事だってやろうと思えばできるわよ。」

その晩、研究員たちは『暗くなるまで待って』を演じた。マダンにはテレビも映画館もビデオレンタルショップもなかったので、外国人たちは自分で劇を演じて楽しんでいた。ブライアンとセアラはセットと照明を担当し、ニックとフランシスは舞台に立った。芝居のあと皆で飲みに行き、皆で酔っ払った。こうして再び自分と同年配で、似たような背景を持つ聡明な人たちと過ごすのはとても楽しかった。

私はブライアンと車で研究所まで帰った。町に入る道の途中で四人の警官に車を止められ、調べられた。警官たちはワイパーを動かせとか、ライトや方向指示ランプをつけろ、とピジンで怒鳴った。ヘッドライトの一つがつかなかった。

「エム・イナプ（もういいですか）？」とブライアンが聞いた。警官の一人がすかさず、「バイ・ミ・キシム・ユ・ロング・オフィス・ビロング・ポリス・ナ・サスペンド・レジストレーション・ビロング・カー（あなたを派出所に連れて行きます。免許は停止です）」と脅すように言った。

私たちは停車して待つしかなかった。方向指示ランプの故障した車がもう一台通ったが、運転しているのがニューギニア人なので、行ってよいと言われた。ブライアンは警官のところに行って、ライトを直しに行くが、一時間以内に戻って来ればいいか、と尋ねた。彼は渋々承知した。私たちはさっさと出掛け、ライトを直して一時間後に戻ってきたが、警官たちの姿はなかった。

次の一週間、セアラに励まされて、ここでの調査に基づいた論文の草稿を書いた。思っていたよりずっといいデータを予測以上にたくさん集めたのだと気がついた。潜伏期間が一致している患者群を三つ見つけたのである。そんなことがありうるとは、これまで誰も知らなかった。ほんの一端にすぎないにしても、自然の真実の姿をあらわにするのはどきどきすることだった。神は存在しないかもしれないが、もし存在するとしたらその証拠は自然そのもののうちに、つまり自分たちの秘密の法則に従って育ち、形を成し、増える植物、動物、その他の生き物のうちにある。

私は自分のした調査について、これまでも充分思索を巡らせてはきたが、それでも論文を書くことで考えがまとまり、自分の分析の弱点や、まだこれから解答の必要な疑問点がはっきり分かってきた。今や私には、高地に戻って収集しなければならない、重要な鍵となる情報があることが分かった。最近の二人のクールー患者、マバモとポールは別々の家系図に記されていたが、実はいとこ同士であることを発見した。それぞれが生涯に参加した饗宴は二つだけらしく、しかも同じ饗宴だった。二つの饗宴の間は約一年で、彼らは親戚のティマニと一緒に参加した。ティマニはポールのナガイヤである。ナガイヤは現地語で「私の臍の緒」を意味し、お互いに数日以内に誕生し、臍の緒がなくなるまで、各々の母親と共に同じ「誕生小屋」で過ごした子供同士であることを意味する。ティマニは饗宴のあと病気になり、六年後に死亡した。

マダンにいる間に私はプルーストの第一巻もかなり読んだ。マイケル・アルパーズから借りた本だ。つい最近読み終わったばかりだというセアラと、この本について語り合った。「プルーストのおかげで、私はここの美しさが前より分かるようになったわ」と彼女は言った。「物の見方を変えさせる本の一つね。」私も同感だった。実際この小説の色彩、視覚、嗅覚の鋭敏な描写は私を刺激して、この奇妙な国を今まで以上にはっきり見ることを教えてくれた。私たちの話を聞いていたフランシスは、読み終わりしだいその本を貸して欲しいと言った。

翌週はイースターの休みだった。みんなカルカルに行って火山のてっぺんまでハイキングする予定だった。カルカルはマセライの土地なので、ニューギニア人は決して山に登ったりはしない。

「私たち、行かないほうがいいのかもしれないわね」とある晩皆で車座になって話していたときにセアラが言った。

「馬鹿な」とニックが答えた。「迷信にすぎないさ。くだらない。きっと楽しいと思うよ。それに今を逃したら、活火山を見に行く機会なんていったいいつ巡って来るのさ?」

「でも島の人たちはいやがるでしょうね」とセアラは言った。

「だから?」

このやりとりは私を不安な気持ちにさせた。

「私たちがカルカルにいる間に島民に会えるかもしれないわね」とセアラは折り合いをつけようとして

言った。ニックは疑わしそうな顔をした。「どちらにせよ、危険ではないのね？」とセアラは付け加えた。

「単なる山さ」とニック。「僕たちは賢いんだから、うまくやれるよ。」

「当たり前だよ」とブライアンも言った。

「僕も行こうかな」と私はセアラに言った。

「私があなたなら行かない」とセアラ。「むしろシーピック川に行くわね。とくに、今後当分ニューギニアの海岸地方に来る予定がないのならば。芸術的に見て、あそこは南太平洋でいちばん興味深いところで、天才彫刻家の宝庫よ。カルカルにはそれほどの価値はないと思うわ。ただ、私は今までに行ったことがないし、知らない土地を探検するのは大事なことでしょう。だって、人生は一回きりなんだから。」

セアラに勧められて、私はシーピック川に行ってみることにした。この地域は十九世紀末から西洋との接触がある。いったいそこの人々はどうやって伝統的な文化と現代的な文化とに折り合いをつけてきたのだろうかと私は考えた。古い考え方や見方はどんなふうに変わったのだろうか？　高地はこの問題に直面しはじめたばかりだった。

数日後、私は飛行機でマダンから飛び立った。マダンで過ごした時間は短く感じられたが、とても楽しかった。この国に来て初めて友だちができた。飛行機の胴体の下ではラム川がゆったりと蛇行しながら海岸まで続いていて、あちこちで曲がるその曲線は、まるで不器用な人の描いた鳥の輪郭線のように見えた。茶色と緑の入り交じった大地は、軍隊の迷彩服のようだ。でたらめにばらまいたような湖と奇妙な形の地面は茶色に、森は緑に輝いていて、どこが水でどこが地面か見分けるのは難しい。高地は遠く、雲に隠れていた。

浮き島

私たちの飛行機が着陸した滑走路は、なだらかな丘とヤシの林に囲まれていた。空港への道は海岸に沿って走っていて、約五〇センチ幅の砂浜で海と隔てられている。砂浜には豆が植えてあったり、クローバーや野草がびっしり生えていたりする。滑走路の周りには大家族のニューギニア人たちが、トタン屋根の掘っ建て小屋に住んでいる。家々の側面は錆びて大きな穴が空いている。屋根の上では金属板が庇から様々な角度で突き出し、風に吹かれてばたばたとぶつかり合っている。ある家の脇には高さ二メートルほどの木彫りの人間の像がいくつかあった。どれも頭が大きくて平べったく、からだは骨張ってやせこけていて、うつろな表情でこちらを見ているように見える。小屋の隣には男がいて、刀を振るって木を彫り、もう一つの彫像を作っていた。

シーピック川の河口近くの地域は、上流の村々に比べてこれまでも西洋人とかなり接触があった。上流にさかのぼるほど、村人たちは外から切り離されている。私は道を辿って到達できるいちばん遠いところ、つまり中流地域までは徒歩で行ってみようと決めた。それからカヌーでできるだけ上流までさかのぼり、帰りはカヌーで河口まで戻ろうという計画だった。空港近くの主要道路でＰＭＶ［乗合トラック］を待ったが何時間待っても一台も通らない。それでヒッチハイクを試みた。車が近づくたびに、私は飛び上がって親指を突き出したが、どの車の運転手も埃の舞う道に目を据えて、まるで私が単に挨拶しただけであるかのように、手を振るだけだった。私ははたと気がついた。彼らはヒッチハイクなんて知らないのだ。ここにはヒッチハイクなどというものは存在しないのである。個人の車は数えるほどで、あとは乗合トラックしかないこの国では、車に乗るにはお金を払うしかない。ヒッチハイクができるものなら誰もがそうするだろう。

とうとう乗合トラックが、がたがたと角を曲がってやってきた。トラックを止めようと、私は道の真ん中に立ちはだかった。ホロなしのトラックで、ひどく込み合っている。フロントには三人が乗っていて、荷台には二十一人がしゃがんでいた。運転手は止まらずに私をよけて行こうとした。だが私も必死だったので、道の真ん中に立ってトラックを通すまいとした。運転手はやっとブレーキをかけ、しぶしぶ私を乗せることになった。

でこぼこ道を二〇分も行くと、剥き出しの荷台に雨が激しくたたきつけはじめた。乗客の誰かが大きなプラスチックのシートを見つけ、それを皆で引っ張り出して頭の上に乗せた。あちらからもこちらからも腕が伸びている。私たちは笑ったり冗談を言ったりしながら、たちまち身を寄せ合ってテントの中に収まった。

五時間のみちのりだった。私たちは大きなハウスタンバラン、つまり儀式に使われる伝統的な精霊の家をいくつか見かけた。最初の町に着くと、電気の消えた小さなモーテルに部屋を見つけた。ここではしょっちゅう停電になり、しかも数日続く。夕飯は通りのステュアで自分で調達しなければならない。チーズ、クラッカー、固ゆで卵、カウカウ、そしてピーナッツを買った。外では激しい雨が降り続いているし、ホテルは暗くて壊れかかっている。風が吹くと壁が揺れるのである。

翌朝ホテルを出ると、あたりを散歩した。昔ながらの家々がここでは前に傾いている。好奇心にかられて私は這って中に入ってみた。外の光が、壁の小さな穴を通して差し込んでいる煙った室内は、不可思議な影像でいっぱいだった。

再び外に出ると、川に向かう車を待ったが、何時間たっても一台も通らなかった。やっとのことでトラックがやってきた。またしても私は道の真ん中に立ちはだかって車を止め、乗せてくれと運転手に頼んだ。彼は乗せてくれたが、途中までしか行かないのだった。すぐまた私は青い山々に縁取られた、風のざわめく広々とした草原の真っ只中に置き去りにされた。あちこちに数本ずつ見慣れぬ木々があり、広い空に向かってねじ曲がって生えている。

待ちくたびれた頃、別のトラックがやってきた。運転手は、乗せてはやるが、すでに座席はワントックニ人でいっぱいなので、ステップに乗ってどこかにつかまっているしかないと言った。幸い私は前にルイス氏の車でそれをやった経験があったので、オーケーした。だが平らな道に出たトラックは、時速七〇キロのスピードですっ飛ばす。周囲の風景が滑るように飛び去って行く中、私はドアのてっぺんの金属の縁をできる限りの力で握り締めていた。あたりには澄んだ、涼しい風が吹いていたが、あとになって考えてみると、それは、もう近くに迫っていた川から吹いてくる風だったのである。

車は、道の行き止まりにある、川に面した町まで来て止まり、私は降りざるをえなかった。五〇センチほどの間隔を空けて、数軒の店が一列に並んでいる。道の外れにはシーピック川が広がっている。その川幅の広さに驚いた。優に幅数キロもあるその川は、まるで心を持っているかのように悠然と、確固として、大地に挑戦するかのごとく自分のペースでゆっくりと流れている。それでいてその前に立つまで、私は川がそこにあることすら気づかなかった。事実シーピック川は世界で最も大きな川の一つなのである。とはいっても、一八八〇年代に至るまで外部の人間には知られていなかったのだが。それ以来私はナイル川、ライン川、ミシシッピ川、ガンジス川、揚子江など大きな河川をたくさん見てきた。だが川に対して畏怖の念を覚えたのは、このときが初めてだったのである。シーピック川はいのちのあるもの、自分の意志を持つ獣であるかのように見えた。この川は地球のあらゆる海につながっている——南太平洋、インド洋、そして大西洋にも。

道の尽きたところには、船外機の付いた二艘のカヌーが木につながれて浮かんでいた。噂によればそれは、私の目的地であるアンブンティに行くということだった。一艘のカヌーのオールのそばにいた男に「乗せて行ってもらえませんか」と尋ねた。

「まだ出発の準備ができていないんだ」と「ボス」または持ち主である男が言った。「スペースがあるかどうかによるね。」

そう遠くないところにワニ園があると聞き、見物できるかどうか問い合わせようと、電話を探しに行った。突然川の方角からモーターの音が響いた。さっきのカヌーは出発してしまったが、もう一艘のカヌーはまだあった。戻って行って船上の短軀の男に話しかけると、男はボスがいないので分からないと言った。じっと待ち続けた。ボスがやってくると、連れて行ってくれるかと尋ねた。町にはホテルがなく、いちばん近くのホテルといえば、私が前の晩に泊まったところだ。もしこの船に乗れなければそこに戻るしかない。だが男はだめだと言う。積み荷が多すぎるからというのだ。それにアンブンティまで行くわけでもない、と彼は言った。それは嘘だと思い、それでもいいから乗せて行ってくれと言った。すると彼は、自分がボスなのは明白なのに、ボスに聞かなければと言う。彼はいったんその場を離れ、戻って来て、ボスがだめだと言ったと言う。私は自分でボスに聞いてみる、と答えた。ボスとは実はもう一人の乗客のことなのだろうが、私は事態をはっきりさせたかった。

座って待とうと木の切り株に向かって歩き出すと、突然モーターが動きはじめた。二人の乗客が飛び乗り、カヌーはあっと言うまに岸を離れた。がっかりして、私は悪態をついた。やがて若い男がやってきた。自分は学生で、兄が自分を連れに来るので、あなたを乗せて行ってくれるかもしれないと言う。男の兄が本当に来たら、私はびっくり仰天したことだろう。私は川岸に座り、じっと待ち続けた。蚊がやってきて私を刺したので、腕や脚を食われるたびに、私は蚊を叩いた。そこはマラリア蚊のうようよいる地域で、しかもファンシダールも効かない。幸い私はマダンに着いて以来二倍量を服用していた。

酔っ払った男がふらふらやってきた。「何をしているんだい?」

「アンブンティに行く船を待っているんだ。」

「ニューギニアで何をしているんだい?」

「高地で医学調査をしているんだ。」

「あんたは医者かい?」

「医学生だよ。」

「信じられないね。」

「でもそうなんだ。」

「今夜アンブンティまで行く船を知っているよ。」

「本当に? 助かるなあ。」

「でも高いよ。お金をたくさん用意したほうがいい。」

「金ならあるよ。」

「トラベラーズ・チェックを持って行ったほうがいいよ。ここは危険だから。」男はナイフを引っ張り出した。「豚も人も、切られてそれっきり姿を消すんだ。」彼はただ脅かしていただけかもしれないが、怖くなった私は立ち上がり、身構えた。ちょうどそのとき、船がもう一艘岸に近づいて来たので、私はそちらに走り寄った。

「アンブンティまで行くかい?」と私は口早に、絶望的な気持ちで聞いた。

「行くよ」と船の男はびっくりしたように答えた。

「乗せて行ってくれるかい?」

「いいよ」と彼はいやがりもせずに答えた。

私はほっとして飛び乗り、カヌーの中にしゃがんだ。それは後部にモーターのついた丸木舟だった。川の真ん中まで進むと、モーターが止まってしまった。私たちは手で水を掻いて岸辺まで戻り、船主がエンジンを直す間、もう一人の乗客とカヌーの中で待っていた。やがて私たちはもう一度出発し、上流に向かった。再び私たちは両岸の間を滑って行った。突然モーターがごぼごぼ音を立て、壊れた。今度は前よりも遠くまで来ていたが、私たちは岸辺まで戻るしかなかった。船主はモーターをはずして、それを一時間いじくり回していた。ほかにはやってくるカヌーも、出て行くカヌーもなかった。この船が直るまで待つ以外どうしようもなかった。

やっとのことで私たちは出発した。日が沈みかけ、雲や青い山並みに扇形に広がる夕焼けの明るい色に、岸辺の木々の葉は燃え立つようだ。空が藤色になると、丈の高い草や木の紫色のシルエットが、静かな水面に映る。岸辺の、帆立貝形の木々の背後の雲は、神秘的に白く輝いている。広大な水と空の無限の広がりを隔てているのは、細い帯状をなす丈の高い草と、群生した低木のみだ。まもなく水に星がひとつ映り、川と空の両方で輝いていた。月が陸地を仄明るく照らしはじめる。細長い丸木舟のカヌーの底の、舳先から後部まで伸びている細長い鏡のような水たまりを、月が白く染めた。貝殻のように窪んだ船体が水上に浮かんでいて、船底は川の澄んだ水面より下にある。そよ風が私の疲れたからだをそっと包み、汗ばんだ髪を吹き抜けてゆく。月が昇るにつれて肌はゆっくり冷えていった。散々惨めな思いをした岸辺をやっと本当にあとにしたのである。この瞬間感じたほどの、鮮やかな運命の逆転を、私はこれまで経験したことがなかった。

川岸からは奇妙な音が聞こえてくる。鳥のさえずりとギャーギャー鳴く声、それから耳慣れない調子の金切声で鳴く蛙の声だ。蟬の声がまるで誰かに呼びかけているように水面にこだまする。驚いて跳び起きた雌鶏が木の枝から地面に、けたたましく鳴きながら突進していき、その影が月明かりの中に見えた。丈の高い草と、見慣れぬ木々のシルエットが、まるで恐竜がたたずんでいるように、暗闇にうずくまっている。ひっそりとした小さな村落をいくつか通りすぎた。この広大な川は際限なく曲がりくねり、どこまでも続いているように見えた。

私たちは真夜中にアンブンティに着いた。到着できて嬉しかった。時たまやって来る宿泊客に、部屋を貸してくれる学校をすぐに見つけた。翌朝になって見てみると、だだっぴろい川に面したこの村は森に囲まれ、山が周りに迫っていて、静かで美しかった。私はハウスタンバランを訪れてみた。逆V字型に切り立った屋根の下の両端に、仮面がいくつかあってこちらを見下ろしている。丸く膨らんだ目が頭部から飛び出していた。大概のニューギニア人と同様、鼻には穴が空いていて、それがハンドルになっていた。暗い室内には煙がただよっている。男たちが悠揚迫らざる様子で、まわりにはまったく無頓着に、ベテルナッツの上で石になったようにじっと座っている。木の幹をくりぬいて作った太鼓が部屋の隅にある。太鼓の両脇に突き出たハンドルには、頭の形の飾り彫りがしてある。かっと見開いた目は畏怖の念をたたえていた。技はみごとだが、生気に乏しい芸術作品がほとんどを占める中にあって、これらの顔の素晴らしさは群を抜いていた。一方の端には色とりどりのかごや麦藁に交じって、色のついた麦藁の仮面が屋根からつるしてある。その仮面は輪にした麦藁が鼻になっていて、まるで鼻に穴が空けてあるみたいに見えた。それらはトゥンブナ、つまり神聖な遺物で、写真に撮ることは許されない。ここでは神は女性で、礼拝は男だけが執り行う。これらの家は普通ハウス・ボイであって、イニシエーションを終えた少年たちが住んでいる。

町に戻った私は、埃っぽい道端で一人の宣教師に会った。「ハウスタンバランなんて、一つ見ればあとはみな同じさ」と彼は言う。「ここの連中は『海岸ふうの生き方』をしている。大ざっぱなんだ。私たちの背後にそびえる山の中には金や銅があるのに、村人たちは気違いだから掘り出すこともできない。以前はキリスト教の宣教師が何人かいたけれど、皆いなくなった。私が最後の一人さ。人々は皆聖霊信仰に逆戻りしつつある。」キリスト教は、この町で、最初の布教の試みに失敗した。言い換えれば、人々はしだいにキリスト教の教えを拒否するようになり、教会を追い出したのだ。「今じゃ再びハウスタンバランが使われているのさ。」

「ありうることでしょうね」と私は言った。宣教師は驚いて私を見た。

宣教師と別れて歩いていると、村人たちが私に近づいてきた。「あの男を知っているの？　あの男はあなたのワントック？」

「違うよ。」

「よかった」と村人たちはため息まじりに言った。「彼は悪い人ですよ。」この地域にいる大概の西洋人は教会関係者だった。この地域に来てからのトラブルの一部は、私も宣教師だと思われたためかもしれないとだんだん分かってきた。

一人の女が川岸に座って、じょうご型の魚取りのかごを編んでいた。いったん中に入った魚が、二度と出られない、巧妙に細工されたものだった。彼女の夫は、そういうかごで捕らえたザリガニや一五センチほどの小さな銀色の魚を見せてくれた。熱帯雨林特産の、明るい茶色のつたでできたロープと、紫色に染めた撚り糸で、ビラムを編んでいる女たちもいた。

翌朝一人の村人が川をカヌーで下っていたので、私も一緒にやらせてもらった。灰白色のサギと白い冠鳩とセキレイが頭上をさっと飛んで行った。ツバメは警戒しながら辺りをすいすい飛び回っている。シラサギは黄色い脚を後ろに伸ばして、ふわふわした翼を広げて空中を滑って行く。クロウタドリは翼を湾曲させたまま飛んでいる。蛇鵜は翼をばたばたさせ、水に飛び込み、尖ったクチバシで魚を突き刺した。ブッポウソウはその様子を木の枝に止まってじっと見ている。脚の長いトビは葦の中に立っていた。

私たちはカヌーでペレンビまで行った。この町は、もとは川の屈曲部に位置していたが、シーピック川が流れを変えたために、今は隣の湖に面している。家々は水の上に突き出ていて、水は紫の空を映している。空と水の間に、ほとんど燐光を発しているような輝く緑の草が、繊細な一筋のつらなりとなっていて、ゆらめいている。豊かな緑のじゅうたんの両側には鏡のような池がいくつかある。睡蓮があちこちに惜しげもなく咲いていた。

傾いだ木材で支えられた丸太の橋を渡った。緑色の細長い芝生地が目の前に開け、その向こうにハウスタンバランがあった。私は階段を上がった。それは女の脚の間にあり、その女の背中はワニで、尻は豚の頭になっている。訪問者はこの女性のからだに入らなければその家に入れない。そんなわけでこの家は、少年が大人になるイニシエーションを表わしていた。

外の芝生の中央には、古めかしい石が斜めに傾けておいてある。それはトゥンブナの石で、この辺りで見られる中で最大のものだ。人々は、昔の文化の遺物はどんなちっぽけなものでも尊重していた。自分たちの文化とは異なるものなので、人間業によるものではないと思っていたのである。芝生のさらに向こうには、てっぺんに人の顔や装飾の彫刻がたくさん施された丈の高い柱が一列並んでいる。二軒の家が傾いて崩れかかっている。川に取り残されたこの村は、これまでに私が見たどの村よりも昔のたたずまいを残していた。私は物語を彫った木彫りの板を買った。人間がワニと鳥に変身している図柄だ。森の中で、マセライである一匹の蛇が、蛇の姿に気づいていない女たちを取り囲んでいて、村のビッグマンが妻とともにそのそばに立っている。背景にはハウスタンバランが見えている。私はヤネギの立像も買った。ヤネギとは魔法を使える伝説の男である。彼はよその土地出身の義兄を殺した。するとヤネギのからだは真っ二つになった。彼は片脚と、舌とペニスの半分を、つまり性的能力と話す力と歩く力をなくした。歩く力、話す力、性的能力はおそらく男にとってもっとも大切な三つの力を意味しているのだろう。立像はヤネギのあばら骨の半分と片脚と、性器の片側を示していた。人体の断面図と正面図と側面図を同時に表している。この彫刻はこれら三つの図（CTスキャンで使われるのもこの三種である）を結合したようなものだった。西洋ではレオナルド・ダ・ヴィンチに至って初めて、この三つの側面のそれぞれから人体を描く試みが始まったのである。

カヌーでさらに川を下ると、次の村ではハウスタンバランの中に、まるでカトリックの遺物のように、ビロング・トゥンブナの彫刻が転がっていた。ハウスタンバランの中には男が一人いて、埃っぽい床の上の衣装を指さした。それは乾燥した草と木の葉でできていて、ひょうたんがいくつかぶら下がっている。

男は「エム・ビロング・トゥンブナ・トゥル、エム・オールドペラ・トゥル」（これは本物の伝統的な衣装で、とても古い）と言ったが、それは私の目には、枯れ草と枯れ葉の山にしか見えなかった。だが、地面から上ってくる濃い煙ごしに射すわずかな光の中で、かすかに輝いているそれは、彼にとっては魔術的な力に満ちていた。聖なる芸術は傑作である必要はなく、単に古いか、または神秘的なものと思われさえすればいいのだ。

他にどんな美術品があるか聞いてみた。長い鼻が弧を描いて下顎に届き、まるで鼻輪をつけているかのように見える、デフォルメされた顔の彫刻を男は持ってきた。蛇のように長いその鼻は、鳥のクチバシにも似ている。次に村人たちは、羽根がついていて、もろくて、高さ数メートルもある、さらに古い彫刻を持ち出してきた。こういうものをカヌーで海岸まで運ぶのは難しいに違いない。やってみようかとも思ったが、もっと海岸寄りの村で同じようなものを買えるだろうと思った。

ハウスタンバランの支柱は、一面に人の顔とワニの彫刻が施されていた。村人たちはハウスタンバランの一部ですら、良い値がつけば売りかねなかった。シャルトル大聖堂に入って行ってステンドグラスを買うのを想像してみていただきたい。彼らがビロング・トゥンブナの頭を私に売ったのが信じられなかった。だがもし私に売らなければ、これらの遺物はただここで朽ち果てるか、私ほどその価値の分からない人が買って行くだけのことなのかもしれない。

次の村では一キナ払って、幅の広い乾燥したバナナの葉に包まれた、みごとな二つのお面を見せてもらった。長い鼻が下に向かって尖っていて、白と赤紫の貝殻がちりばめてある彫刻だ。その小型のお面は、湾曲した鼻と突き出た眉という、典型的なニューギニア人の顔の特徴の一面を巧みに表現していた。

川に戻ってみると、今まで見たこともないような美しい夕焼けだった。深紅の雲から黄金色の光が豊かにほとばしっていた。日の当たっている雲のところは琥珀色をしている。それらすべてがシーピック川の広々とした水面に映り、広がってゆくさざ波は色合いが微妙に変化した。その晩は小さな村に泊まった。一列に並んだ小屋と川の間に二つの小道があった。一つは女性専用の道で、もう一つは男性専用の道だ。どうなるか試してみようと、女性専用の道を歩いてみた。村の男が走ってきて、すぐにどくようにと私に向ってどなった。

次の朝、別の村を通りかかると、そこでは幅広い水路の先に小屋が一列立ち並んでいる。小屋はどれも支柱の上に丹念に作られていて、湿地に咲いているピンクの睡蓮が、風雨にさらされてくたびれはてた灰色の家々に彩りを添えている。牛を見たのはこの村が初めてだった。カヌーが近づくと、それまでじっとこちらを見ていた牛たちは、道を離れ、安全な場所に引っ込んで行く。これとは対照的に、高地の豚はこういう場合、びっくりして動けなくなるか、接近して来る車の前をひたすら前方に走り続けるか、どちらかだ。

牛たちは人間の存在など気にもかけず、ひよこや雄鶏と、だいたいは家々やハウスタンバランの辺りをうろついていた。人間ではなく自分たちこそここの住人なのだと言わんばかりに、牛は悠然と草をはんでいる。ハウスタンバランは、丈の高い芝生がびっしりと生えた一角の向こう端に、気持ち良く収まっている。他の家々はそこからさらに二〇メートルほど先にあった。草で覆われた高さ一メートルの小山や小さな丘が芝生の両側を縁取っている。それぞれの小山のてっぺんからはココヤシやバナナの木のほっそりした枝が垂れ下がって揺れていた。

次の日私たちは、チャンブリ湖から流れ出ている支流をさかのぼった。川の片側はずっと森で、今や水は真っ黒だ。そよ風が吹いてきた。ある宣教師が帰国するとき、魚の水槽の中身を捨て、その中に入っていた雑草が成長し、今や水路を塞ぐほどになっている。草は繁茂してしっかりした浮き島状のものとなり、その中心にまた別の植物が根を下ろし、さらに蟻や蜘蛛もやってきたのだった。こういう巨大な生き物のカーペットに阻まれて、今やどの村に近づくことも不可能だ。私たちの乗ったカヌーはしだいにスピードが落ち、しまいに止まった。私たちは草をつかんだ。「一、二、三……」こうして少しずつ前に進もうというのだ。私は両手にいっぱいの雑草を、根が抜けるほど引っ張ったが、それでも身動きできない。カヌーの主はオールで川底を押し、私は浮き島に手を深くつっこんだ。協力の甲斐あって、どうにかこうにか一五センチほど進んだ。もう一頑張りして、行く手を阻んでいた浮き島の脇を擦り抜けることができた。苦労しながらだんだんに他の浮き島の間も通り抜けていった。毎年数カ月は雑草が水路をすべて塞いでしまい、そのあと緩んで今のような状態になる。その後島は日に照らされて腐り、水底に沈み、水を黒く染めるのだった。

今は外界から切り離されている村々は、湖畔にひっそりとたたずんでいる。みごとな小屋ばかりだ。どの家も両側に白いお面がいくつかかけてある。儀式の間そこに置くもので、村人が叩く特殊な太鼓の音が鳴り響いている間は儀式が続いているのである。この村では、風変わりな鳥の顔の飾りを付けた陶器の壺を作る。伝説によれば、その鳥はガグと呼ばれる架空の生き物で、人を食べる。豚を一頭丸ごと食べたので、その体内には豚の骨があった。一人の女が斧でそれを殺そうとしたが、うまくゆかなかった。結局男が二人がかりで鳥を殺した。陶器になってもなお、鳥はいろいろなものを体内に収めておけるというわけだ。

私たちは川に戻り、河口に向かって進んだ。観光客用の土産物の中に混じって、明らかにそれらとは異なる、文化人類学的に興味深い、古くて、あまりぴかぴかしていない工芸品をいくつか見つけた。村人たちは驚いた。ずらりと並んだ工芸品の中から私がそれを、それらだけを選んだのにびっくりして、彼らは「でもそれはトゥンブナですよ！」と言った。

「知っていますよ」と私は答えた。「見れば分かります。」これらは他の工芸品より古く、強い思いと力を込めて彫られている。私は鉤型のビラムホルダーを買った。女の頭部がついていて、側面から見るとサイチョウの頭部になっている。おそらく男の目から見た女の姿ということなのだろう。上流地域の、それほど露骨に観光客向けではない品物を買わずにきてしまったことを、私はそろそろ後悔しはじめていた。

空が曇りはじめた。白い色と青い色がほんの数カ所ちらりと見えるのを除いては、すっかり一面灰色になった中を、私たちは河口目指して進み続けた。次の村にはもはやハウスタンバランはなかった。何十年か前に宣教師に壊され、二度と再建されなかったのである。その村では彫刻を売ってはいたが、それらはまるで精気もなければ想像力も刺激しない。これまで見た中で最もつまらなくて凡庸なものだった。まるで、文化を失って身の置き所のなくなった人々の、悲しい運命を表しているかのように。

次の村は蚊がうようよしている沼地にあって、全体がもぐりの売春宿のようなところだった。いくつかのカヌーが、私にその気があるか確かめにそばまでやってきた。かけひきはすべてカヌーで行われるらしかった。河口に近づくにつれて、人々は観光客ずれしてきた。彼らはまるで聞き分けのない幼児のように、工芸品を突きつけ、買えとうるさくせがんで、村の反対のはずれに止めてある船に私が戻るまで、ずっとついてきたのである。男たちは蚊のように私の周りに群がり、まるで供えものをしないと祟りのある神に捧げ物を差し出すように、極楽鳥の彫り物をそろそろと私に差し出した。その村のハウスタンバランには、神秘的とはほど遠い、真新しくて様々なサイズのお面が、スーパーマーケットかデパートよろしく、幾列もきちんと壁にかけてあった。それらの工芸品は、偉大な芸術家の絵の下手くそな複製画のようだった。

私は一人の男に本物のトゥンブナはあるかと聞いてみた。「めいめいの男の家にあるよ」と彼は言い抜けようとして慌てて答えた。この地域は高地よりずっと早くから外部との接触があった。その結果どうなるかを、私はいま目撃しているのである。これが高地の明日の姿だろうと、私は思った。

次の村では木々や建物の後ろから突如子供と、大人の男女が現れた。誰もが汚いプラスチックのシートの畳んだものを小脇に抱え、もう一方の手には木製の「土産物」を持っていた。彼らは駆けてきて一列になり、即席の市ができ上がった。彼らは彫刻だの、最後に実際使われたのがいつか、誰も覚えていないペニスサックだのを並べる。工芸品はますますどれも似通って、うさんくさく見えてきたし、村人はますます、うぶな旅行者にまがいものの商品を売りつけたくて仕方がない様子だ。よどんだ水溜まりがあちこちにある中で、私は蚊の大群に襲われた。マラリアが蔓延しているこの地域で、たちまち右腕だけで一一二カ所を数えるほど蚊に刺された。なぜ水捌けの悪い沼地からマラリアが発生するかがよく分かった。疲れ切った私は手足にさかんに汗をかいた。汗とロールオンタイプの蚊よけ薬と、缶詰のサバの油と缶入りの桃のジュースと、白いパンの食べかすと蚊に食われた跡とで私の全身が覆われた。脚はまるで役に立たない付属品よろしく、カヌーの中に横たわっていた。

河口の一番海よりから一つ手前の村は、小道を通ってウェワックに行ける所に位置していた。そこのハウスタンバランは朽ち果て、すでにサウス・パシフィック・ビール（ハイネッケン所有）によって新しい建物が建てられていた。それはバーで、基本的に（礼拝の場所である）「男たちの家」のあったところに建てられたものである。ビールの空瓶——そのいくつかはライム（ベテルナッツとともにかじる）を入れておくのに再利用された——の入ったカートンが端に投げ出してあった。

埃だらけの本道に面した河口最後の村は、飛行機を使えばウェワックからの日帰り観光も可能な場所で、大きな新しいハウスタンバランを、観光客向けの真新しい工芸品が満たしている。ビールも売っていた。アンゴラムからウェワックへの道は、ジャングルの真ん中を通っている。途中の開けたところでは、蔦の近くで色鮮やかな蝶が舞っていた。中には羽の大きさが一五センチもある蝶もいた。蝶は外の世界がじわじわと包囲をせばめつつあることなどおかまいなしだった。もうこの蝶たちが飛び回れる日々はたいして長くないだろうに。

ウェワックでは太平洋に面していて眺めのいい、近代的な西洋ふうのホテルに泊まった。太陽は半島の向こうに没しようとしていて、輝く黄色の光を投げかけ、波が岸辺を洗っていた。

ホテルにチェックインすると、メッセージが届いていたので驚いた。「こちらに来る前にマダンの研究所に電話して下さい」と書いてあった。私の居場所を彼らが知っているとは思わなかった。もっともここはこの町唯一のホテルではあったが。

ホテルのマネージャーはずんぐりしたオーストラリア人で、他の従業員はすべてニューギニア人だ。彼らはひどく従順で、ホテルにコロニアルふうの雰囲気を醸し出している。宿泊客はほんの数人だった。バーでオーストラリア人の客と知り合った。私がどこで働いているかを知るや否や、「高地は嫌いだね」と男は言った。「でも海岸地方の人は好きだよ。それと、南アフリカ人がなぜ現地人（ナショナルズ）と対等なパートナーとなることを拒んだか僕には分かるよ。」どういうわけか、人種偏見のひどい人に限って、まるでそれを否定するかのように、もとからの住民を「ナショナルズ」または「ローカルズ」と呼ぶことに固執するのだった。「彼らは西洋人の生き方が分かるほど西洋人と接触していないんだよ」と彼は私に言った。「それにしても彼らは傲慢だし好戦的だしねえ。白人との接触がかなりある連中、つまり私の会社の連中だが、彼らでさえもビールを飲んで気が緩むとおかしくなる。彼らには肩の力を抜いて社交の会話をするなんてできないことなんだ。」

「それは彼らがワントックとつきあうのには慣れていても、よその人とつきあうのには慣れていないからだと思いますよ。」

「いや、違うね。あいつらはそういう連中なんだ。」

次の日私はマダンに戻る船に乗ろうとした。電話で問い合わせてみたが、マダン行きの船が二時に出ると分かったときにはすでに一時半で、車がないので、二時の船に乗るのは不可能だった。

翌朝の飛行機を狙ってみることにした。飛行機の便は週一回だが、私は予約していない。キャンセル待ちをするしかないので、下手すると乗れないということもある。

午前一一時の飛行機に乗るべく、空港には朝の七時に着いた。

抜かりなくやるつもりだった。心に不安と緊張が高まった。やっと、小柄な係員たちが、カウンターのところでキャンセル待ちの客の名前を読み上げはじめた。いちばん最初に来た乗客は私だったのに、私の名は呼ばれなかった。「どうして私は呼ばれなかったのですか?」と私は聞いた。

「今呼んだ人たちは予約していたのです」と係員は言った。嘘なのは明白だった。予約してあるならどうしてあの人たちは名前を呼ばれるのを待っていたのだろう? 私は二人連れに近づいた。「キャンセル待ちだったのですか?」

「ええ。」

「予約してあったのですか?」彼らは、まるで私が気が狂っているかのように、私を見た。「いいえ。」

私は再び係員のそばに行ったが、彼は私を避けようとした。「中で、中で」と彼はそわそわしながら言った。「座席は中で決めますから。私はチェックインを担当しているだけだから。」

「結構。では私もチェックインさせてもらおう」と私はもう一人の係員に言った。彼が荷物を秤の上に置くように言ったので、そうした。荷物はこれで片づいた。次にチケットの処理は済んだのかと尋ね、それも終わった。混乱はなおも続いていたが、とりあえず私は搭乗できることになった。きちんとしたプロセスというものがなくて、しかも誰もそれを気にしていないようだ。そもそも飛行機と空港がそこにあること自体が奇跡的に思える。誰も秩序に慣れてもいなければ、秩序があることをあてにもしていないのだ。

私はマダンの研究所に電話し、到着時刻を知らせた。

ついに、白い砂浜で周りを囲まれ、美しい緑の島々があちこちに点在するマダンの風景を、私は空から再び目にすることができた。私はマダンで知り合ったセアラや、ほかの新しい友人たちに早く会いたかった。シーピック川での経験には動揺させられたが、それでも私は行ってみて良かったと思った。シーピック川流域の村々は、川があるためにアクセス可能で、外の世界との接触の歴史では、高地の数十年先を行っている。いわば高地の将来を垣間見た思いだった。

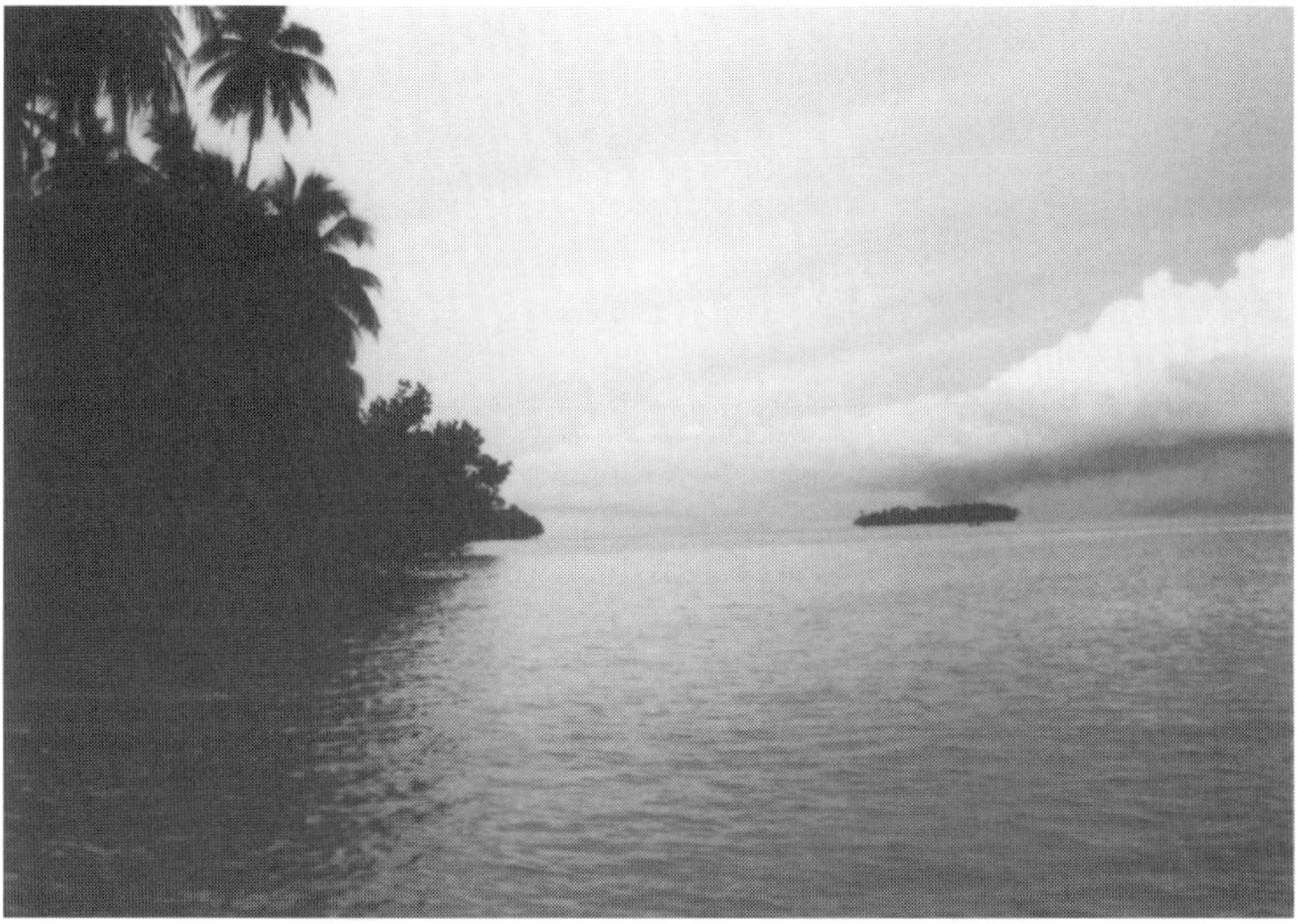

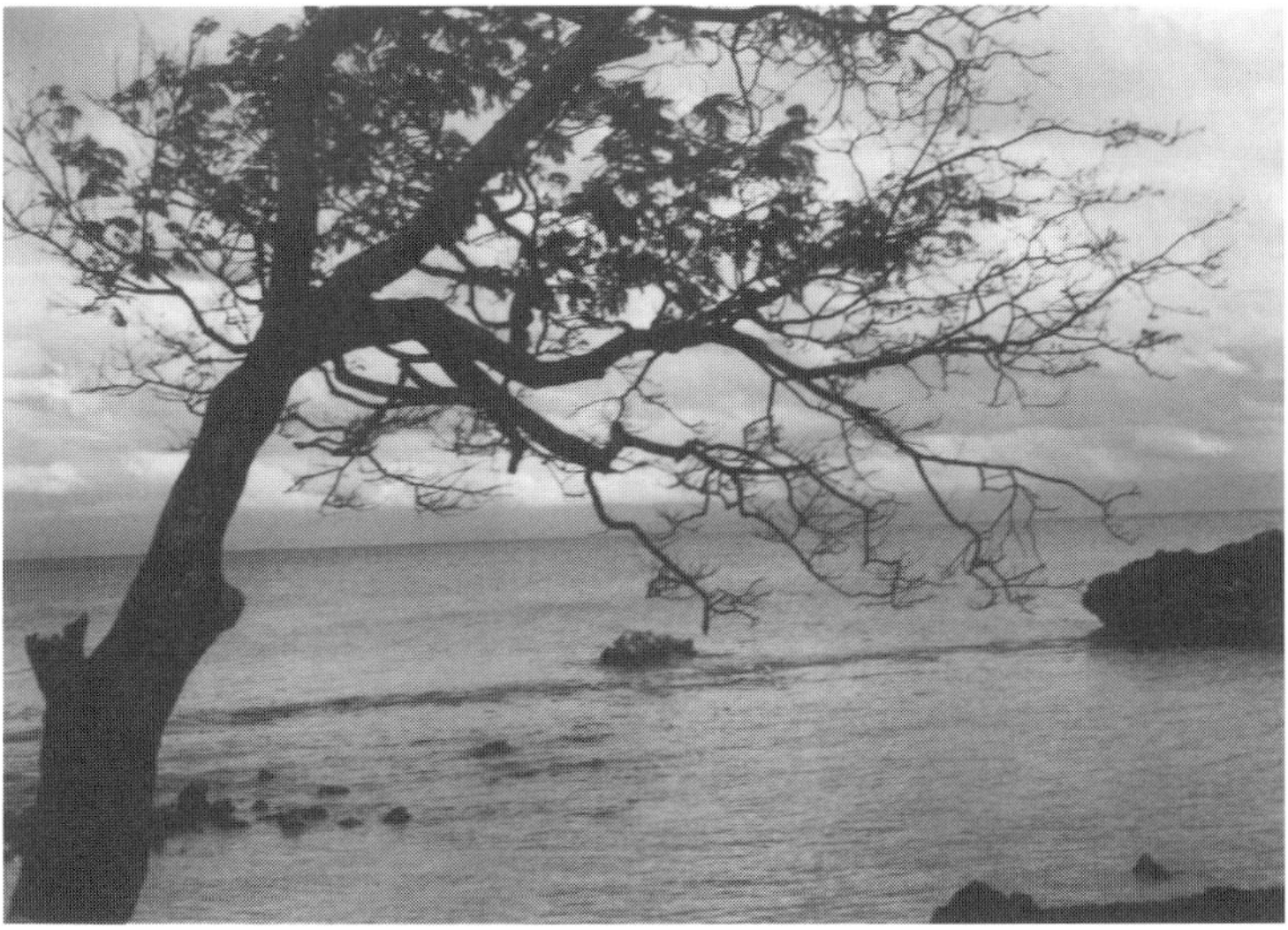

マダンの風景

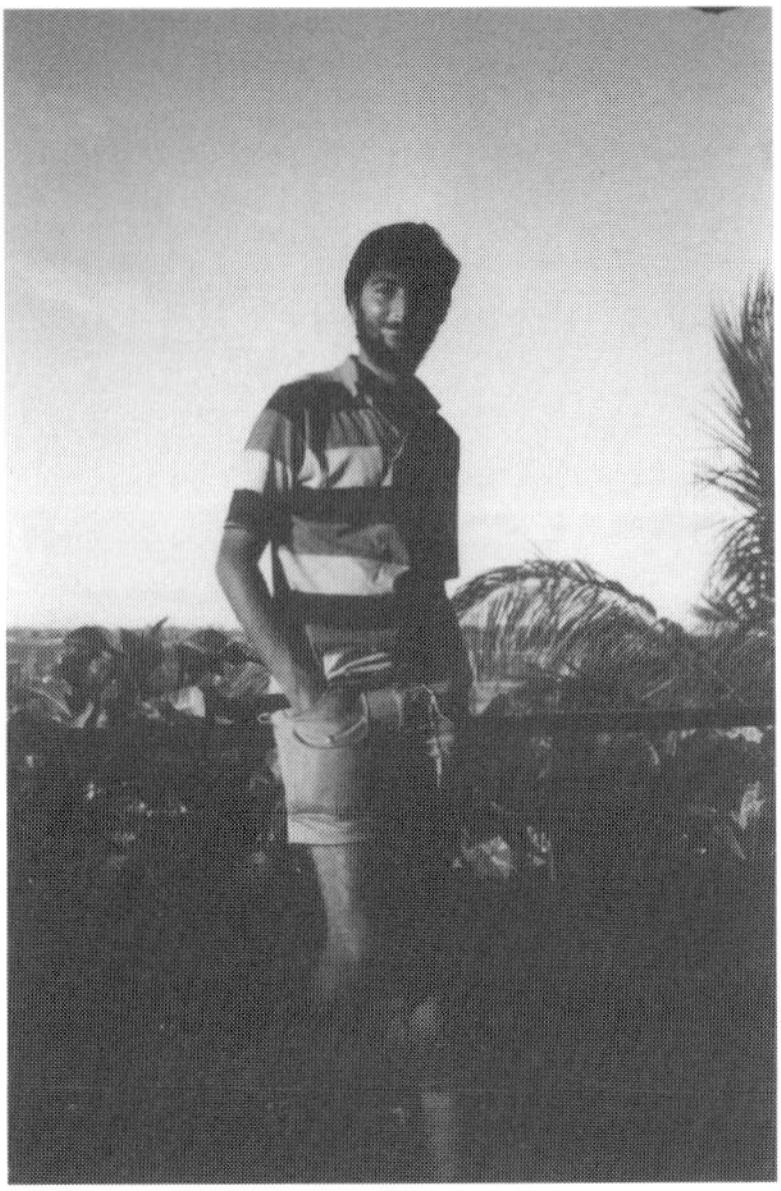

マダンの筆者

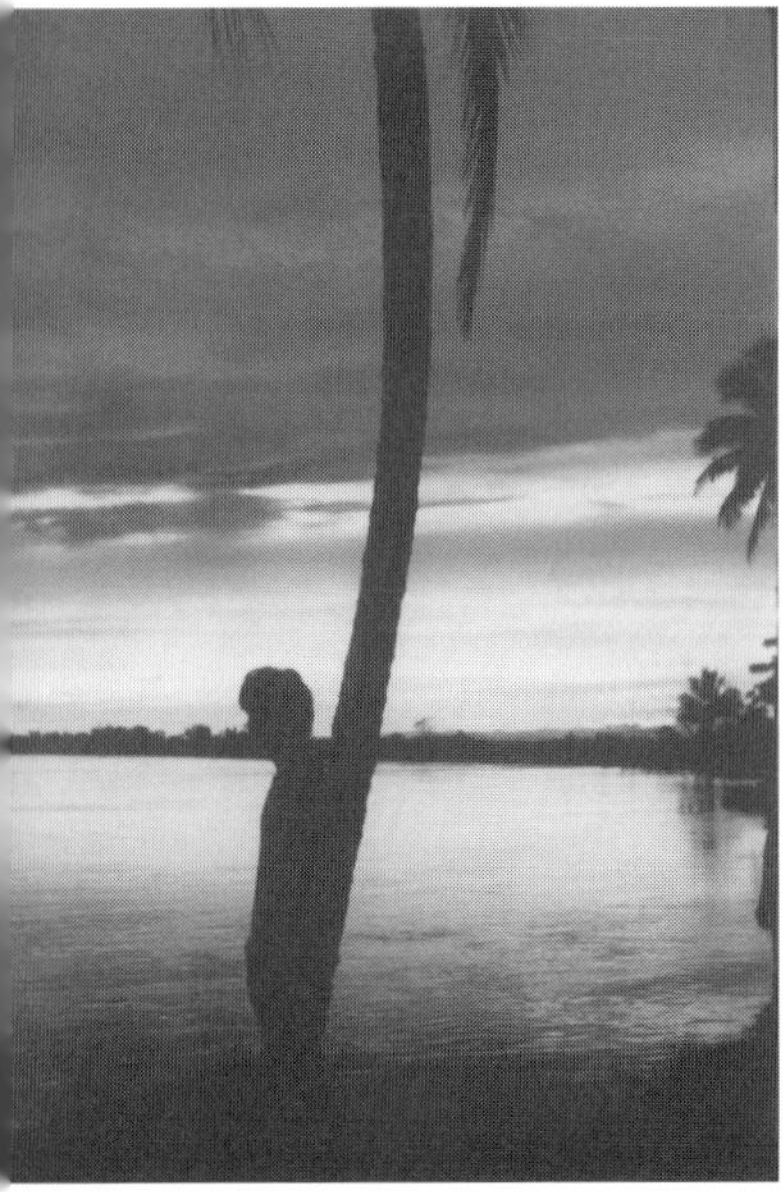

マダンの日没

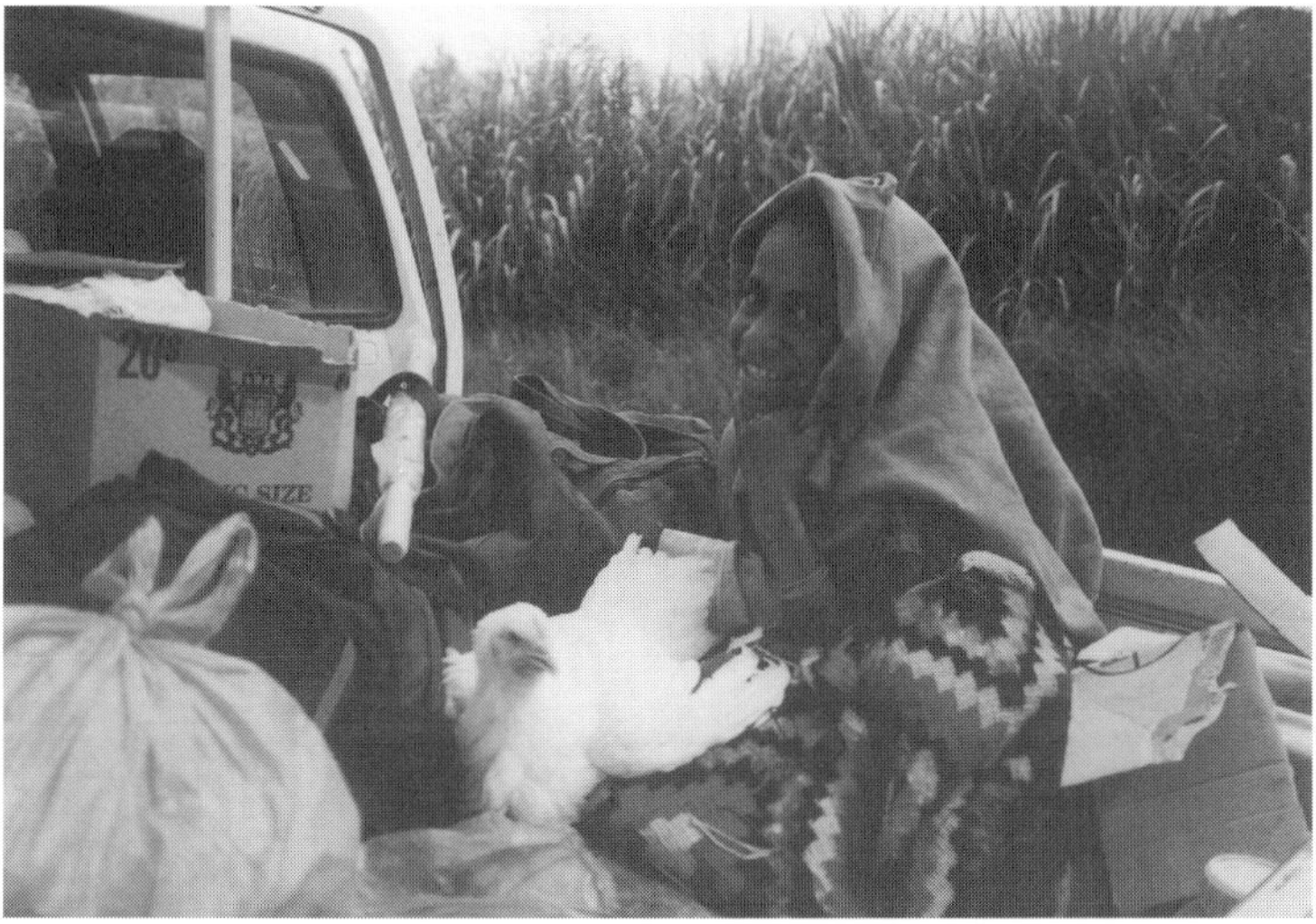

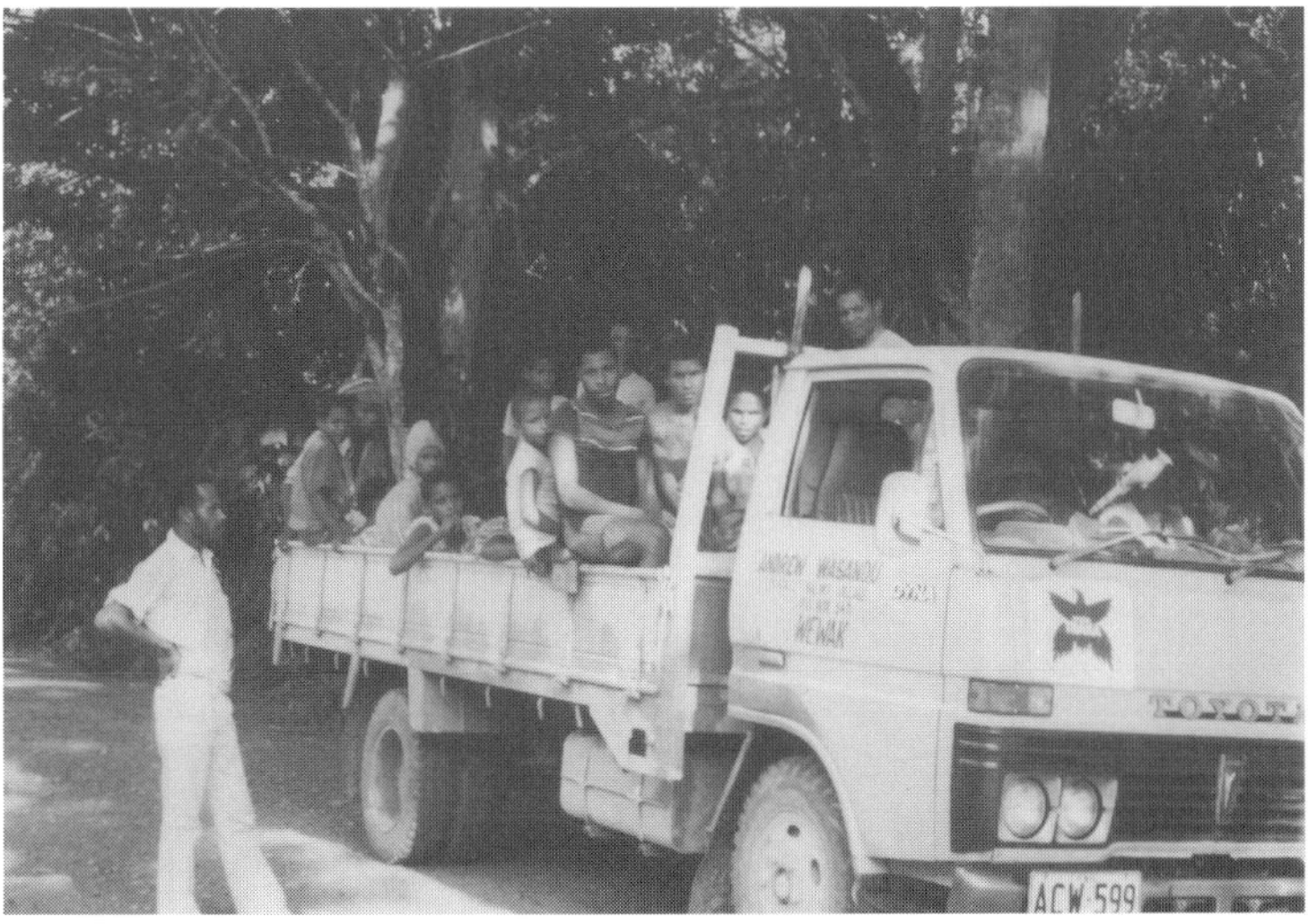

ＰＭＶ（乗り合いトラック）

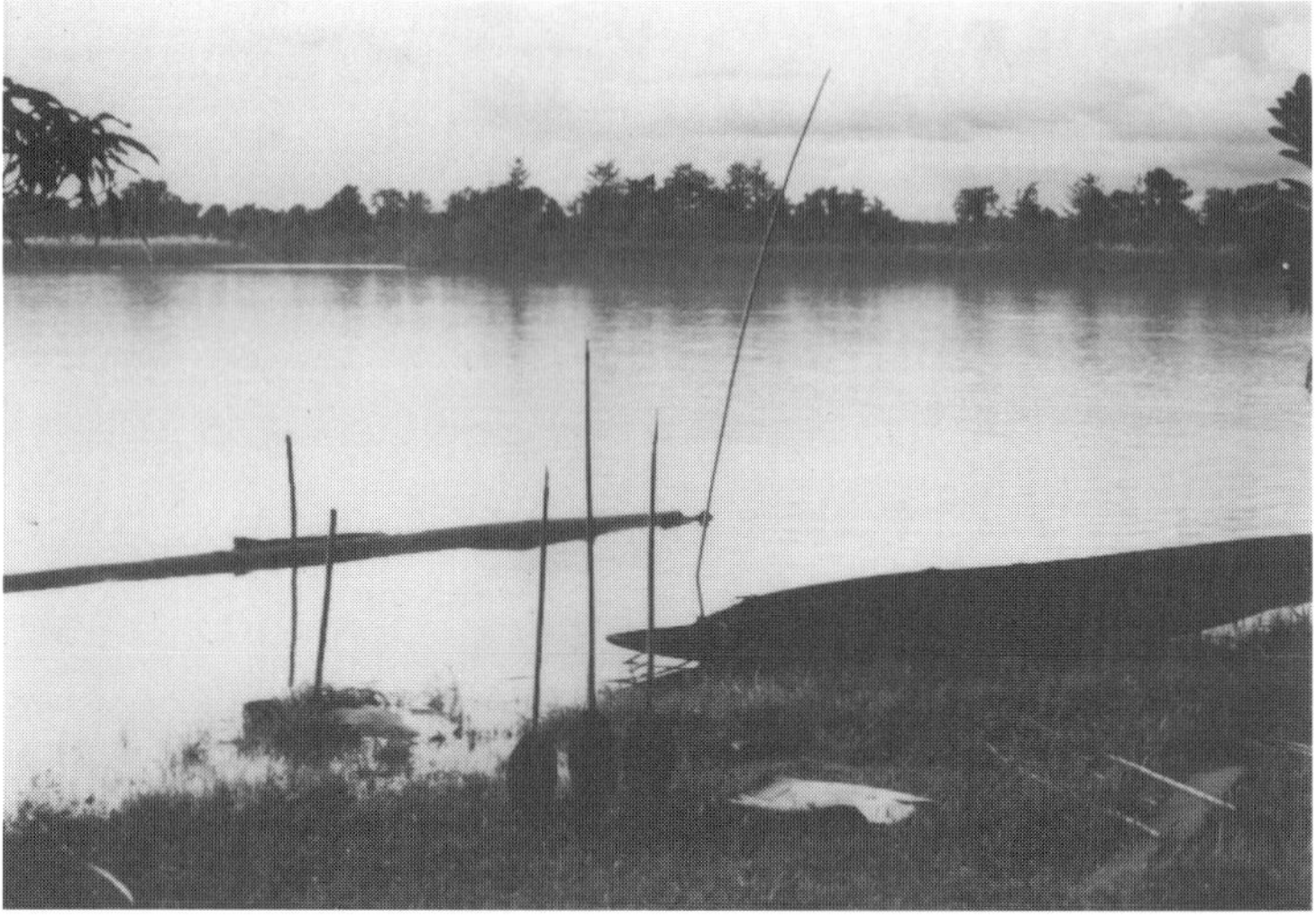

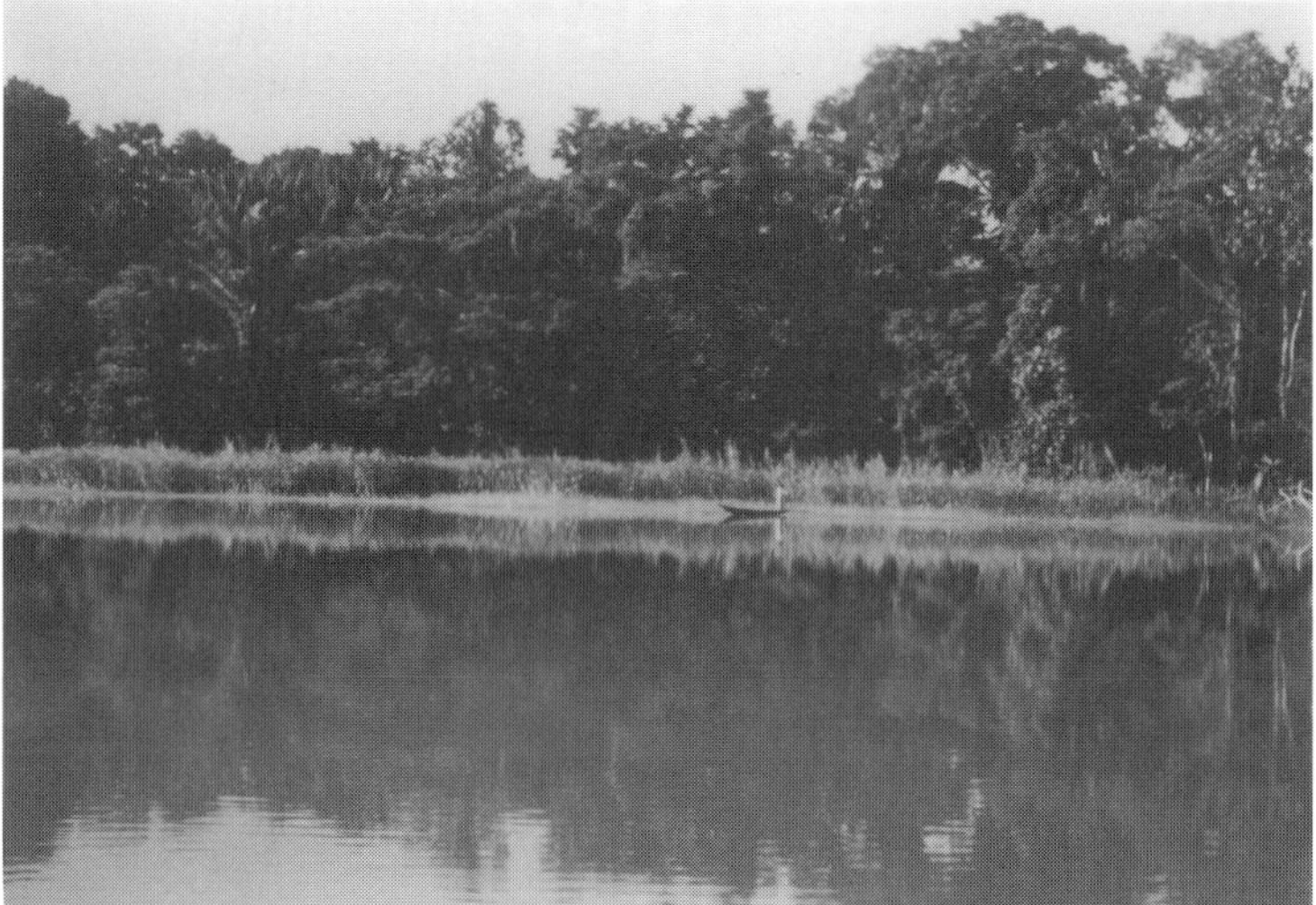

シーピック川

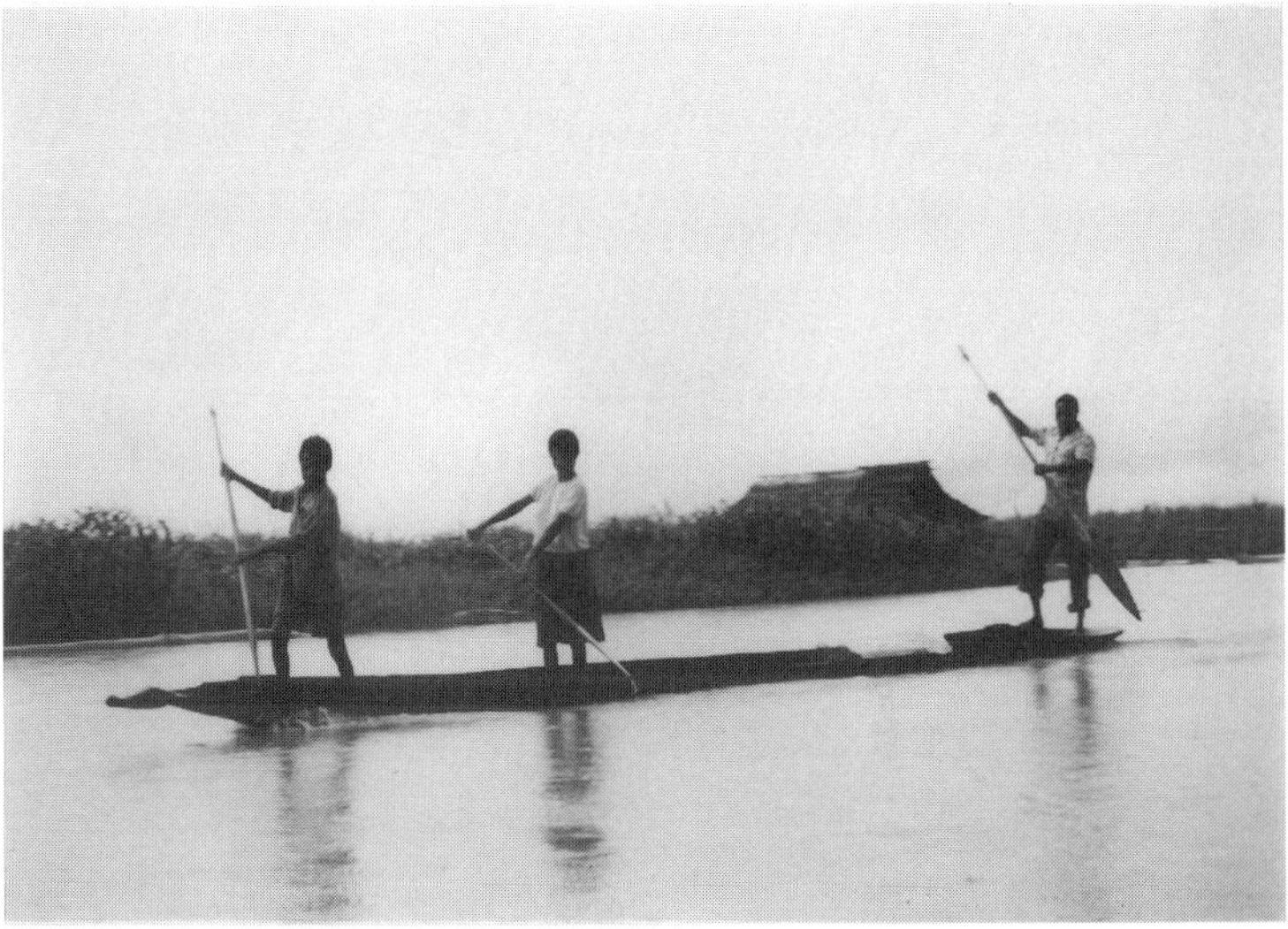

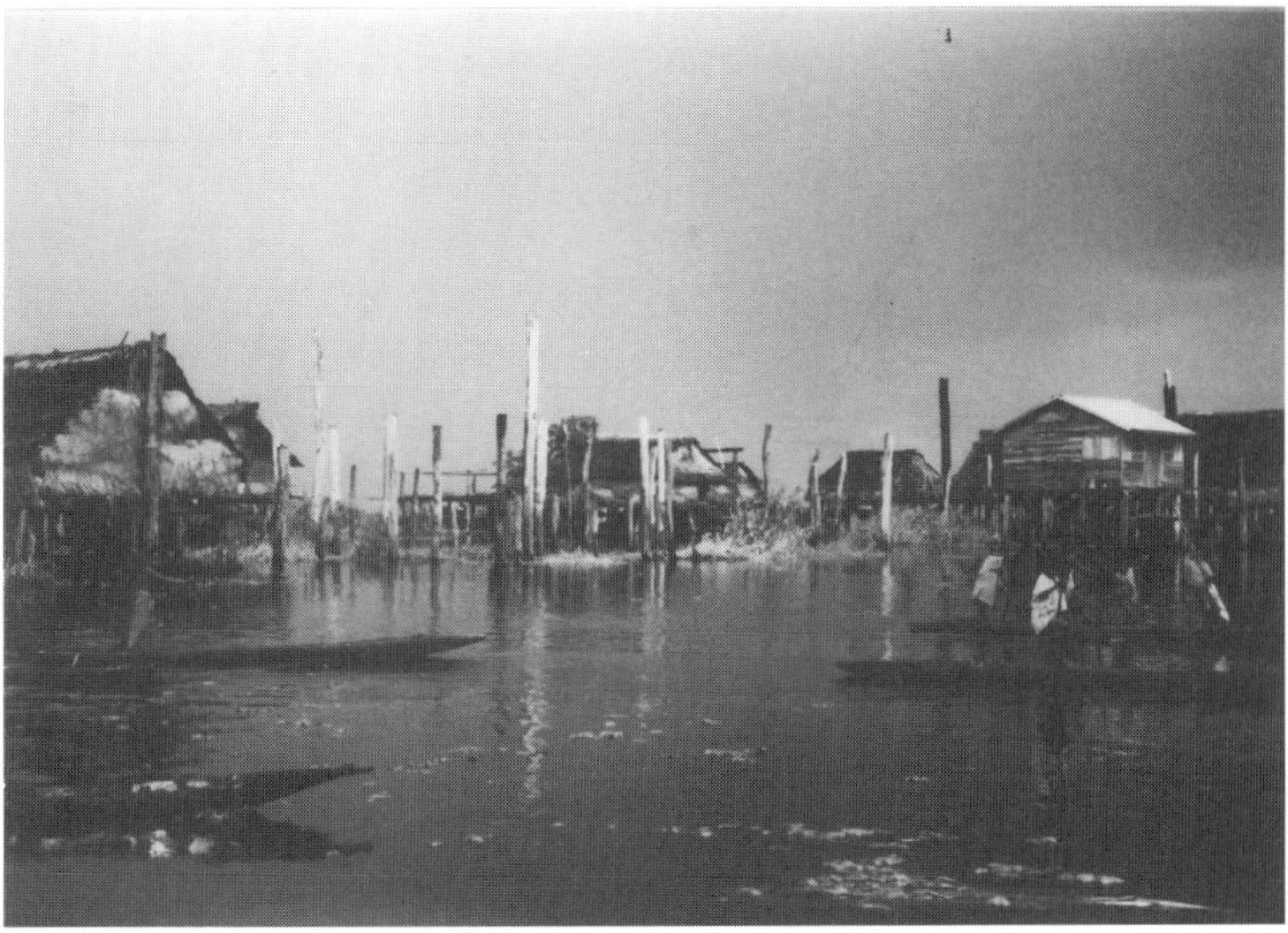

シーピック川で生活する人々

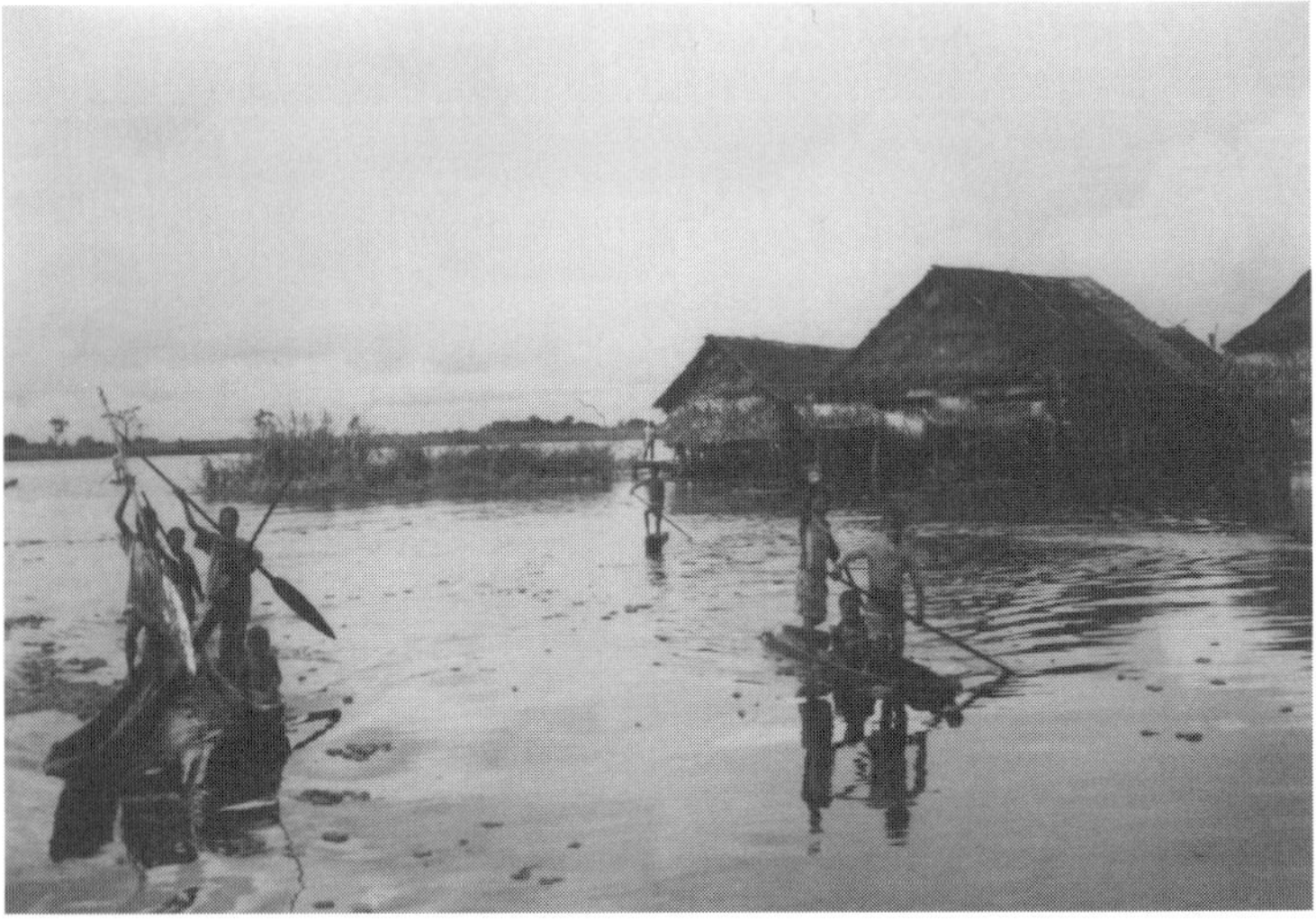

シーピック川で生活する人々

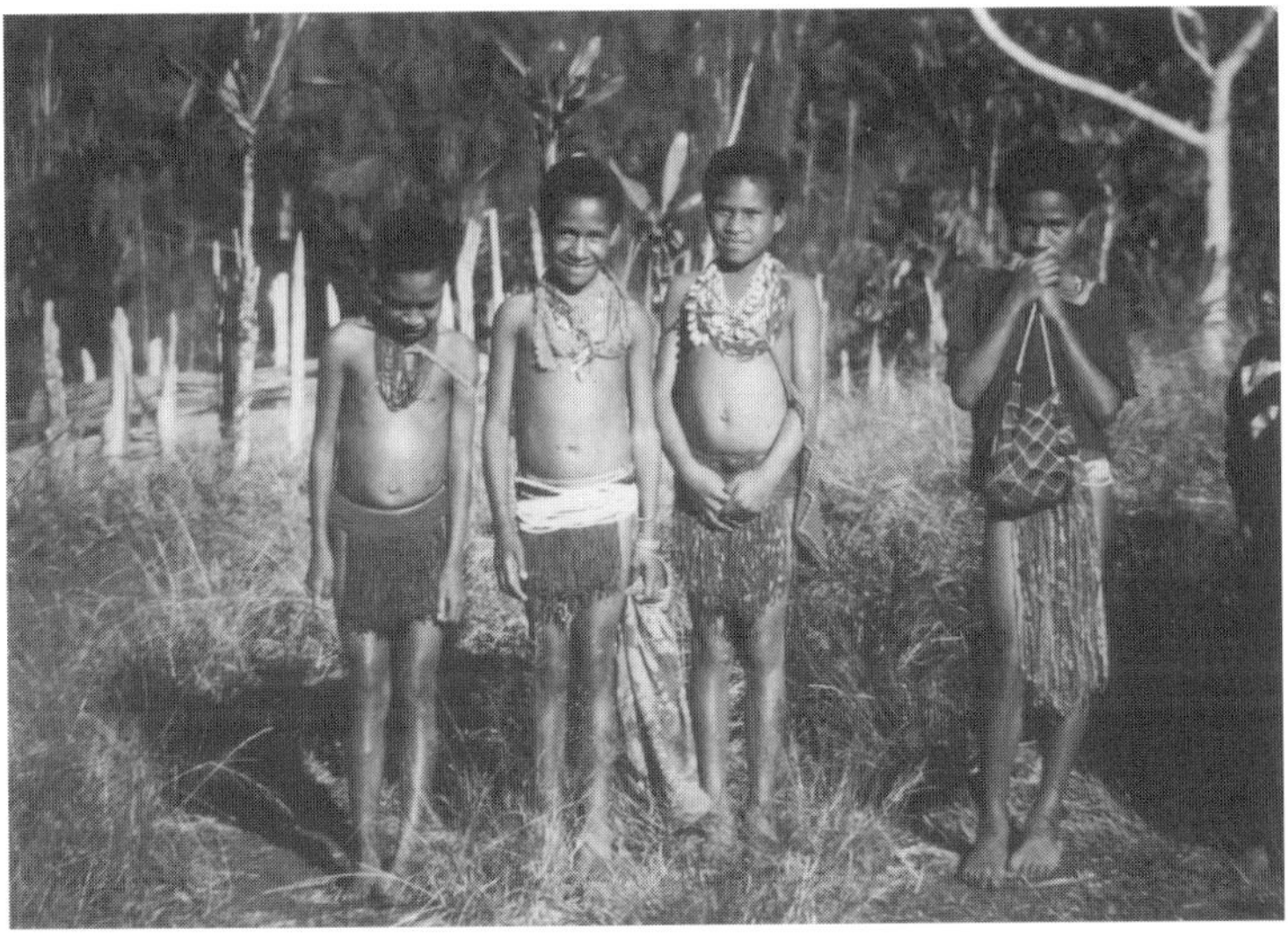

シーピックの子供たち

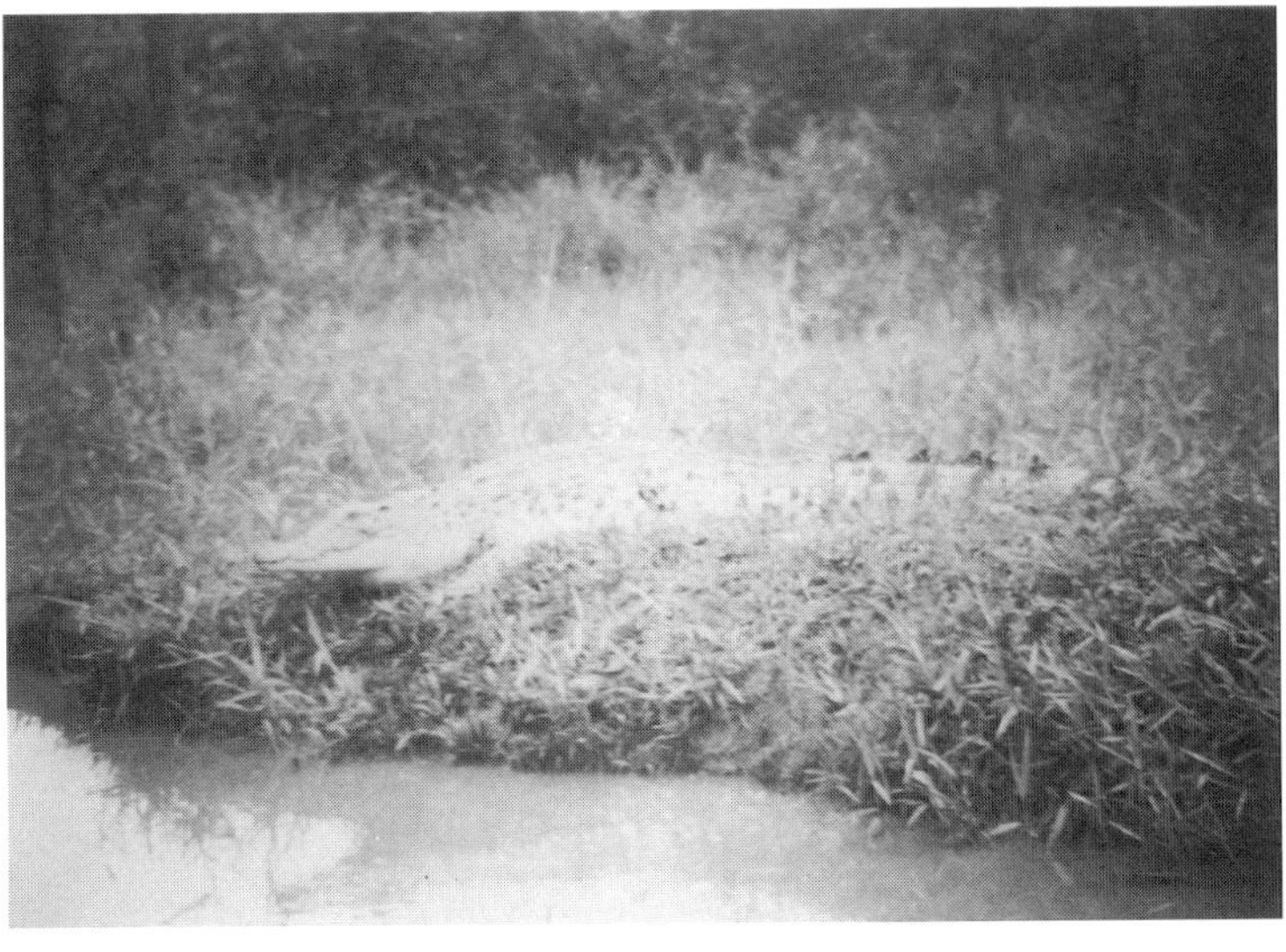

シーピック川のワニ

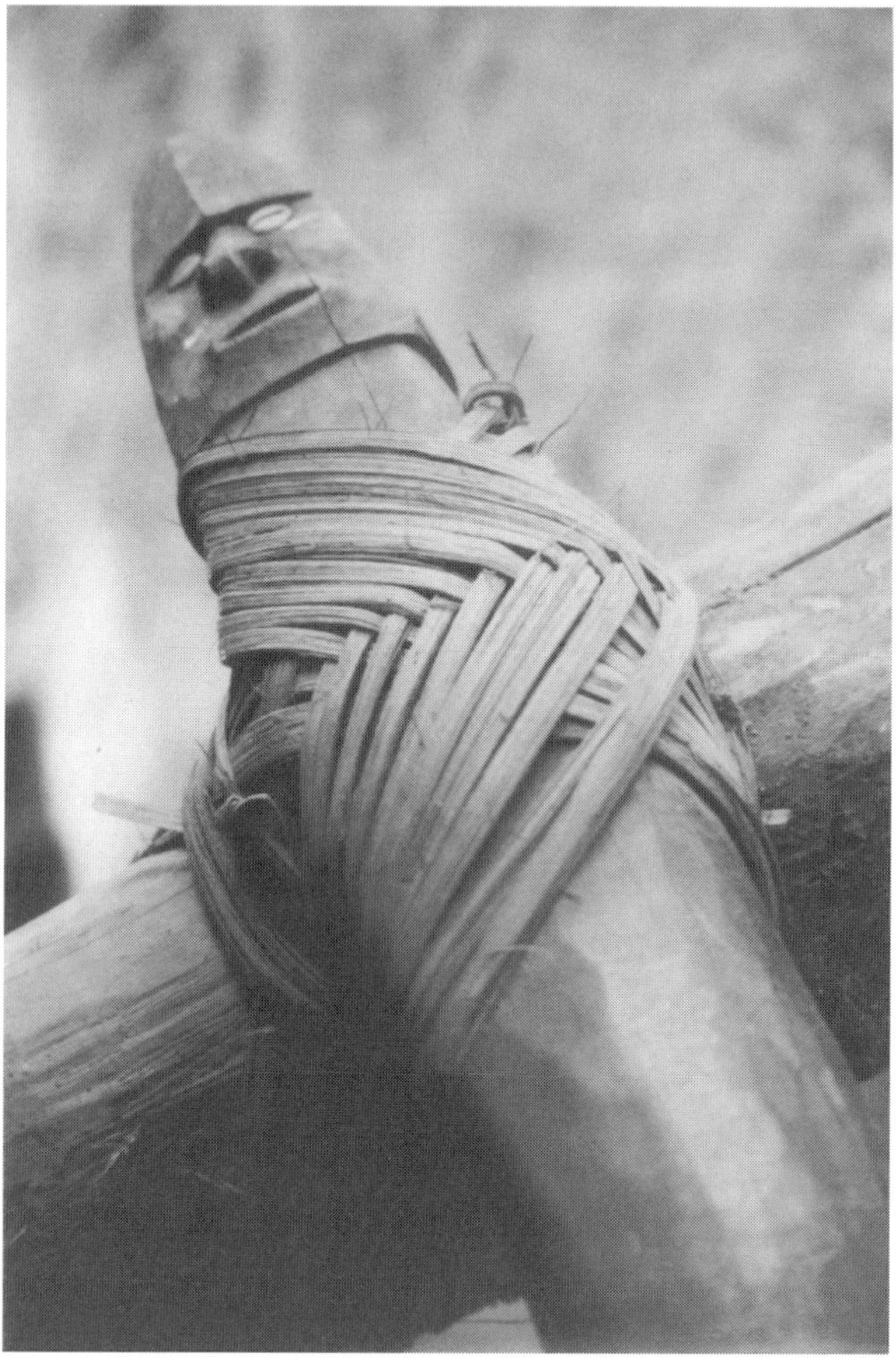

シーピックの彫刻

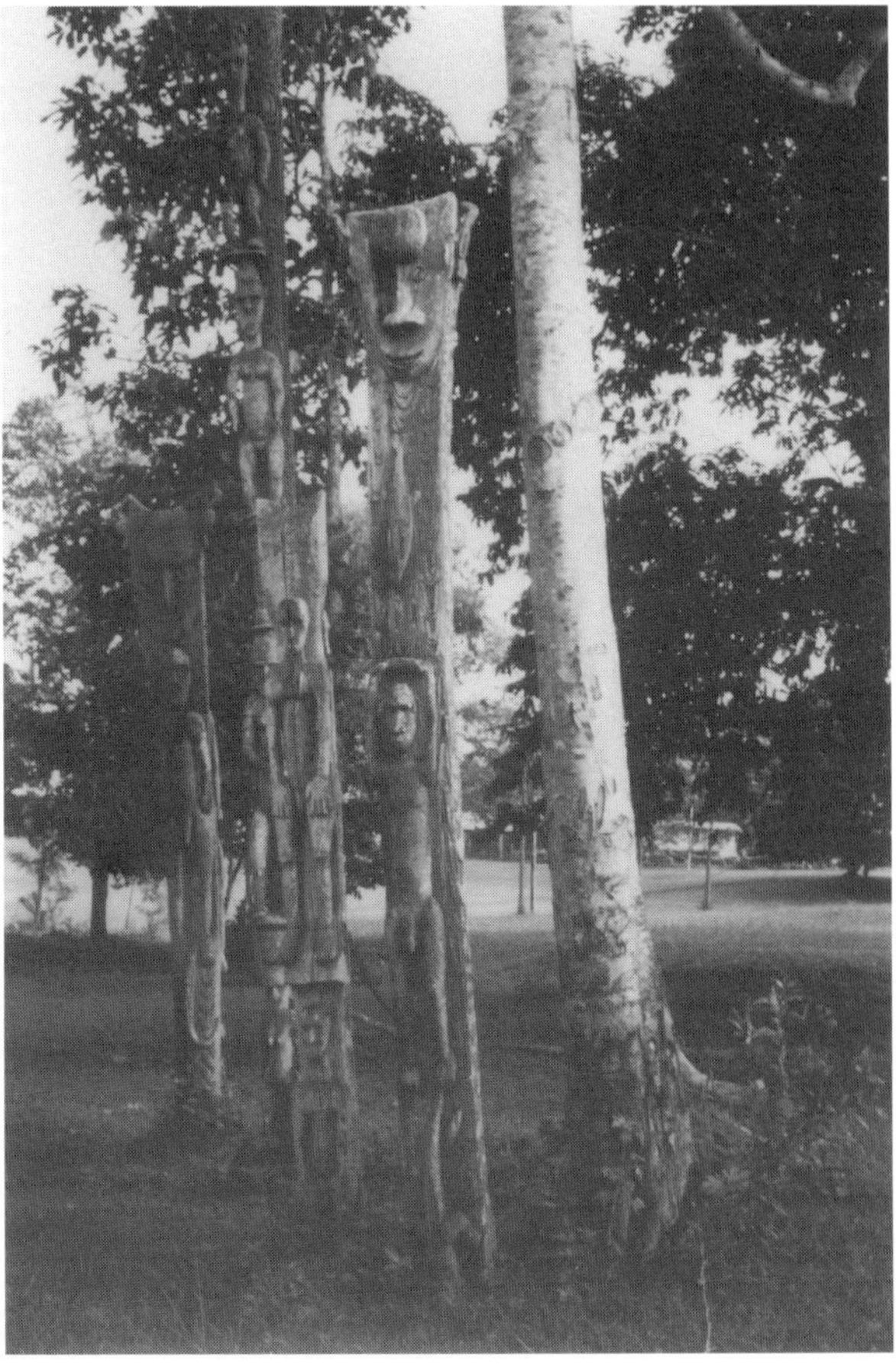

シーピックの彫刻

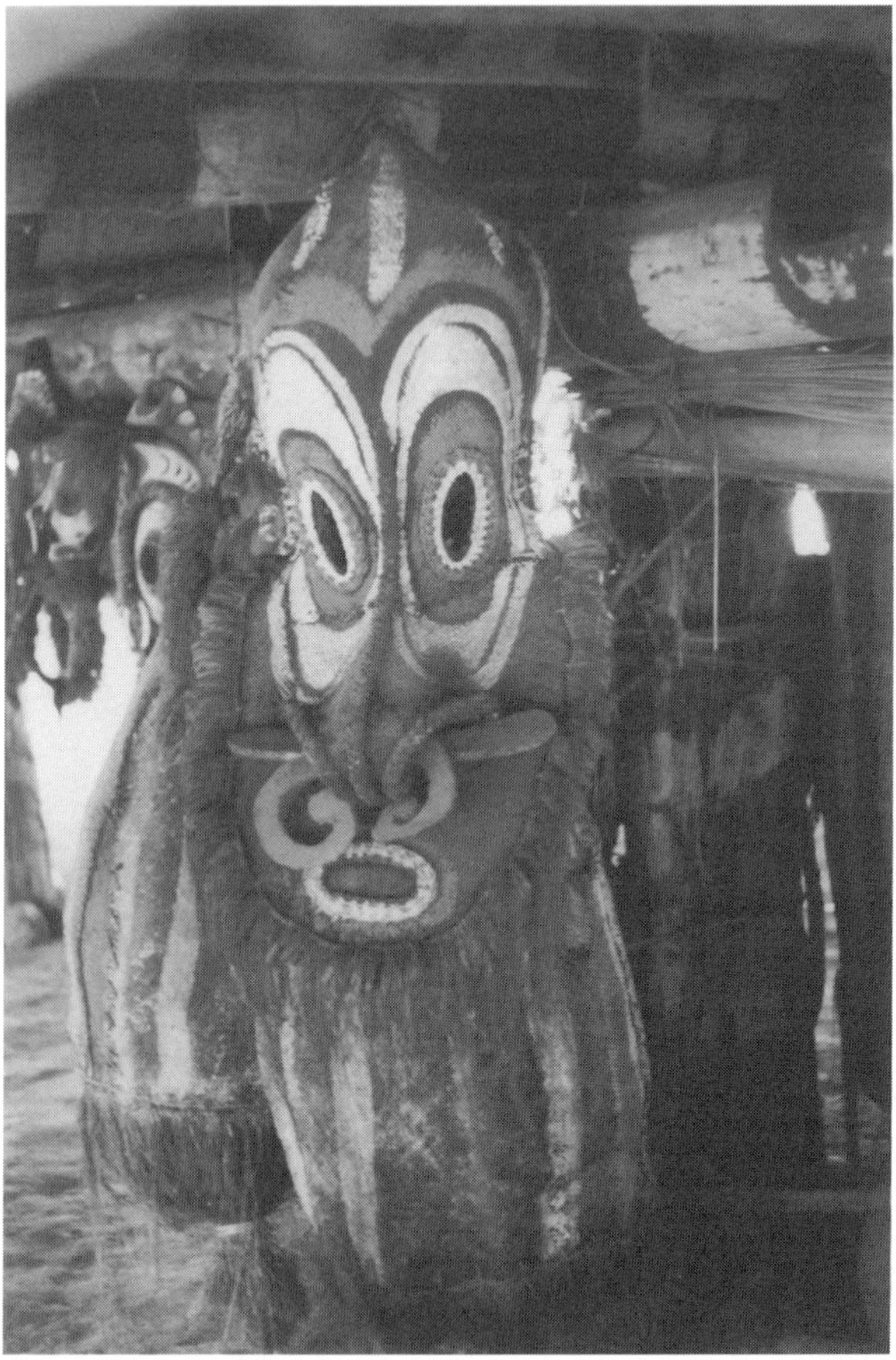

シーピックのお面

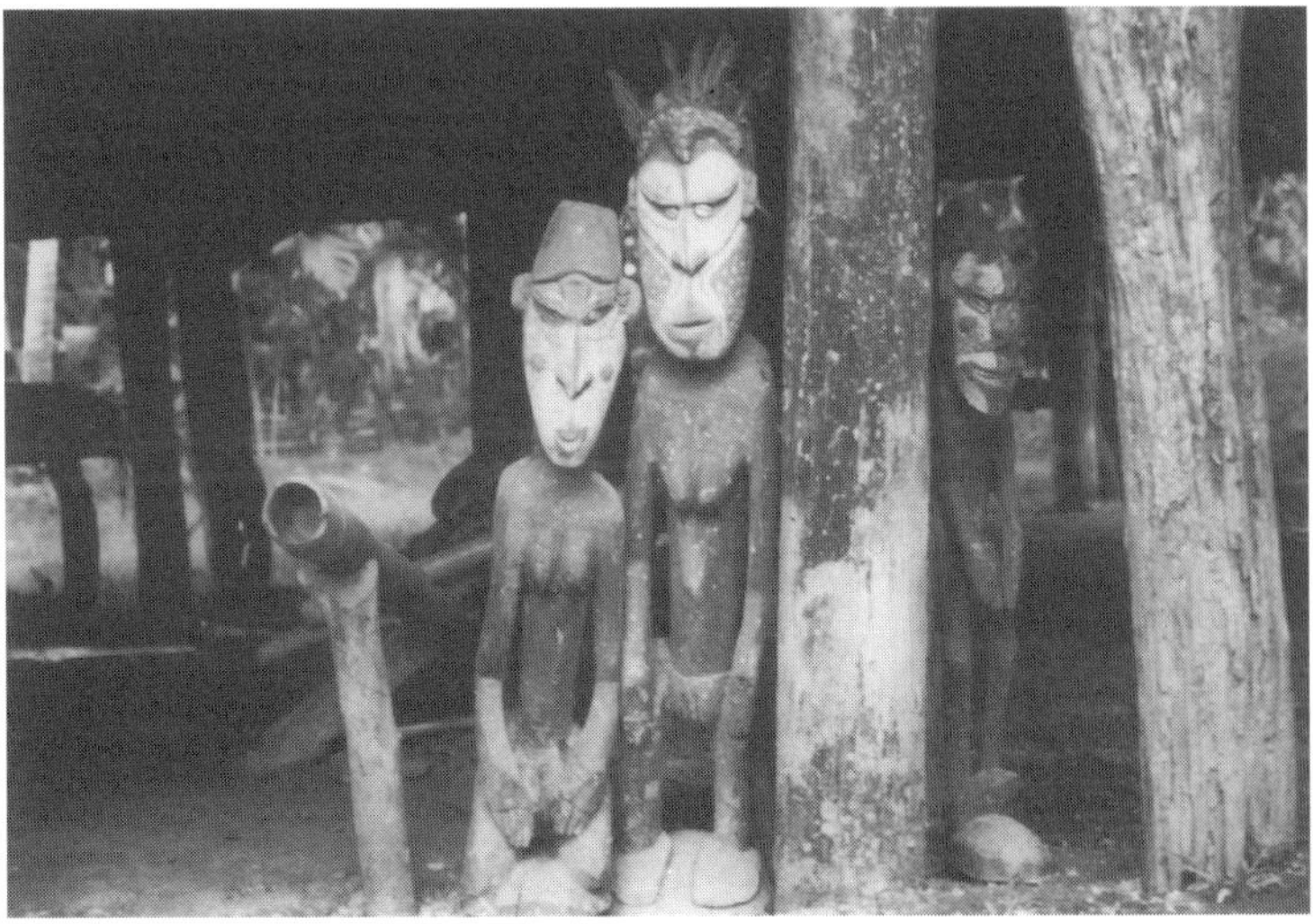

シーピックの彫像

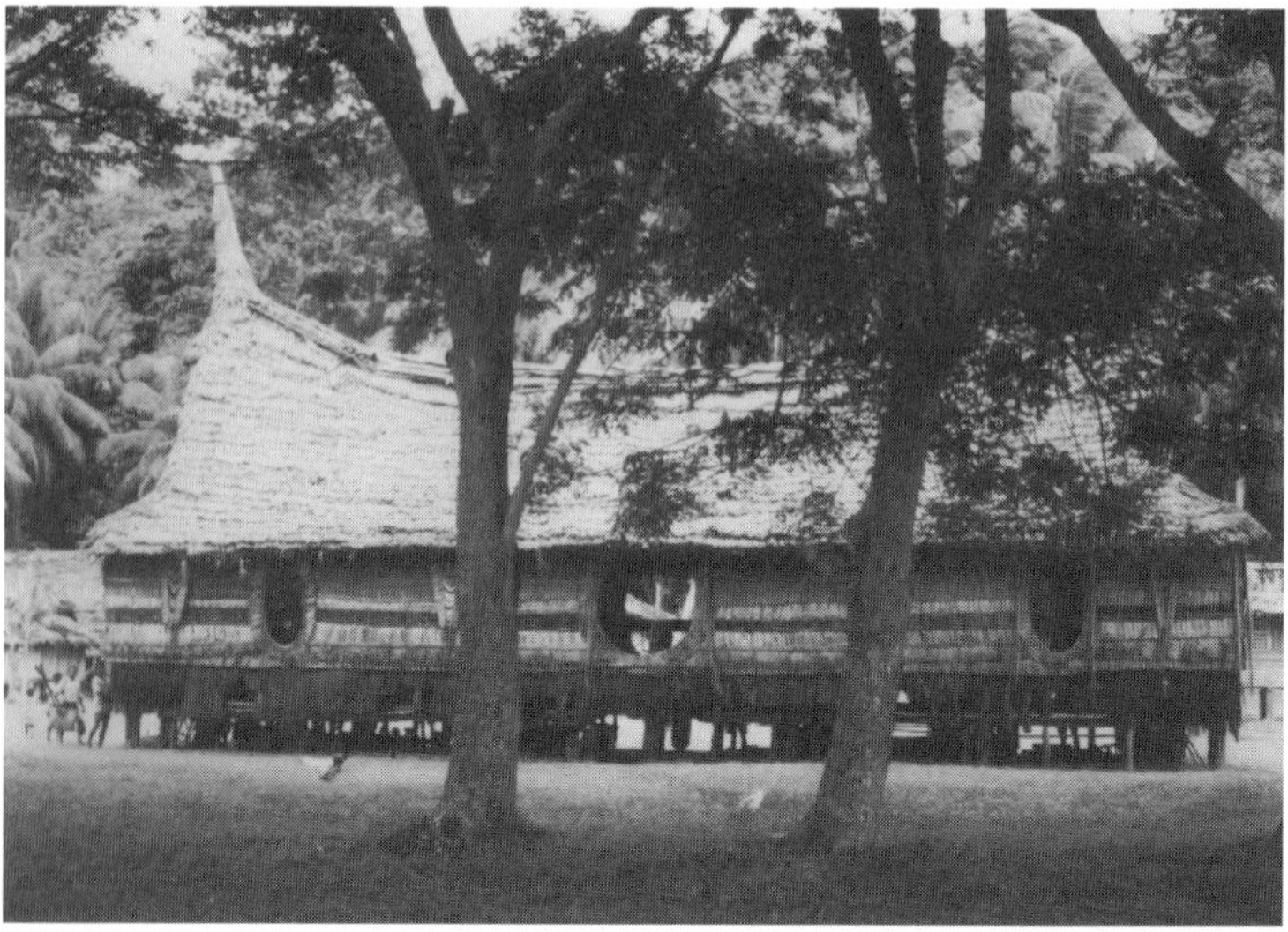

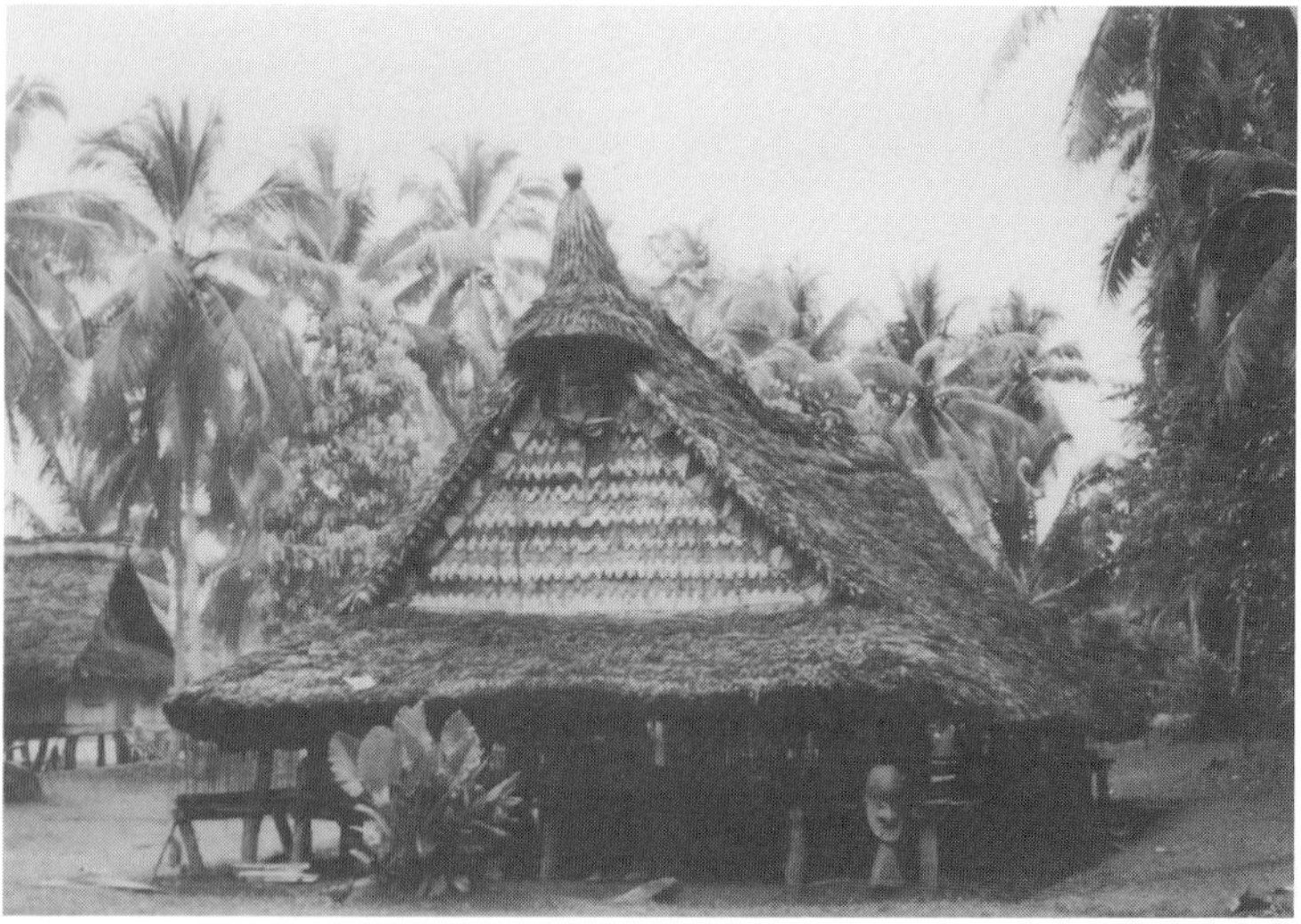

ハウスタンバラン（精霊の家）

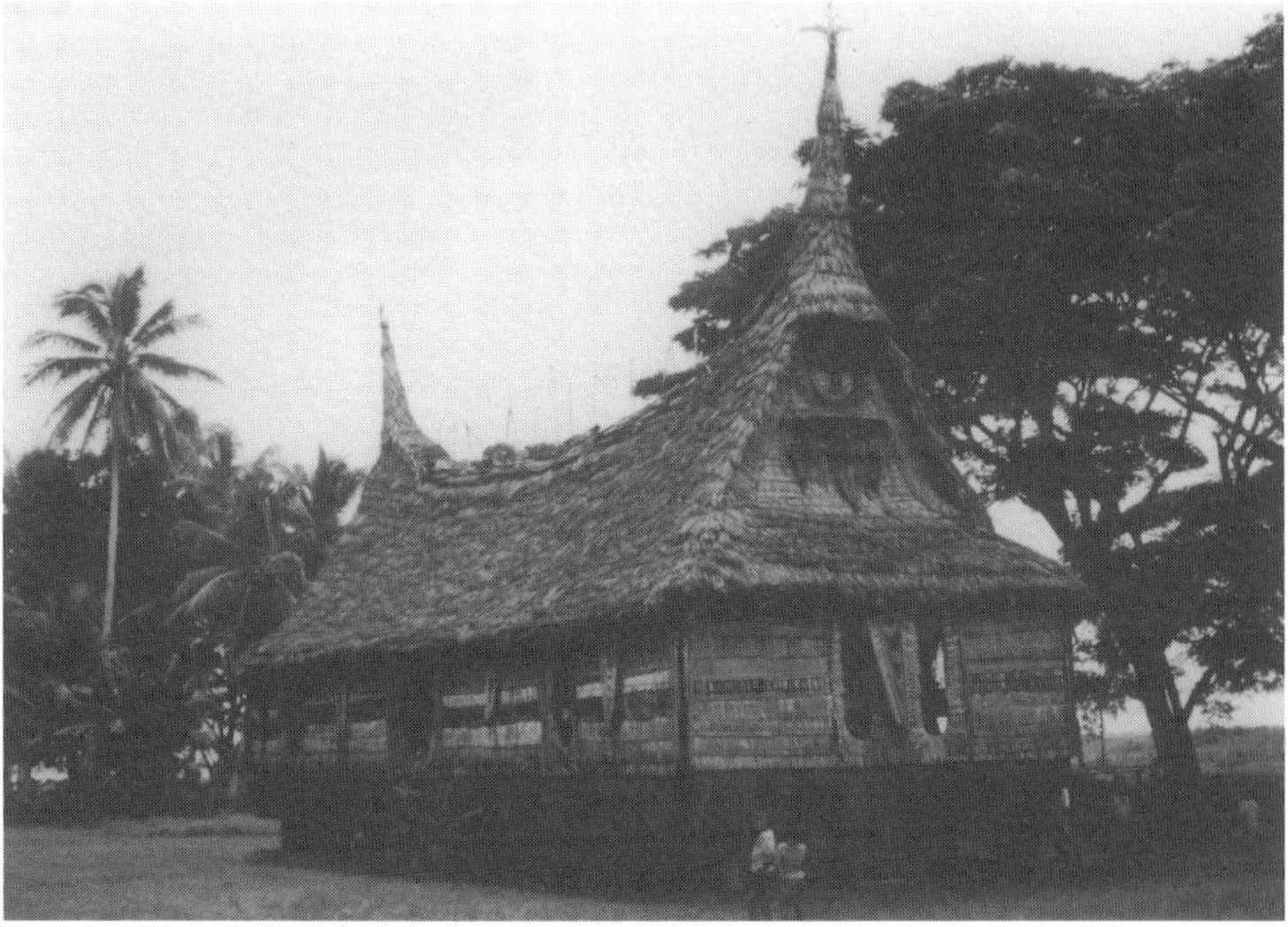

ハウスタンバラン（精霊の家）

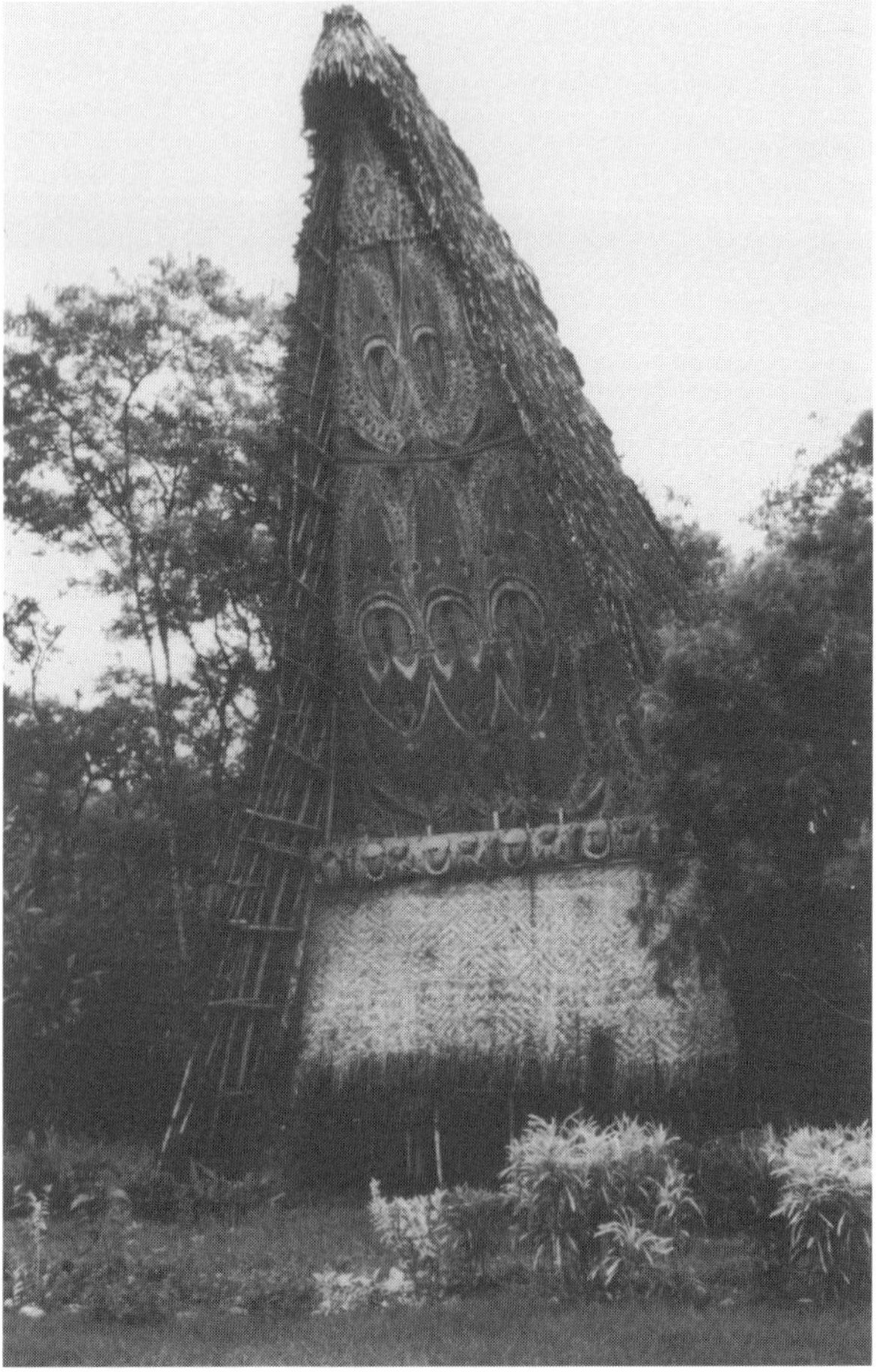

傾いた軒があるハウスタンバラン（精霊の家）

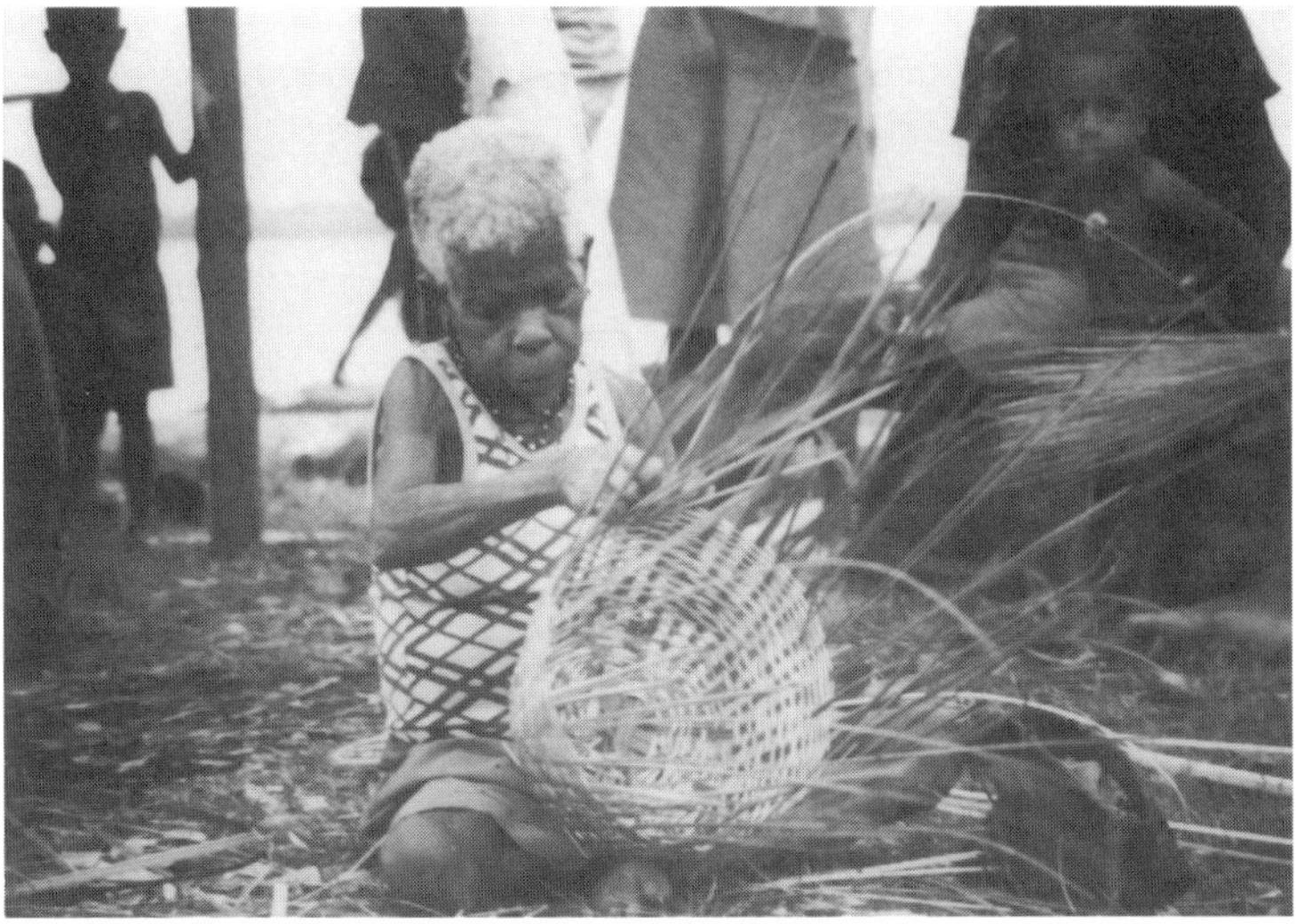

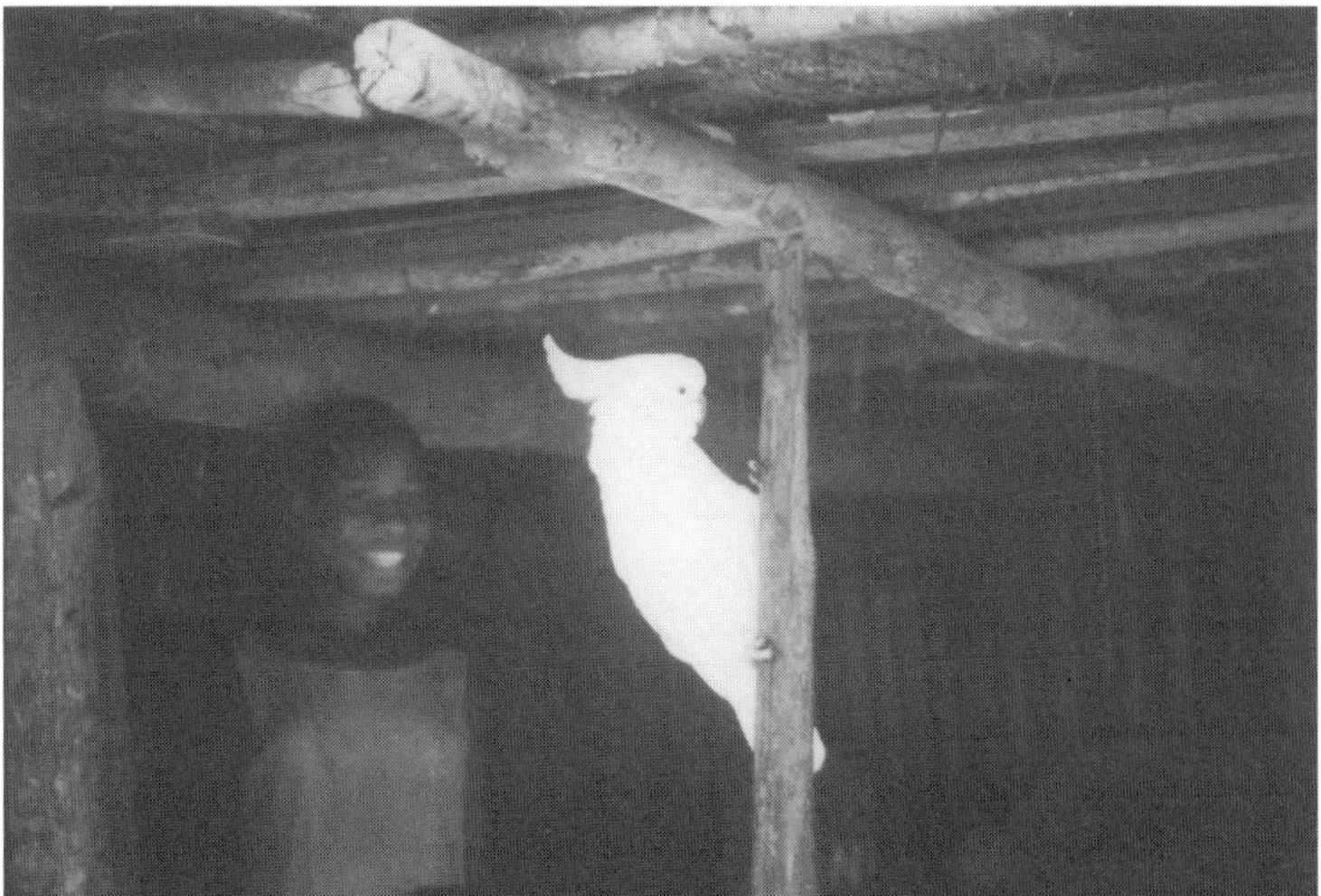

シーピック川沿いで見かけたもの

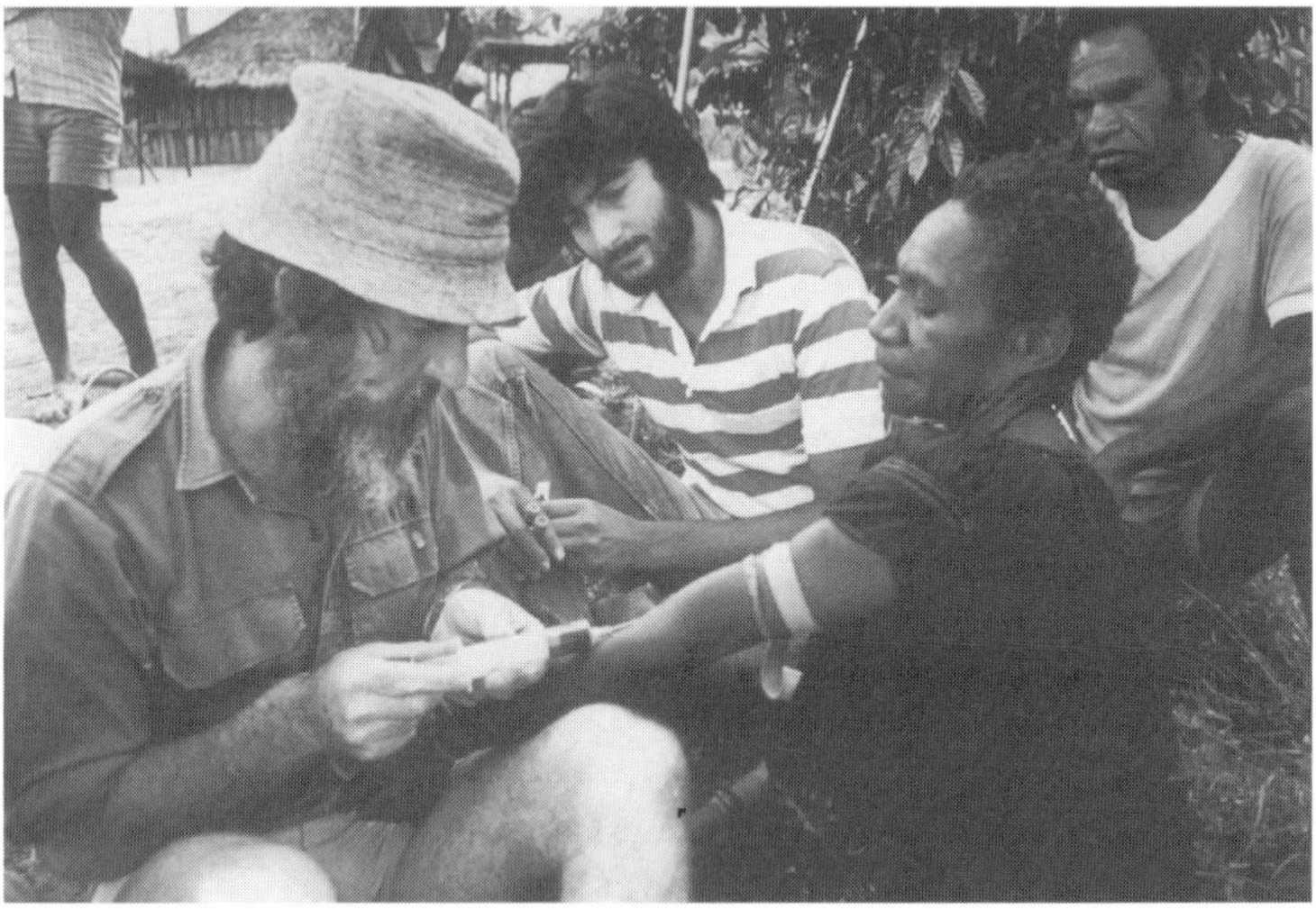

採血の様子（写真提供 J. マッケンジー博士）

女を呑み込んだ島

マダンに戻るとブライアンが待っていて、黙ったまま私の小型バッグを一つ持ち上げて駐車場の車に私を案内した。

何か変だった。「どうかしたの？」と私は尋ねた。

「まだ聞いてないのかい？」

「いや。」

私たちはフロントシートに腰を下ろした。彼はハンドルを見下ろしたまま、エンジンをかけなかった。二、三分経った頃、「セアラが」と彼は静かに、ため息まじりに言った。「亡くなった。」

「セアラが？」私は仰天した。彼の言葉が非現実的に響く。

ブライアンはゆっくりと頷いた。

「どういうことなんだい？」

彼は放心したようにハンドルを見つめ続けている。「溺れたんだ」としまいに彼は呟いた。「カルカル島で。」さらに数分私たちはじっとしていた。隣の滑走路は今や空っぽで、静まり返っている。しばらくしてブライアンは続けた。「計画どおり私たちは先週の日曜日、船でカルカル島まで行ったんだ。六、七時間かかり、着いたときは夕暮れだった。翌朝は小雨が降っていた。村人たちは山に登るべきではないと私たちに言った。彼らが言うには、雨が降ると、冷えて固まった溶岩流がひどく滑りやすくなって、たちまち水でいっぱいになるというのだ。だが彼らは迷信深いだけだと私たちは思ったので、予定どおり登ることにした。ベースキャンプの村を出発したが、数時間もすると雨が激しくなってきた。それでも私たちは歩き続けた。とうとう溶岩でできた川床が二つ合流しているところまで来た。その頃までには濁流がそれぞれの溶岩流に沿って迸り落ちていて、そこで合流していた。」

「何人かが渡りはじめた。だが他の連中は危険すぎるようなので、戻ったほうがよいと思った。三人がすでに渡り終え、その中にセアラもいた。私は彼らに追いつき、戻ることにしようと告げた。向きを変え、足を滑らせたときの用心に手をつなぎ、一歩ずつそろそろと私たちは戻りはじめた。二股の流れの一つを渡り終え、中洲に至った。それからもう一つの流れを渡りはじめた。だがその頃には水嵩はさらに増し、川を渡るのはいっそう困難になっていた。私、フランシス、ニックの順で渡った。セアラが最後だった。岸壁に足をかけたとき、セアラは足を滑らせ、転倒した。セアラはニックの手を離し、押し寄せる水がたちまち彼女を運び去った。残された私たちは彼女のあとを追ったが、少し下流に行ったところで一〇メートルくらいの滝に行き当たった。滝の上にはセアラはいなかったので、私たちは急いで滝に沿って下まで降りて行った。だがセアラは滝の下にもいなかった。私たちは夜の間ずっと水路に沿って歩き続け、とうとう夜が明けた。その頃には村人たちも捜査に加わった。ベースキャンプに着いても、セアラは見つからなかった。」

「翌朝村人たちがセアラの遺体を発見した。海岸まで流されていたのだ。彼女はおそらく川に落ちてすぐに、頭を打ったのだろう。村人たちは地域の宣教師と連絡をとり、その宣教師は自分の持っている短波無線機を使って、ヘリコプターで我々を吊り上げて助けるよう手配してくれたのだった。だがすでに遅すぎた。」

「フランシスはセアラの遺体をメルボルンまで運ぶために昨日出発した。ところで、確かプルーストだったと思うけれど、フランシスは君が読んでいた本を借りて行ったよ。村人たちは私たちが背中に登ろうとしたので島が怒って彼女を食べたのだと言っている。彼女の霊のために、そして山の霊を鎮めるために、彼らは特別のお祈りをしている。それと、彼らは今後山の頂上に登ることを一切禁止した。それはビロング・マセライの場所だと彼らは言うんだ。」

車中、ブライアンも私も黙ったままだった。研究所に着くと私は自分の部屋に上がって行って、バッグを放り投げ、外に出た。座ってセアラと話をしたローンチェアを眺めた。その上にはヤシの木があり、遠くには山々が見える。彼女が死んだのが信じられなくて、呆然とした。セアラの死は、クールー患者の死とは違ったかたちで私を動揺させた。それに、セアラでなく自分が死ぬことだって大いにありえたのだと思った。カルカル行きに参加しようと思っていたのだから、私が溺れる可能性だってあった。私自身も高地の危険な川を渡ったことが何度もある。私も、他の人たちも、ここにいる間に死ぬことだってありうるのだ。

それが何か必ずしも明白ではないにしても、土地の信仰には独自の役割と理論的根拠があるものだ。私はマイケル・ロックフェラーの身に起こったことを思い出した。西ニューギニアの南岸、アスマット地区のアイランドン川の河口でカヌーが転覆し、彼は、岸まで泳ごうとして溺れたのだった。万が一船が転覆しても、岸まで泳ごうとしたりせず、カヌーにつかまっていたほうがよい。なぜならたとえ水面は静かに見えても、潮の流れが激しいことがありうるからと、そこの人たちはかねてから彼に警告していたのであった。だが彼はそのアドバイスを無視した。彼らのほうが私たちよりよく分かっていることもあるのだ。何もかもではなくて、あくまでもいくつかはということだが。私たちは少なくとも彼らの言うことに耳を傾けるべきだったのだ。

この国では、人はいついのちを落とすか分からない。私の犯した危険ははたしてそれだけの価値があったのだろうか？　あったと、私は今はそう思う。セアラの身にあんなことが起こったから余計そう思うのだ。私たちの人生がいかに短いかを、そしてそれだからこそ、やりたいことをやり続けて、できる限り充実した人生を送るのが大事であることを、痛感した。しかし一方で私は恐怖も感じた。

ブライアンは、セアラの担当していた入院患者たちと車椅子バスケットをはじめた。ブライアンはセアラの死をとても重く受け止めているようで、だから彼はセアラの死によって不都合が生じないように、事故以来様々な仕事を引き受けていた。彼はどういうわけか、事故は自分のせいだと思っているらしかった。

セアラの知り合いはそれほど多くなかったが、彼女の死の知らせは、マダンを含むニューギニア中の外国人社会にたちまち広がった。オーストラリアのセアラの両親と友人たちが、研究所に彼女の名前の基金を作り、彼女のしていた研究がそこで続けられるようにしたということを私は後に知った。

数日後、私がマダンを発って高地に帰るときがきた。午後遅くブライアンが空港まで車で私を送ってくれ、私たちは静かに別れを告げた。ほかに何も言うこともすることも思いつかなかった。私たちはお互いに手紙を書こうと約束したし、本当にそうしたいと私は思った（実際は一度も書かなかった）。

復路は曇っていた。飛行機から背後のカルカル山を見た。もやに包まれている。巨大な雲が海から立ち昇り、頭をたれ、からだを後ろに引きずっていた。私の唇はいつしかシュマを唱えていた。シュマとは、いちばん短くていちばん大切なユダヤ教のお祈りだ。それが自然と口をついて出て来たことに自分でもびっくりした。シュマは私が覚えている唯一のお祈りだった。

成人

高地に戻ると「太陽の時」だった。長期予報によれば、雨季がもう一カ月は続くのだが、村人の誰一人としてカレンダーも持っていないし、一月ごとの経過に、たいした意味も見いだしていない。ただし雨季の始まる直前の、コーヒーの収穫のときだけは別だが。かくして「太陽の時」が始まったという信念さえあれば、それが実際始まったことになるのだった。誰もがこれまでより長く外に出ているようになった。太陽が、オレンジ、赤、ピンク、そして紫の、最後の輝きを投げかけて、山の下に沈んでいく涼しい夕暮れには、とりわけそうだ。毎日のスコールは降らなくなり、村の雰囲気は明るくなる。山々の力が私の気分を高揚させた。

マダンでは薄れてちっぽけだったワイサの記憶が、外のトイレの心地よい隔離された感じと松材の匂いまでも含めて、たちまち戻ってきた。メアリアンの手伝いをして植えた花壇の植物は、私のいない間に驚くほど成長し、今では伸びすぎたくらいだ。サユマは私の記憶していた以上に、自分の利益のために策略を巡らすようになっていた。それに前より神経質で、私と話をしながら爪を木材に突き立てて、ポーチのパッションフルーツがどんなによく育ったかということから話しはじめた。実際パッションフルーツはよく育っていた。彼は「サナが最近現れない」と早口で言った。まもなくブサカラがやってきて、アワロサで作られたという手作りのビラムを私に売りつけようとし、十キナだと言う。私は五キナまで値切った。シーピック川沿いなら三キナしかしないことを私は知っていたが、これならまだ納得できる。立ち去りながら彼は「それから、私は今でもあなたのレインコートに注目していますよ」と私に思い出させた。

家に入って荷を解いた。家は居心地がよかった。正午にヘイゼルがやってきて、「私に来た手紙を見てちょうだい」と、カールトンが彼女宛に送った分厚い科学的資料のコピーを私に見せてくれた。「私宛じゃなくてあなた宛なのは明らかよ」とヘイゼルは言った。カールトンは住所録に彼女も加えていたのだ。

マダンにいる間に、以前に発見した、集団発生の患者と思われる人々に関する情報を、さらに集めることもできた。私は正しかった。マバモとポールの二人はいとこ同士だが、どちらも二回しか饗宴に参加したことがない。彼らの父方の伯母のトガワとアネロの葬式で、一九五三年と一九五四年のことだった。アネロはトガワの葬式に出た一年後に死んだ。ポールのナガイヤ、つまり同い年の仲間ティマニは、二十年の後にクールーで亡くなっている。ティマニの妹カマリは今も生きている。彼女は数人の老人や老婦人たちと連れ立ってやってきて私と話した。「アネロが死んだときはどうしましたか?」と私は聞いた。カマリはちょっと躊躇していた。「とてもだいじなことなんです」と私は言った。「それが、クールーがどのように広がって、どのように人に影響するかを知る手掛かりになるからです。」

海岸地方にいた経験のある若者が群衆の中にいて、私が言ったことは本当だと説明してくれた。

「アネロは切り刻まれて調理されました」と彼女は言った。「でもその饗宴のあと、バムシ村落に住んでいる警察官が、やめるよう私たちを脅しました。次にクールーで死んだカナビは食べてはいけないと、何人もの男たちに言われました。遺体は埋葬されました。でも夜中に女たちの一団がそっと死体を掘り出して食べました。」当時すでに食人行為が廃れ出していたのは明らかだった。村で大々的に行われたのはアネロの饗宴が最後だった。三人の少年がそこに連れて行かれた。ポール、いとこのマバモ、それにティマニだ。ポールとティマニは当時まだ乳児だった。アネロの小屋で寝起きしていた大人は、アネロ以外にはティマニの母アマナリしかいなかったので、アネロが具合が悪くなるとアマナリが面倒をみた。三人の少年の母親たちは、遺族の中心的な存在で、饗宴にもとても積極的に参加した。ポールとマバモは二十四年後にクールーの初期症状を呈し、一年後に二人とも死んだ。

「彼らは他の饗宴には出ているかな？」

「いいえ。彼らの一族では一つもありませんでした。」

ポールとティマニの誕生日は数日しか違わなかったが、潜伏期間は非常に違っている。私は彼らの親族のリストを調べてみた。十四人がアネロの饗宴に参加し、うち十人が後にクールーで亡くなった。二人は別の原因で亡くなった。当時赤ん坊だったあとの二人は今も生きている。その二人、つまりカマリとイメナバも来てくれたので会ったが、いたって健康そうだった。カマリもティマニと同じくらい病気にさらされた可能性があるが、今も生きている。彼女も母の汚染された手で触れられたことは間違いない。（再び人々が語ってくれたが、しきたりにのっとって、葬式の後数週間、彼女の母は手を洗わなかったのだ。）伝染性のタンパクに触れた人がすべてクールーに感染するわけでもないのである。

クールーの記録を調べてみると、この村から五十一人の患者が出ている。そのうち二十一人について聞き取り調査をした。十三人がアネロの饗宴に参加し、七人は参加しなかった。七人のうち三人はイレサ村出身で、結婚してこの村に来た。一人はタカイ、もう一人はパイティの出身で、残りの二人はあとで生まれた人たちだ。二十一人のうち詳細がはっきりしないのは一人だけだ。前に挙げた三人の少年はたった一回だけ饗宴に参加したあと死んだが、八歳で死んだ少年もいれば、二十八歳になって死んだ人も二人いた。

同い年なのに、死んだ年には二十年の開きがある。換言すれば、患者の年齢が潜伏期間を決定するわけではないということだ。この少年たちは一生のうちただ一度しか饗宴に参加していないのだから、感染媒体の強さが潜伏期間を決定するわけでもないようである。

私はゴロカのマイケルに連絡して、私が探し出した年配の婦人たちから、検査用の採血をする手筈を整えた。ある日の午後、採血のためにレイ・スパークスが私を車に乗せてワイサの郊外へ連れて行ってくれた。彼と連れのジニー・マッケンジーは、二人とも研究所で働いている。その翌朝私たち三人が出掛けるときには、ジニーが運転した。

「女の人は運転できないよ！」と、一緒にやって来たサユマは、仰天して言い張った。

「どうして？」

「できないんだよ。」

「できるさ。」

「いや、できないよ！」彼は震えている。ジニーはそれ以上譲らなかった。彼女は彼の男性優位主義と対決するのを面白がっていた。私はサユマが傷つけられるのを見るのもいやだったが、一方でそのような迷信が神経に障りもした。気が動転したサユマにかまわず、ジニーは運転を続けた。タカイまで行った。そこでレイは消息をつきとめてあった二人の年配の婦人から採血した。七十代のタニヤと、五十五から六十歳くらいのアナスガだ。比較対象として三十五歳のタリと六十五歳のツペーガパラからも採血した。それからさらにずっと道の先まで行き、トラックを止め、岩だらけの尾根をアグサトリまで歩き、七十歳のサパヤの採血をした。

ワイサに戻ると夕餉の火のために木を切り、彼らがゴロカから買って来てくれたローストチキンとワインで夕飯にした。レイはソフトなしゃがれ声で、パプアニューギニアの昔について語った。こだまするかとすら思われる沈黙を破るものは、数匹のコオロギしかない。真っ暗闇が我々に迫る中、火はぱちぱちとはぜて私たちを暖かく包んでくれた。レイは自分のかぶっている、アイルランド製ツイード帽をもてあそんでいる。帽子は柔らかなウールで、くしゃくしゃだ。その縁はレイの目の上で丸まっている。彼の白髪交じりの髭、青い目、赤みがかった髪の上にちょこんと乗った丸まった帽子は、まるで本物のコンラート・ローレンツででもあるかのように、自由を愛する自然科学者独特の雰囲気を彼に与えていた。その手の個人主義者にはある種のオーラがつきものである。彼らは言ってみれば、自然そのものとひとつなのだ。

ロジャーは立ち上がって片づけをはじめた。「あなたたちはここでは他にどんなことをするの？」とレイが尋ねた。なんと言ったら良いのか分からず、ロジャーと私は顔を見合わせた。「トランプやすごろくなんかはあるの？」

「スクラブル［字並べゲーム］ならあるよ」とロジャーは台所に入って行きながら答えた。

「どこにあるの？」とレイは尋ねた。

「私の部屋のドアの右側、入ってすぐのところだよ」とロジャーは叫んだ。「かまわないから入って取って。」レイが私の方を見たので、私は取りに行った。ロジャーとメアリアンの寝室に入るのはこれが初めてだ。立ち入り禁止区域のような気がしていたし、私はできるだけ彼らのプライバシーを重んじてきたのである。もう少しでここから永久に立ち去るというときになって、やっと私はそこに入ることを許されたのであった。

皆で火のそばでスクラブルをやり、映画の話をした。レイは『恋する女たち』が好きで、それでD・H・ロレンスを読むようになったという。自分のお気に入りはイタリア人の監督で、みんなが聞いたことのない人だろう、とジニーは言った。熱帯雨林にいると、自分が常識だと思っていることを、人も知っているはずだと思いこまないようになる。

翌朝私たちはプロサまで車で行き、サナを拾い、ムギアムティに向かい、そこで二人の年配の婦人、オリカとワムネンバ――レイの言葉を借りれば「もとかわいこちゃんたち」――がやってくるのを待った。私たちは調査中の症例について説明した。人々はじっと耳を傾けていたが、そのあと男たちだけで話し合いをした。ついにある老人が、しわだらけの顔に満面の、ねばっこい笑みを浮かべて私たちに話しかけてきた。それを訳すと次のとおりである。彼は一方の女の夫でもう一人の息子である（二人の女はほぼ同い年なのでそういうことはまずありえないことだ）。キナを払ってくれれば血を取らせてあげてもよい。

「私たちは自分の利益のためではなくて、人々の健康を守るために採血するのですよ」とレイは言った。「あなたたちはナイフとフォークを持っている」と男は私たちのほうを見ながら言った。「私たちは手で食事するしかない。私たちには手しかない。白人がここにクールーを持って来たのだ。飛行機が来る前はクールーなんてなかった。」レイは同じ主張を繰り返したが、だめだった。

「彼は間違っていると言いましょうか？」私はレイにささやいた。「白人が来る前にもたくさんの人が死んでいるんですからね。」

「いや。人々にプレッシャーをかけるのは得策ではないよ。今回採血を無理強いすれば、次には絶対に採血させてくれなくなる。」レイは長い目でものを見ていた。私はもうすぐいなくなるけれど、彼はまだしばらくここにいるのだ。彼の意見に従い、私たちは村を去った。二枚舌を使い、嘘をついた男はそれでもにこにこしていた。

プロサに着くとサナは協力的で、自分の「ママ」を採血に連れてきた。彼女は七十歳くらいに見えた。

サナの妻はボールいっぱいのトマトと、バイナップルと、バナナと、玉ねぎとともに、自分で作ったビラムをくれた。サナはゴロカに行って手紙を受け取りたがった。きっとカールトンが彼に、私と一緒にアメリカに来ていいと言ってくれるのを待っているのだ。私はまっすぐ家に帰るわけではないので、連れていくことはできないと前に説明したのだが、彼には分からないらしかった。彼は協力的で親切だったし、もう一度彼に会えたのは嬉しかった。もっとも彼が私と話したことといったら、彼の「仕事」関係のこと、つまり私が彼をゴロカに連れて行くこととか、サナの水槽（ひよこは水が必要だから）を据え付けるためにロジャーに来て欲しいといったことだけだった。

私はレイ、ジニー、サユマとともにプロサを発った。ワイサ近くの山の上で車を止めて、ピクニックランチを楽しんだ。

蝶を見かけて、レイの青い目は恍惚となった。彼は三つ持ってきている捕虫網の一つをひっつかみ、ベルベットのような黒い未知の蝶に忍び寄り、網の一振りで捕まえた。羽には明るい黄色の模様があり、それに合った金色の小さな紋が四つ、縁にしがみつくように付いている。裏には四本の細い水色の線が、ふわふわする綿毛の中に刻まれていた。レイは静かな口調でその蝶が何種、何属、何科かをサユマに言った。サユマは頷いていたが、明らかに一言も分かっていない。レイは文化人類学者ではなく、生物学者なのである。彼が喋っていると、今度は別の蝶が彼の視界を横切り、数メートル先の色鮮やかな花のほうに飛んで行った。レイは飛び上がってそのあとをギャロップで追いかけて行った。白い網が飛び上がり、手で帽子を押さえているレイのその様は、まるで気違い帽子屋のように見えた。レイは道端の緑の木々に沿って全力疾走し、蝶を捕まえた。あとで彼は紫と緑の昆虫、「エジプト人にとって神聖な虫」をさっと捕まえ、飛んでいた昆虫も一匹捕まえた。細長いからだは明るい灰色で黒い斑点があり、縁に沿ってオレンジ色の線がある。目は大きくて真ん丸く、複眼で黒く、口も大きく、開閉するたびにリズミカルにキーキーと音を立てた。

私たちはワイサまで戻り、レイとジニーはゴロカに向かった。レイは世界の主な科学・医学雑誌の梗概をまとめた『現代の潮流』を持って行った。車の中でじっと何か待っているときでさえ彼はそれを読むのである。

二週間後、ワイサ最後の夜がやってきた。翌朝には、永遠にニューギニアから去る予定だった。衣服を畳んで荷造りをし、ポンチョはブカサラのために取り除けた。私はブーツをスーツケースに押し込もうとしたが、結局ベッドの脇の地面においた。サユマにやるかどうか、あとで決めようと思ったのである。ロジャーが本を読みながらピーナツの殻を割っている音がする。台所のメアリアンは夕飯の支度に余念がない。

複雑な思いだった。今になるとここにいた時間は短く感じられた。ここにいる間たいてい私は慌てて何かやっていた。それでも目的は達成できた。クールーの感染媒体について多くの事実を発見できた。全部で六十五人の患者の家系を調べ、感染がいつ生じたかを正確につきとめられること、また感染の後、自然状態での人間の潜伏期間が計算できることを実証した。今までに誰も成し遂げていないことだった。（イギリスでもそれは実現不可能なことだろう。なぜならどの患者にせよ、いつ感染したかを正確につきとめるのは不可能だからだ。）

私は三つの患者群を見つけた。一つあるいは時間的に接近した二つの饗宴に共に出て、ほとんど同時に感染した複数の患者たちが、どのグループにも必ずいた。その三組の人々の潜伏期間は各々二十一年、二十四年、二十八年で、同じ組の人たちの間で潜伏期間が一年以上異なることはなかった。こうして、たとえ潜伏期間が二十年以上にわたるにしても、クールーは二人以上の人たちの間で、一定の潜伏期間を持つ(おそらくは感染媒体が「二倍になるまでの期間」が一定であるためだ)ことが分かった。だが患者の中には、例えばティマニのように、もっとずっと潜伏期間が短い者もあった。したがって年齢やウイルスの強さが潜伏期間を決定するわけではなかった。潜伏期間を決定するのは、たぶん感染したときに体内に入った感染媒体の量と、個々の患者の遺伝的要素なのではないかと私は考えた。

しかしながら現在生存している患者の数が少ないということは、これらの長い潜伏期間は例外的であることになる。釣り鐘型のカーブの一方の端に位置するということだ。一九五七年以降の二千五百人のクールー患者のうち、潜伏期間が五年以下だったのは十五人にすぎない。反対に潜伏期間の長い患者の数も少ないことを私は立証できたのである。このことは動物実験の結果とも一致した。平均より長い、または短い潜伏期間を持つ動物は、ほんの少数である。そういうわけで、現在のイギリスで何人の人が狂牛病で死ぬかを知るのに、三十年も四十年も待たなくていいことになる。狂牛病で死ぬ人のほとんどはもっと早く死ぬと考えられるからである。

ほぼ五十人の人が、こういう饗宴に参加したことも私はつきとめた。人々はいくつもの饗宴に参加するので、クールーに感染する機会が一生のうちに何度もあったのである。さらに、参加者は葬式のあと数週間手を洗わないので、その間何度も、いろいろな感染ルート(口、粘膜、目の粘膜)で感染した可能性がある。彼らは、からだ中のあちこちにある、蚊やノミに食われたあとをさかんに掻いたし、目もこすった。動物の場合もそうだが、経口感染ではそれほどうつらない。口を通じて病原体を摂取する場合、罹患率も潜伏期間も様々でありうる。実際、タニヤのように死ななかった人たちもいる。アナスガも、六人いた彼女の子供のうち二人も、生きている。あとの四人はクールーで死んでしまったが。アナスガは病原体に強烈にさらされたに違いない。カマリとイメナバのように、子供でも死なずに済んだものもいる。大概の人々は繰り返し病原体に触れたあと死んだ。一度か二度しか感染源に接触していない人たちは必ずしも死んでいない。イギリスの人が、これからもう一つハンバーガーを食べたからといって死ぬわけではないが、何年にもわたって汚染されたハンバーガーをいくつも食べたとしたら、死ぬかもしれないということだ。

カニバリズムは存在しないという、何人かの文化人類学者による机上の空論（知識人向けの雑誌『リンガ・フランカ』の一九九七年四月号にすら載っていた）とは異なり、あちこちの村のこれら部族の人々は、自分の兄弟、姉妹、子供たちが、母や父や伯母、伯父を食べたと、困惑も非難も言い訳もなく、淡々と私に語ったのである。なぜ参加しない人がいたかについての説明は、明白で一貫性があった。ほとんどの人は他のところに住んでいたか、まだ生まれていなかったからで、饗宴を嫌悪したからということは決してなかった。饗宴に関する細かな点（例えば饗宴は死者の家の庭で行われたということなど）もすべての場合で同じだった。患者の数は「減っていない」とニューギニア人たちは主張したが、現実には減少し続けていたし、カニバリズムを行わなくなったあとに生まれたもので、クールーにかかったものは一人もいなかった。私が診た、一九五九年以降の生まれでクールー患者と称される人の中には、本物のクールー患者は一人もいなかった。ケナビが食べられたかどうかは村で論議の的となっていた。だから慣習上認められた、最後のカニバリズム的饗宴がそこで行われたのだろう。かくして、カニバリズムなど存在しないという論議が根強くはびこっているにもかかわらず、カニバリズム的饗宴は現実にクールー感染の原因となったのである。

「こういう議論に反論すべきではないですか？」と私は後にカールトンに聞いた。「文化人類学の雑誌に反論を載せて、彼らがいかに間違っているかを述べたほうがいいのでは？」

「いや」とカールトンは言った。「論争には巻き込まれないほうがいいよ。書斎派の哲学者たちは何だって疑ってかかるんだ。君が彼らにカニバリズム的饗宴の写真かフィルムを見せたとしても、それは演技か、そういうポーズをとらせたにすぎないのだと、彼らは主張するだろうよ。君の科学的発見を記録するにとどめなさい。」私は言われたとおりにした。ヨーロッパでの大量虐殺は本当は起こらなかった、あれはでっち上げだと主張した学者すら何人かいたことを、私は思い出した。

ニューギニアで私の学んだことはほかにもあった。

病気、治療、疫病、医者そして死への見方とアプローチの仕方において、文化がいかに重要な役を果たすかを私は知った。私はフォレ族の世界観の中での、こういった物の見方のほとんどを学んだが、それらは精霊と魔術に満ちた世界への、部族の信仰の中にある論理と一貫性を反映していた。私は、クールーという疫病が、いかに徹底してフォレ族の日常生活に影響を与えたかを知った。そのことは、彼らが、私の洗濯物や、自分たちの所有物を取られることをいかに心配したかを思い出してもらえば分かると思う。それでもここの暮らしの大部分は、まるで何事もなかったかのように続いている。人々は食べ、眠り、畑で働き、トランプをし、夜には小屋のそばでお喋りする。いったん疫病が弱まりはじめてからは、彼らの暮らしは多くの点で正常に戻った。とは言え、思い込みや恐れや記憶は残ったけれど。私は高地と海岸地方、ニューギニアと西洋で社会が様々に異なるのを見た。また太平洋の島々、熱帯雨林、山岳地帯、珊瑚礁を観察し、原始的な生活と芸術を、前よりよく理解できるようになった。私は最初の科学的論文を書き、科学的研究のやり方を体験的に学んだ。つまり科学とはどういうものか、またリサーチの一歩一歩がどんなにわずかで、困難なものかといったことだ。

私は困難なプロジェクトに挑戦し、やり遂げたので、前より自信が持てるようになったし、以前より自分の本能や勘や欲求を信じられるようになり、それらが正当だと思えるようになってきた。

だがここでの仕事はなま易しいものではなかった。私はもはや、ここに来た当時のような、夢みがちな理想主義者ではなかった。パプアニューギニアは、男も女も西洋にかぶれていない、天国のようなところだと思っていた。だがそうではなかった。一度たりとそんなふうだったことなどないのだ。ここはアダムとイヴの世界ではなく、最初から物質主義者の存在する世界だった。人間を原始的状態に戻せば、それほど利己的ではなくなるというマルクス主義的理論とは異なり、石器時代のようなここでの生活では、貪欲が人間の基本的な要素であった。千年の間、東洋でも西洋でも理想主義は、人間のこの特質を避けるか変えるかしようとしてきた。キリスト教は貪欲を原罪の一部とみなした。文化を超越しようとする宗教にとって貪欲は悩みの種だ。キリスト教と仏教はともに国家や民族の壁を越えて広がって行った。だがここでは貪欲は人間の持って生まれたもので、人間性の一部として認め、受け入れるしかなかった。そのため道徳的・政治的予測や目標が変更を余儀なくされてきた。社会のいかんにかかわらず、貪欲は魂の奥深くに潜み、今なお戦わねばならない相手だし、おそらくずっと存在し続けるのであろう。世界大戦とウォール街の大恐慌を見れば、西洋が貪欲に対して免疫ができたとは言いがたい。「人間は自由に生まれついているが、あらゆるところで鎖につながれている」とルソーは書いた。一方で、人間は策略を巡らすように生まれついており、どこで生きようと変わらない、と言うことも可能だ。人間がやっかいなのは決して社会の腐敗のせいだけではない。

ここ赤道直下では状況は厳しかった。ダーウィンの最大の発見は紛れもなく自然淘汰の理論だが、適者生存においては心理戦が重要な役割を果たす。密林が戦争を生んだ。人間は寄生虫や他の人間と戦った。

一つの文化は他の文化や、科学や、迷信相手に戦った。何年かニューギニアで暮らしたあと、多くの西洋人が苦い思いを抱いて去って行った。西洋人はニューギニア人のために献身的な働きをした。それにもかかわらず、結局彼らは西洋人が出て行くことを望んだ。ここの土地は外国人のものではなかったし、よそ者は感謝されるどころか、利用されているだけだと感じるようになった。ニューギニア人と私たちとの間には、なおも大きな違いが存在している。

高地人たちは西洋化を望んでいたが、私はそれがどういう危険をはらんでいるかを、シーピック川流域の村々から見て取った。原始的な生活を営んでいるフォレ族にとって、西洋化のもたらす変化は、彼らの予測以上に急激かつ破壊的で、制御不可能だろう。部族の人々は決して「純粋」ではない。だからといって、西洋が彼らを「堕落」させる力がたいしたことはない、ということにはならない。現代化は様々の利益をもたらす。現代化は奨励するべきでこそあれ、妨げるべきではない。だが良いことだけでなく悪いことも入って来てしまうのは、なんとひどいことだろうか。開発は、それに伴う悪影響を常に考慮に入れ、必要とあればそれを最小限に止められるようにして、慎重に行われるべきだ。だが現在の政治の腐敗を考えると、はたして開発が行われるかどうかすら定かではなかった。心が痛んだ。

また、人間が大規模な生物的連続体の一部であるということもよく分かった。例えば大昔からの生命体の一つである地衣類は、岩に支えられて生きている。進化によって別の種が生まれ、やがてホモ・サピエンスが生まれ、ホモ・サピエンスは石器時代から宇宙時代まで進歩してきた。だが資源をめぐる競争はその間絶え間なく続いてきた。ニューギニア行きの飛行機に乗るまで私が嫌悪してきた資本主義は、ウィルヘルム山の頂上にある苔のような原始的な形態に始まる長いプロセスのはてに、生命体が、ごく最近になってやっと辿り着いた成果の現れにほかならないのである。

この、今なお続く生物の進歩の、最近の成果のもう一つは伝染病である。寄生虫や菌類は宿主と戦い、新しい居場所を求めて這い出して行く。ウィリアム・マックニールが『人間と疫病』で、ローリー・ガレットが『疫病の襲来』で述べているように、伝染病は、船舶から飛行機に至るテクノロジーの進歩の結果生じたのである。クールーと狂牛病は、生物学的メカニズムと社会的メカニズムが、いかに密接に関連しあっているかの、あまたある例のうちの、ほんの二例にすぎない。

生物学的な条件は、私たちが考える以上に大きな影響を、私たちに与えるのである。一つの村に見られる人間のタイプの様々は、社会が異なってもあまり変わらないということが、観察してみて分かった。サユマは抜け目のないタイプだし、サナは田舎の紳士で農民で、家庭を大事にするタイプである。だが人間のタイプが生物学的に決まるという見方は、例えばフロイトのような、他人の魂との間の齟齬と交流が私たちのアイデンティティのもとになっているという見方とは対照をなすものである。それでも、人の性格が齟齬を引き起こすのであって、その逆ではないことは確かである。嘘や心理的駆け引きはどんな社会にも存在する。人間と自然が密接に結び付いていることが認識できないのは、私たちを神と動物の間の存在に仕立て上げた、中世の「存在の連鎖」の残滓にすぎない。実際人間は、遺伝的に見ると、動物とかけ離れているどころか、かなり動物に近い。私たちのＤＮＡコードとチンパンジーのそれとの違いは二パーセント以下である。

私たち一人一人が、自然の手になる試作品であり、人類という種の新製品、この種を社会的・生物的になんとか存続させるための試みなのである。個々の違いは適応力の違いを生み、それによって自然は試行錯誤を行う。その結果、自分たちが企図したことを達成できるか、何を発見するか、どんな困難に遭遇するか、私たちの関心と情熱が私たちをどこに導くかを予測することはできない。それらは運や、私たちの環境いかんによるのである。いずれにせよ自然はすべての人間に影響し続ける。

それなのに、普通の人々は無視され続ける。異なる社会の間の真の相互理解は、私が考えている以上に難しかった。文化とは他との違いを誇り、他の文化に対して優位に立とうとするものである。意見の相違があったときに譲ったり、要求を放棄したりするのは困難なことだ。私はニューギニア人も西洋人も、私の見方や目的を理解してくれ、私がしようとしている医学的な仕事に手をさしのべてくれるものと思っていた。だが大概そうはいかなかった。

こういうもろもろの経験の結果、私は前よりも自分をアメリカ人として、ユダヤ人として、また駆け出しの医学者、社会学者、そして文化の観察者として意識するようになった。ここでは自分の人との違いがいっそう明らかになった。また風景がどれほど文化と個人に影響するか、アメリカと、自分の所属する組織の双方が、私自身の世界観に大きな影響を与えていること、しかしそれらにも限界があることにも、私は気がついた。

ここニューギニアで私は一人前になったのである。

第四部　帰還

カルチャーショック

私は帰国しようとしていた。だがアメリカへの帰還は、私が思っていたよりずっと辛いことだった。私は、初めてニューギニアに行ったときと同じようにカルチャーショックを受けた。

ニューギニアではときどき自分が『オズの魔法使い』のドロシーになったような気がしたものだった。ドロシーは遠くの国へ旅したあと、家のありがたさが前より分かるようになった。その異国はドロシーの故郷の鏡像となっている。映画では同じ俳優が演じているので、そこの人々は故郷の人々とそっくりだ。そこで良い魔法使いと悪い魔法使いに遭遇して、ドロシーは前とは違った目で家を見るようになる。

ニューギニアで、私は絶対に医学部に進学しようと決心した。私は直接観察し、共に働くことを通じて、人間を理解したかった。これが私の天職のようだった。ともあれ熱帯雨林は想像していた以上に大きな影響を私に与えた。

アメリカに帰って、医学生、インターン、また研修医として過ごした何年かの間に、医者としてのトレーニングが、もっぱらどういう薬を投与するかといったことだけに限られていて、病院や医院の外、つまり家での患者の生活にはほとんど注意が払われないことがよく分かった。多くの場合、治療には薬だけでは充分な効果がないことも分かった。病気の進行が急激で、よくても病気の進行を幾分か押さえるのがせいぜいという患者を、私は何時間も治療した。あるとき私はクロイツフェルト・ヤコブ病のシャーロット・ロウという患者の治療をしたことがある。彼女はモダンな病院のベッドに横たわり、毎日娘が面会に来た。だが彼女には娘が分からなかった。シラがクールーの患者に何もしてやれなかったように、私は医者として彼女に何もしてやれなかった。

ことに精神医学では、心と脳の働きに関する知識がまだ限られているので、病気の診断や治療法は、ニューギニア高地でのそれを思い出させるレベルのものにとどまっていた。精神科の研修医だったとき、私はシンシア・トムソンという患者をフロイト派の精神療法で治療した経験がある。彼女は医学部の学生として奮闘するうちに鬱々としてきたのである。私はサポーティヴ・トリートメント（支持的治療）を試みたいと、スーパーバイザーに言った。彼は厳密なフロイト派で、「いや、患者に何も言わないようにしなさい」と言った。

「何も？」

「そのとおり。患者に自由連想をさせなさい。」

だが私が何も言わないでいると、シンシアはだんだんいらいらしてきて、治療に遅れたり、来なかったりするようになった。

「君の患者は治療を効果的なものにするのに失敗した」とスーパーバイザーはある日突然宣言した。「治療を終わりにしなさい。」

「治療を終わりにするんですか？」と私は尋ねた。気がとがめた。治療が患者に効果を及ぼすのに失敗したのであって、その逆ではない。

「治療法が患者に合わなかったのかもしれません」と私は言ってみた。

「いや。私たちの治療法に何も間違いはない。彼女は『みそっかす』なんだ。治療に抵抗するタイプで、『心理学的』な心の持ち主ではないんだ。」私は驚嘆した。シラもまた、自分の治療が効果がないことがありうるとは夢にも思わなかった。この二つのケースでは、患者にこそ様々な違いがあるものの、治療者側の反応は類似していた。つまり治療の失敗は患者のせいにされたのである。医学部、インターン、そして研修医時代をとおして、私は、医学と精神医学を人とは違った目で見ていた。医学はどんな時代にも真実を発見しようとつとめるものと思っていた。だが「これは真実である」という主張に接すると、今では私は慎重にならざるをえない。西洋は多くの点において他の地域よりずっと進歩しているが、決してあらゆる点で進んでいるわけではない。私たちの基本的な前提が間違っていて、しかも私たちがそのことに気づかない、もしくは気づきたがらないということがありうるのである。たとえそれが間違っていても、人間とは自分の信じていることに確信を持ちたがるものだ。

ニューギニア人は「原始的」だと私は思っていた。だが彼らの病気の理解、対処の仕方、そして世界観によく似たことを、アメリカの、医学と精神医学の世界で私はたくさん見聞きした。ニューギニアは私に、考えたり見たりするすべてのことの比較の基準を与えてくれた。医学と精神医学のみならず、もっと広い意味でもだ。ニューギニアでの経験は、私を西洋文化の制約から幾分か解き放ってくれた。つまり私は何事も当たり前とか、当然のこととみなさないようになったのである（これには利点と不便な点とがあると後に分かった）。ブサカラや他の人たちが弓矢を手に行進して行ったときがそうだが、暴力がいかに容易に噴出するかを私は目のあたりにした。フォレの子供たちが車輪を作ったときのように、せっかくの新しい発見が一顧だにされない例も目撃した。フォレの大人たちは車輪など発見していないにもかかわらず、である。フォレ族は、その地でいちばん高い山の向こうに横たわるものを言い表す言葉を持たなかった。

人間は、自信を持って、「自分は世界を知っている」と感じるものだが、その実多くのものを見逃しているのである。人間が歴史とともに進歩してきたという見方は、今の私にはあまり説得力がない。むしろ歴史を通じて変わらない、いくつかの普遍的な人間のタイプというものが存在する、と言われたほうが納得できる。

私がアメリカに戻ったその年、複数のエイズ患者の出現が初めて報告された。エイズが世界的に流行するにつれ、西洋人の反応が、石器時代同様の生活をする人々の、クールーへの反応といかに似ているかが分かってきた。どちらも死に至る病である。エイズの場合もクールーの場合同様恐怖が広がった。人々は感染者、および感染の疑いのあるものは、同性愛者、注射によるドラッグの常習者も含めて、避けるようになった。治療法を探す絶望的な試みが続けられ、しばしば新しい成果が早まって予告され、人々はその新しい治療法を求めた。しかもそれは大概とても高価だった。多くの人々が死に、その死は文化的のみならず、医学的にも心理学的にも大きな影響を与える現象となった。病気の蔓延のもととなった、しかし社会的には認められている行動——エイズでは性的行動と薬物使用、クールーではカニバリズム——を変えようとすると、大概大きな抵抗に遭った。クールーが猛威を振るっているのに、フォレ族の人々がカニバリズムを続けたこと、クールーの蔓延がカニバリズムのせいであると、彼らが分からないことに、私は驚いたものだった。伝染性の病気の存在は、何の苦労もなしに受け入れられるものでないことは明らかだ。事実、ニューギニアでも西洋でも、人々は、クールーやエイズという伝染病の存在を認めようとしない。彼らの周りでエイズが増えているにもかかわらず、平気で危険なセックスを続ける同性愛の男がたくさんいることにも私は驚いた。性行動、死、食事、服喪などのような人間の行動は、生物学的に根が深く、また驚くほど影響力の強い意味が付加されているので、たとえ疫病に直面しても、変えるのは難しい。むしろ個々の人間は、これまでしてきた行動を続けようと、もっともらしい言い訳を見つけ出すものである。例えば、私たちが病気になるわけがないとか、呪術によって起こったことは呪術によって収まるはずだとか、エイズになるのは不特定多数の相手と性行為をするゲイの男だけだとか、政府にはエイズ問題を解決できる専門家がいる、といったように。

疫病予防プログラムは、これらの問題を軽視してきた。アメリカ政府は教育だけで充分だと考え、これまでに何百万ドルも使って、人々に、ＨＩＶを人にうつすような行動をやめさせようとしてきた。一方、それらの行動の文化的な背景や、適切な行動の大切さには、何年もの間なんの注意も払われてこなかった。その結果、エイズ防止の努力は、予測されたほどの効果を上げることはできなかった。長く続いた習慣を変えることに、人は大きな文化的心理的抵抗を感じるものなので、これらの問題に注意を払うことは今なお必要である。

パプアニューギニアでの経験は、医学でも科学でも精神医学でも、社会的文化的脈絡、暗黙の了解、そして病気と治療がどう定義され、組み立てられているかという、いまだに理論の確立されていない事項を綿密に研究することが必要だと、私に教えてくれた。病気とは所与のものではなく、文化によってそれぞれに構成されていることが分かった。例を挙げれば、西洋では感染媒体が特定されるので、医者は例えばバクテリアの種類に応じて、肺炎を桿菌性肺炎と球菌性肺炎の二つに分ける。だがニューギニアにはそんな区別は存在しない。

同様に医学とは、私が医学部で習ったように、ある問題に対して明確な解決がある、意思決定図表のような具合に構成されているとは限らず、たまたまの成り行き、状況、偏見、個人的な相互作用によっても形作られることを学んだ。それでいて医者はこのような要素や、その意味を無視するのである。

ニューギニア人は私の見方を退けたので、私もニューギニア人の見方を退けてもよかったのだが、そうはしなかった。二つの比較は多くのことを明らかにしてくれた。私は柔軟性が必要だと痛感した。しかし私が新しい仕事に深く入って行けば行くほど、柔軟性などますます減少していくのが分かったし、病院や研究所で、広い視野を維持するのが難しいことも分かった。

ニューギニアはまた私に研究対象を特定し、設問を形成し、データを集め、分析するというリサーチの実態を教えてくれた。科学研究をしていくうえでどんな障害があり、どんな見返りがあるかも学んだし、科学とは継続的な経験なのだということも分かった。私は権威に満ちた教科書やデータや雑誌を前ほど恐れなくなった。

ニューギニアに行くときには、医者になろうか、人文科学をやろうかと迷っていた。結局、私はこれら二つの関心を一つにすることの価値を知った。それ以来他の人たちが、見かけ上抵触し合う二つの道のどちらを選ぶかで悩んでいると聞くたびに、二つの力を統合することこそ賢明なのに、と考えた。ことに世界がいっそう複雑化し専門化し、総合化の必要が前にも増して求められるこの時代にあってはなおのことだ。ニューギニアは、単一のカテゴリーや見地によって見える限界の向こうを見ることの価値を私に教えてくれた。

ニューギニアでの経験は結局、私が精神科医として人々の文化や心を理解するうえで、フロイト派の理論やポストモダン理論以上に頼りになるものとなった。私はフロイト派や精神生物学的な見方より、文化人類学的な見方から精神医学を理解するようになった。パプアニューギニアでの経験は、私をいわば民族誌学者クラブの一員にした。ニューギニアで、人間の行動の一環としての科学と医学を、そのきわめて人間くさい側面も含めて観察してきた私は、その後のアメリカでの経験を他の人とは違ったふうに受け止めた。その経験とは、私が他の研修生とともに、死や、死につつある人、精神病、様々な倫理的問題、HIVという新しい疫病に影響されて、個々人が周りの人々や自分自身の死にどう反応し、自分の世界を組み立てていくか、といった問題に、どう対処すべきかを日々学んでいた、そのことだが。どのようにして、病気や治療に対する私たちの見方が形作られるか、それらが私たちの偏見や世界観とどういう関係があるかを探ろうと、私は自分のインターン時代や精神科医研修時代について書き始めた。私はまたHIVの患者たちが、病気や、人生や、HIVコミュニティ、もしくはHIVランドでの生活と文化をどう見ているかについて研究を始めた。つまり、エイズが患者のアイデンティティをいかに形作り、また道徳や社会との関連において、患者の生きる社会をいかに形作るかについてである。これらの仕事を、私はクールーに関する研究に引き続いて行った。クールーの研究をしていなかったら、こういう研究はしなかっただろう。私は医学や精神医学を、社会学や言語学や文化研究と統合する必要を感じていた。換言すれば、他の学問分野でなされているのと同様に、医学についてもいわば文化研究をすべきだということだ。

クールーの患者の数は減り続けていた。クールーは今やニューギニア全土から消えていきつつある。残念なことに、石器時代と現代世界との間の緊張は高まるばかりだ。ジェイソンはたびたび私に手紙をよこしたり、会いに来たりして、金をせびった。私は今でも彼と彼の国が直面している未来について、心を痛めている。彼もその国も、二つの世界のはざまにいるのだ。

狂牛

マダンで書いた私の論文が活字になり、一流の教科書に引用された。狂牛病が発生すると、私の論文はにわかに脚光を浴びた。ある一つの論文が、将来どれほど重要になるかは、よく分からないものだ。私がこのプロジェクトに着手したときには、それは単に面白い問題に過ぎなかった。ほんの数年のうちに、それが他の病気を考えるヒントにもなるとは思いもしなかった。今では私にも分かるが、それが科学というものだ。私たちの選択や発見は、そのときには思いもかけないような、大きな成果をもたらす可能性を秘めているのである。

この研究を終えたあとも、私はカールトンをはじめとする、この地区の国立衛生研究所の研究員たちと、密接に連絡をとり合った。狂牛病発生の頃には、しばらくの間彼らとともに働いた。一九九六年、狂牛病患者が現れはじめた。だがどのようにして感染したかは謎だった。おそらく感染した牛からだろうが、野菜の肥料や、豚と鶏の飼料となる、羊と牛の肉骨粉からかもしれない。豚と鶏の場合は、肉骨粉か、あるいは羊や牛の排泄物が感染のもとかもしれない。それがさらに肥料として使われた可能性もある。潜伏期間は数年のこともあるので、多くの家畜は、狂牛病に感染していたにもかかわらず、症状が出る前に食用として屠殺されたのである。家畜の死骸を粉にしたものは、化粧品や薬品を含む日用品にも使われていた。

ジャーナリストと大衆は、狂牛病にさらされて何人死ぬのか、いつ死ぬのか、またイギリスの牛が安全かどうか分かるまでにどのくらいかかるのか、すぐ知りたがった。これらの質問への答えは、症状が現れるまでにどれくらいかかるのか、また（ストレス、摂取量、感染経路、宿主の遺伝情報のうち）何が潜伏期間を決定するのかによるのである。またそれらこそ、私が答えを求めてニューギニアに渡ることとなった疑問にほかならない。これらの問題は重要である。なぜなら、誰かが病原菌に接触したかどうか、潜伏期間なのかどうかを判別できる臨床試験はまだ存在しないからだ。

狂牛病の潜伏期間が二十年以上ということもありうる、という新聞や雑誌の報道は、実は私の研究に基づいているものが大半である。こうして私の研究は、狂牛病にかかった人たちが、はたしてイギリス政府が狂牛病対策をとる前に病気になったか、あとでなったかを決定し、その結果英国産牛肉の消費者は現在でも危険なのかどうかを判断するのに、大いに参考とされることになった。牛海綿状脳症の証拠を新たに直接入手する（つまり狂牛病に感染した家畜の骨粉や肉などを人間に食べさせ、研究する）ことは不可能なので、クールーに関する研究はにわかに脚光を浴びた。

私は、潜在的な危険について考え、それに関する議論に参加した。だが一方で、政府の役人が科学的な政策を立案するには限界があることも分かっていた。ほとんどの科学者は、条例を実行する側の人間が過ちを犯す可能性や、条例を強制する必要があることなどは無視し、イギリス政府の作る条例によって、食用牛肉が安全になると考えていた。イギリスの指導者たちは、スクレイピーが人間には感染しなかったので、狂牛病も人間には感染しないとみなしていた。だが一九七〇年代後半、科学者たちは皆ある地域、ことに北アフリカでクロイツフェルト・ヤコブ病が多発しているのは、人々が羊の脳を大量に食べた結果だと考えていた。スクレイピーは人間に感染する可能性があると一般的に考えられるようになった。それはイギリス人、わけてもイギリスの科学者にとっては驚くべきことではなかったはずである。

イギリス政府の狂牛病対策を非難する人は多いが、かつて伝染病に直面した他の国の政府も、似たり寄ったりのことしかできなかったのである。事実を否定したり、ここでそんなことが起こるはずはないと思い込んだり、対策とは正反対の要求（例えばイギリス畜産業の保護）があるために、今までの行動を変えることに抵抗があるなどの理由から、対策の実施が妨げられるのである。また科学者たちは、対策は十分指示どおりに行われるものと思い込んでいた。「何も心配ないさ」とほとんどの研究者は言った。「人間の狂牛病患者は、明らかに、予防策が取られる前に感染した例さ。」だが実際のところ、屠殺場では、狂牛病対策はたいして行われていなかったし、チェックもろくにされていなかったのである。一つには、一般の人々に恐怖心を与えないようにという配慮もあってのことだが、科学者と政策立案者たちが、狂牛病の感染媒体についてすでに知られていること（例えばそれが土の中で生き続け、数十年後に羊の一群を感染させることがありうること）を伝え損なうのを私は見てきた。科学と政策立案は、二つの異なる思考を要する。政策立案者は不確実なことを扱うのは得意ではない。彼らはイエスかノーか、これが起こるのか、あれが起こるのか、対策としてこれをなすべきか、あれをなすべきかといった具合に、はっきりした答えを欲する。問題は、一つには、病気が発生するかもしれない危険があるという事実を受け入れられないところからくる。人間の常として、自分は安全だと私たちは考えたがるものなのだ。自分は危険に直面していないと考えたほうが、日々生きてゆくには楽である。

クールーと狂牛病の、生物学的、社会的、心理的類似がますます明らかになってきた。この新しく発見された伝染性の結晶性タンパクは、どちらも未知の点がたくさんあるし、なかなかなじみにくいものである。だからそれらに対して必要な予防措置をとることに、人々は抵抗を示すのである。イギリス政府は自国の牛肉は安全で、国民がそれを食べ続けてもなんら問題はないと思いたがったが、これはちょうどニューギニアの石器時代同然の暮らしをする人々が、カニバリズムを続けても大丈夫だと思いたがったのにそっくりである。ニューギニア人もイギリス政府も、潜伏期間の長い病気を想像することも、受け入れることもできなかったのである。どちらにとってもその結果は破滅的なものだった。イギリスでは狂牛病に感染した牛七十万頭が食肉市場に流れた。その後イギリス政府はさらに数十万頭の牛を殺処分した。一九九七年五月、狂牛病対策のまずさを散々批判され、ジョン・メイジャーの保守党政権は倒れた。十六年間で初めて、保守党の首相が権力を失ったのである。彼の失墜のもととなった問題はほかにもあったが、狂牛病もその一つであったことは間違いない。

一九九七年、家畜から感染した最初のCJD患者が数名現れたあと、多くの科学者は以前より慎重に予測を立てるようになった。狂牛病はどれくらい広がるだろうかと私はカールトンに聞いてみた。「私に分かるわけないだろう」と彼は答えた。「リスクを予測するのは困難だし、そのリスクにどう対処したらいいかを知るのは至難の業だ。例えば今までに、流星が落ちてきて車を運転していた人が死んだことだってある。だからといって運転する人は皆ヘルメットをかぶるべきだということになるかい？　発生の確率の低いリスクにはどう対処したらいいか分からないものさ。」

私はこれまで大規模な伝染病を三種類つぶさに観察してきた。クールーと、狂牛病と、エイズだ。どの場合も危険にさらされた人は、病気を恐れはしても、それぞれの病気の仕組みを理解し、潜伏期間の長い病気であるという事実を受け入れ、生活に深く根差した行動、つまり人肉または英国産の牛を食べること、危険を伴うセックスをすること、または清潔でない注射針を使うことなどを変えることはなかなかできなかった。病気になったフォレ族、牛、同性愛の男、麻薬常習者は、次々にのけ者にされ、排斥された。

(以前からＨＩＶ患者に対する偏見は存在したが、それは今やこれまでにない高まりを見せている。)患者の周りの人々は、地域ぐるみと言えるほど一体となって反応した。科学的知識や、病気への考え方、宇宙観の違いにもかかわらず、どの場合も基本的な反応はよく似ていた。この三つの病気が伝染病であるという、はっきりした、目に見える証拠がないために、不信感と似非科学が横行したのである。イギリスで言えば、カビにやられた場合と異なり、狂牛病にかかった牛の肉は、正常な牛と比べて、見かけも匂いも味も変わらなかった。

遅きに失したのは否めないが、これらの病気の教訓は、人々に徹底して浸透し始めた。最近イギリスからやってきた私の友人は、小柄な女性だが、今やイギリスでは食べられないからと、行く先々で巨大なビーフステーキを注文していた。ＨＩＶの危険にさらされた人々の一部は行動様式を変えつつある。だがそれでも、アメリカでも他の諸国でも、毎年何千人もの患者が新たに発生しているのである。

第五部　後書き

出身地

時々思い出したように、ニューギニアにまた行きたくなる。年上の研究者たちは、たびたび私に、また行ったらきっととても面白いだろうと言う。だが私は慎重だった。たしかに一度は生き延びた。マラリア、回虫、身体的危険を乗り越えた。しかし、こういう危険をもう一度冒す気にはとてもなれない。ニューギニアは遠いので、行くのには時間もお金もかかる。だが、ニューギニアでの経験がいかに貴重だったかは、ますます明らかになってきた。

そう思っていたところ、一九九七年にオーストラリアで開かれる、エイズに関する学会に招待された。オーストラリアは行ったことがない。学会にも行きたかったし、これほどニューギニアの近くまで行く機会はこの先当分ないだろう。私はもう一度ニューギニアに行ってみようと思っていると、カールトンに言った。

「気をつけなさい」と彼は言った。「とても危険になっているから。」彼が最近ニューギニアに行ったときには、襲われるのを避けて、車ではなくヘリコプターで移動したのだった。前より盗賊が増えている。かてて加えて、『ニューヨーク・タイムズ』には暴力に関する記事がいくつか載っていた。ニューギニア領であるブーゲンビル島の、生産量の多い鉱山で暴動が起き、それを鎮圧するために首相サー・ジュリアス・チャンは傭兵を海外から呼び、見返りに傭兵たちに鉱山の利益の一部を提供する約束になっているという。国防大臣は仰天し、辞任して、事態はますます深刻化した。憎しみと怒りが国中をかき乱した。首都でも他のところでも暴動が起き、政府は国中に夜間外出禁止令をしいた。今は総選挙が行われている。

行くべきかどうか決めかねて、私はマイケル・アルパーズに電話をしてみた。彼はゴロカ近辺の高地は安全だと請け合ってくれた。「ここでいちばん危険なことは、ワイサまで車で行こうとして泥に埋まって、シャベルで車を掘り出さなければならなくなることだね。私たちが一件もクールーを確認することがなかったのは、過去二カ月間が初めて、という事実もあるよ」と彼は付け加えた。「一つの伝染病の終息ってわけだ。」

伝染病の終わり。最近、『ニューヨーク・タイムズ』などの新聞や雑誌も、エイズの流行の終わりが近いことを示唆していた。伝染病が終息するとき何が起こるだろうか。人々はどんなふうに反応するだろうか。今こそそれを知るチャンスだ。

私は行くことにした。ニューヨークの伝染病の専門医に相談すると、破傷風とチフスと肝炎とコレラの予防接種を注文し、マラリアの薬ラリウムを処方してくれた。「でもこれにはとても変わった副作用が一つだけあるの」と彼女は私に警告した。「怖い夢を見るのよ。」どんな薬であれ、そんな副作用は今まで聞いたことがない。だがほかにどうしようもなかった。

私はまた、ワシントンのニューギニア大使館に連絡を取り、ビザを申請した。電話に出た女の人は、書類を一揃い送ると言った。だが書類が届くまでに二週間かかった。私はすぐ書類を作り、二週間後に出発する予定だというメモをつけて、宅急便で返送した。

一週間後、私のビザがどうなっているか、ニューギニア大使館に電話で問い合わせてみた。「お名前は?」と電話に出た女性が尋ねた。私は名前と綴りを言った。「お待ち下さい。」そのまま待たされ、しばしあって彼女は、「申し訳ありませんが」と断固とした声で言った。「あなたの書類はありません。」

「私のがないって、それはどういうことですか。」

「まだ受け取っていないのです。」

心臓がどきどきした。つまり私のパスポートがなくなったことになる。「私の名前の綴りを言ってくれますか?」私はかすかな望みを求めて言った。

彼女はぶっきらぼうに言った。「FLITZMAN。」

私は正しい綴りを言った。もう一度待たされた。

「いいえ、ありませんね」と彼女は繰り返した。宅急便の会社に電話すると、六日前に届けたという返事だった。もう一度大使館に電話した。

「あなたの電話番号は?」しまいに彼女はいやいや言った。「あとでお電話します。」

一時間後に彼女は電話をしてきた。「ありました。できるだけ早く作ります。」三〇分後彼女はまた電話してきた。「あなたの往復の航空券の写しが必要です。」

「説明書には必要だと書いてなかったですよ。」

「でも必要なんです。」

「ファックスで送ってもいいですか?」

「いいですよ。」

私はそれをファックスで送った。三〇分後また電話がかかってきた。「十ドル二十五セントの小切手も必要です。」それも説明書には明記してなかった。クレジットカードは受け付けないというので、また宅急便で送るしかなかった。幸い使える小切手帳が一つあった。

出発の前日になって、ビザを受け取った。このでたらめさは、私にニューギニアでの日々を思い出させた。秩序だった事務仕事など、彼らには無縁のことなのだ。

ニューヨークから飛行機で、オーストラリアまで二十二時間かかった。学会に出てからブリスベーンに行き、そこで飛行機を乗り継いでニューギニアに向かう。世界は昔より小さくなった感じがした。四十八時間あればおよそ地球上のどこへでも、ニューギニアの高地という秘境へさえ行けるのだ。

懐かしいニューギニア人を再び目にしたのは、ポートモレスビー行きの飛行機に乗り込んだときのことだった。父親に連れられた幼い男の子で、小さな大人のような顔をしている。少年は腕をぶらぶらさせて、自由に辺りを歩き回っていた。小柄で眉は太く、大概のアメリカの子供よりよほど無邪気そうに、にっこりした。西洋社会と違って気取る必要もなければ、プレッシャーもないからだろう。それから少年の声が聞こえた。ソフトで歌うような声だ。少年を見て私はニューギニアのことをすっかり思い出した。

それにしても、飛行機の乗客のうち二百人が白人だったのに対して、ニューギニア人はほんの一握りに過ぎなかった。私の隣は、赤いあごひげを生やした丸ぽちゃの、顔色の悪い白人の男だった。彼は手垢のついた冒険小説を読んでいたが、それを下におろして私のほうに身を傾けた。「私はベンといいます」と彼は握手を求めて手を差し出しながら言った。「パプアニューギニアは初めて?」

「いえ、何年も前にしばらくいたことがありますよ。」

「つまりもと外国人《エクスパット》ということだね。一度外国人になるといつも外国人さ。」彼はポートモレスビーの新しい空港の建物を作る仕事をしていた。「ここにはものすごい富がある。銅、金、コーヒー、コプラ、そして今度は天然ガスだ。彼らは海底にパイプラインを作ってガスと石油をオーストラリアまで運び、そこから船で日本まで運ぶつもりなのさ。だが金を必要とする人のところに金がいかない。ある大臣は息子の二十一歳の誕生祝いに、村中の人をオーストラリアのケアンズに二週間招待したんだ。選挙が近いので、あちこちの村に真新しい四輪車が現れはじめているしね。買収するためさ。国外の企業は、土地の権利を持っている地方の政治家に賄賂を贈り、国中の表土を削り取って鉱脈を探している。日本人は割り箸を作るためにボルネオの森林を伐採してしまった。ここでも同じことが起こるだろう。ワントックシステムがこの国を上から下まで破壊しつつある。彼らにはメンテナンスという考え方もないんだ。新しい空港は建物の間をファイバーオプティックス［ガラス繊維の束］でつないでいる。それを見るたびに、数年でばらばらになるだろうと思うんだ。空港には自動調整装置がないので、しょっちゅうどこか故障している。舗装滑走路はそこら中破損している。夜間外出禁止令のことは聞いている？」

「今でも解除されていないんですか？」

彼は頷いた。「ポートモレスビーは今でも厳戒態勢だよ。」

数時間後、飛行機は着陸した。「ニューギニアにようこそ」とスチュワードがオーストラリアなまりの英語で陽気にアナウンスするのが、ラウドスピーカーから聞こえた。まるで他のどことも変わらない目的地であるかのような調子だった。窓の外を見た。まさしくニューギニアだ。空港があって、その向こうには何もない。二、三の小さな建物がまばらにあるだけで、ほとんどは丘と、緑がかった茶色の土と、雲の作る広い影と、じりじり照りつける赤道直下の太陽があるだけだ。

ベンが再び私のほうに身をかがめた。「さて早速トラブルが始まるよ。私たちは税関を通らなければならない。見ていてごらん。この大勢の乗客に、税関係員は一人だけだから。」私たちは通路を通ってぐらぐらのステップを降り、地上に降り立った。ニューギニアの匂いがどっと押し寄せてきた。大地と埃と煙の匂いだ。飛行機は周りのどの建物より大きく、白く、新しくて清潔だった。私たちは錆で覆われた通路を通ってターミナルへ向かった。

手持ち無沙汰な様子の空港係員が辺りに立っていた。おそらく誰かのワントックなのだろう。税関は旅行者と乗り継ぎ客と住民で、別々のレーンになっていた。税関を通るのに一人五分か十分ずつかかっていた。私は唯一の旅行者だった。

「ゴロカ行きの飛行機はどこですか？」と私は辺りに立っていた係員の一人に聞いた。

彼女は手をどんどん上に挙げ、頭上を指さし、空中で、まるでハチドリのように、出て行き、ぐるりと後ろを回り、入って来るようにという素早い動きのジェスチャーをした。

私は混乱したが、国際線到着用の部屋から外に出た。ドアの外には人々がたむろしている。今出てきたドアと、国内線出発用の別のドアとの間の舗装した通路には、色鮮やかな服装の女たちが座り込んでいる。裸足で、足の裏は荒れていた。女たちは膝の上に赤ん坊をおいて、色付きの紐でビラムを編んでいる。

国内線出発用の部屋の前は、金属の塀で仕切られていた。ゲートには、チョコレート色の制服姿の二人の兵士が、マシンガンを紐で肩から下げ、腕組みをして立っている。私は近づいていき、チケットを取り出して彼らに見せた。彼らは組んでいる腕を解いて私を通し、また腕を組み、人々が通り抜けようとするのを防いだ。

「国内線の出発はどこからですか？」と私は尋ねた。辺りが混乱しているので、自分が本当に正しい方向に向かっているか確かめるためだ。衛兵は分からないようだった。「ゴロカ？」と私は聞いた。

兵士の一人が仲間の腕をほどいて私の肩を抱き、もう一方の手にトランシーバーを持って脇の建物に私を案内してくれ、それからもとの位置に戻った。その建物の中にいる人はたいてい裸足だし、ほとんどの電球は切れていた。

かつて出発便は紙に書いて掲示板に貼ってあったが、今では掲示板はすべて壊れている。私はカウンターに行ってチェックインした。出発まで三十分ある。

プラスチックの椅子が何列か並んでいて、うちいくつかは壊れている。壁には宇宙飛行士のポスターが貼ってあって、背景には地球が小さく見えている。そこには「宇宙ご用達」と書いてあった。周りの人たちのほとんどは分からないのではないかと思った。その部屋にいたもう一人の白人の隣に座った。「それじゃ」と彼は聞いてきた。「あなたも金を求めてここへ？」

「金？」

「そう。さっきまでここに座っていた人がそうだったんですよ。マダンの北の島を探っている会社の人で、ドイツ人の鉱山技師さ。」私はリサーチをしにここに来たのだと説明した。

立ち上がってトイレに行った。個室にはドアがなかった。トイレットペーパーは一メートル八〇センチほどの高さの仕切りの上の、天井からのびている金属の棒からぶら下がっていた。

待合室に戻ると、暑くて喉が渇いた。やっとゴロカ行きの便がアナウンスされた。飛行機に乗るにはまた外に行かねばならない。飛行機が一機突然接近してきて着陸した。従業員も乗客も、耳をつんざく轟音を避けようと、そろって耳を覆った。飛行機は私たちから一メートル足らずのところまで来て止まった。

上空の雲は祖国アメリカの雲とは違っていた。厚い真っ白の綿雲がそこら中を覆っている。ところどころ柱状に、まるできのこ雲のように上空まで伸びて上で広がっているところがある。

雲の下に降下を始めると、突然高地が見えてきた。山ばかりでどこにも平らなところがなく、人が住んでいる気配もない。くまなく厚い森林に覆われている。山々は私が記憶していたよりはるかに高く、険しく見えた。

飛行機がゴロカに着陸すると、滑走路を囲む鉄条網に、周りの芝生や通りから見物の人々が走って集まって来た。地上員に、黄色のヘルメットと黄色の腕章をつけた、ネイビーブルーのユニフォーム姿の警備員が加わった。私たちは階段を降りて小さな建物に向かう。それがゴロカ空港の建物だ。ここに十六年前に来たなんて、信じられないような、奇妙な気持がした。それ以後の生活や最近の日常体験からすると、ここでの生活はとてつもなく前のことのようで、でも別の意味ではとても身近に感じられる。

一人しかいない係員が、飛行機からカートに乗って届いた我々の荷物を手で引っ張り出し、アルミのシートの打ち付けてある木製のテーブルの上に置いた。作業はすべて戸外で行われる。係員は、チェックインした新聞の束を、いくつも地上に投げた。そのたびに埃がもうもうと上がる。

私たち全員が自分の荷物を手に入れると、係員は私たちの後ろの、鎖をかけて閉鎖してある門の錠前を開けた。外に出ると群衆が私たちを取り囲んだ。ほとんどは好奇心でいっぱいのやじ馬だ。通りは汚くて埃っぽく、空気は熱い。私は馴染みの東部高地人の顔を目にした。

研究所のデボラ・レーマンが迎えに来てくれた。「『ザ・バード』に宿をとっておきましたよ。」ゴロカ唯一のホテル、極楽鳥のことだ。「町は人でいっぱいですよ。皆選挙の結果を待っているんです」と彼女は車でホテルに向かう道々教えてくれた。何百もの選挙のポスターがあらゆる木に貼ってある。何千人もの候補者が、百そこそこの議席を巡って争ったのである。地域によっては村から一人、あるいは親族から一人ずつ候補者を立てているところもあった。

ヘルメットをかぶって警棒を持った、四人の警備員と警察犬が、ホテルの入り口を固めていた。中で開票が行われているのである。彼女は私を下ろし、翌朝研究所に来るように言った。マイケルは町の外へ出掛けているが、翌日には戻るという。

私はチェックインした。ホテルの掲示はすべてピジンだ。私の部屋のドアのノブには片面に「ユ・ノ・ケン・カム・インサイト」（「あなたは中に入れない」、または「入室お断り」）と、裏側には「ユ・ケン・ストレイティム・ルム・ナウ」（「今部屋を整えていいです」）と書かれた札が下がっている。ホテルを出て散歩に行った。ゴロカの周り全体を取り囲み、雲に食い込む山々が、どんなに町に迫っているかを私は忘れていた。町は以前より貧しく見える。商店街は大きくなるどころか、さびれている。閉鎖された古いビルがいくつかある一方、（アジア・パシフィックカンパニーによって）建築中の新しいビルは一つだけだ。かつてオーストラリア人が、私のスナップ写真を撮ったスナックバーの建物には板が打ち付けてあって、バーはなくなっていた。交番は鉄条網に囲まれている。私がマニュアル車の運転を習った空き地には、胸までの高さの草が生い茂っている。今は乾季なので、何もかも熱くて埃がこびりついている。道端には銀灰色の石灰で覆われた、赤と緑の葉の茂みが続いている。壊れかけた乗り合いトラックＰＭＶが数台あって、その後ろには裸足の男の一団がたむろしている。町は前より混雑していて騒がしかった。

市場は前とあまり変わっていなかった。女たちはココナッツや泥だらけのカウカウを積み上げ、その後ろの地べたにしゃがんでいる。灼熱の日差しの中で、人々は何かを頭につけていた。フード付きの冬のコートからコートを取ったもの、目に太陽の光が入るのを防ぐためのかぶり物。ある女の人は黄色いプラスチックのバケツを帽子代わりにしていた。暑さを避けて人々は塀の蔭に座ったり、飛行場の脇の、背の高い二本の松の木の根元に寄り集まったりしていた。

歩き回っている白人は私一人だし、靴を履いているのも私一人だ。他の人は皆裸足で歩き回っている。人々は私の視線をとらえ、会釈したし、子供たちは私を凝視した。白人を見るのはまだ珍しいことなのだ。

私の視線をとらえると、子供たちはぱっと嬉しそうな顔をし、私が微笑み返すとどぎまぎした。ここではまだ子供たちがセンス・オヴ・ワンダーを持ち続けている。

ホテルに戻ると、顔と手にびっしりついた茶色の埃を洗い落とさねばならなかった。昔より多くのニューギニア人がホテルのレストランで食事をしている。一部の人々は明らかに昔より金を持っている。それでもウェイターたちは裸足で、巻スカートをはいているし、ペンを髪の後ろにビラス（飾り）として垂直に立てている。私は「リーフ・アンド・ビーフ・ビュッフェ」を注文した。食事が済んでレストランの外に出ると、辺りは暗く、夜気は豊かな緑と花々の香りでかぐわしかった。それなのに私の通り過ぎた部屋の外国人たちは大概テレビを見ているのだった。

部屋に戻るとまもなく、ドアをノックする音がした。

「ユ・リキム・ミ・ターニム・ダウン・ザ・ベッド？」（ベッドの準備をいたしましょうか？）と客室係の背の低い男が聞いた。

「お願いします。」

旅行の疲れで、横になると私はすぐ寝入ってしまった。突然蚊に刺されて起き上がり、明かりをつけて蚊を探し、見つけて殺した。再び眠ろうとしたが、また刺された。明かりをつけ、ベッドの上に立ち上がり、辺りをくまなく捜し、トコジラミを見つけてノートでそれを壁にたたきつけた。またベッドに横になり、もう一度刺された。夜中に同じことがさらに七回起こり、眠りを妨げられた。太陽が昇って明るくなると、網戸の向こうに蚊が一匹いて、なんとか部屋に入り込もうとあがいている。死んだ蚊のために、私のノートの裏表紙には染みがついていた。

シャワーを浴びていると、外で鳥がキーキー、チーチー、ピーピーとさえずる。何か問いかけ、それに答えるフルートの掛け合いのようだ。数羽の鳥が各々複数のメロディーを奏でている。四つの長い、憂いに満ちた調子の音、それからまるで別の鳥が鳴いているみたいに、別の音色で、四つの短い上昇音が続く。鳥の歌声は私を目覚めさせ、爽やかな気持ちにさせた。

朝食を食べに一階に降りて行った。シリアルと、地元で取れる果物のビュッフェだ。ミルクをかけた新鮮なパイナップル、マンゴー、パパイヤは少し酸っぱかったが、シリアルに歯ごたえを与えた。もう一人しかいない宿泊客は、「移動中」のオーストラリア人ビジネスマンで、私たちは一緒のテーブルについた。「この国は後退しつつあるよ」と彼は言う。「高地高速道路の舗装してある部分は、未舗装の部分よりひどくなっている。というのは、舗装部分のあちこちに大きな窪みができているからなんだ。だから彼らはアスファルトを壊して土の道路に戻している。過去二十五年から十五年の間に人口は倍増したが、外国人は半減した。政治家は皆腐っている。上から下まで、政府の誰もが上前をはねる。もしそうしない奴がいたら、皆その政治家はどこか悪いに違いないと思うくらいだ。首相のジュリアス・チャンは年間一億キナ稼いでいる。しかもほとんど無一文で出発したんだ。彼はこの国第二の航空会社アイランド・エアを所有しているし、いくつかの鉱山の筆頭株主さ。内閣のメンバーは、皆それぞれの選挙区で、学校や診療所や道路などの公共事業で使うよう、年間三十万キナの資金をもらうんだ。ところが連中は公共事業に使う代わりに、選挙の票の買収に使ったり、懐に入れてしまったりする。選挙資金を一千キナ用意して当選しさえすれば、五年で百万長者だ。悪くない投資だよ。」

「最近ここの暮らし心地はどうですか?」

「そうさね、スリルに満ちていて、決して退屈しないね。それにあれはアデレイドでは手に入らないよ」と彼はテラスにある紫、ピンク、黄色、オレンジ色の花の鉢植えを指さして言った。「私たちは気が狂わないように、お互い協力しあっているんだ。」

「例えば？」

「うん、私たちはパーティーゲームをいっぱいやるんだ。」

「パーティーゲーム？」

「そう。例えば、互いに訪問しあって、家の端から端まで床に触れずに歩く。家具の上を歩いたり、カーテンにぶら下がったりして。もう一つのゲームでは、町のゴルフコースの一つのホールに大便をするんだ。朝になって、ゴルファーがボールを取ろうとホールに手を入れると……」

私はマイケルに会いに研究所に向かいながら、ほっとしていた。彼のあごひげはすっかり白くなり、頭の両脇からは髪がふさふさとマトンチョップのように突き出ている。十九世紀の年配のイギリスの哲学者か、科学者か、作家みたいで、マイケル・ファラディーかジョン・ラスキンそっくりだ。私たちはカールトンの身に起こったことを話した。私はその数カ月前にカールトンに会ったのである。それからワイサのことを話した。

「今はイギリス人の研究者が二人あそこにいるよ」とマイケルは私に語った。「ジョン・コリンジというイギリス人の神経学の教授が、二週間の予定でワイサに来ている。彼を手伝っている看護師のジェロームはフォレ族の血を集めているんだが、六カ月滞在の予定だ。ジェロームが来るまであの家は八カ月空いていたんだ。」

「伝染病の終焉という事態に、人々はどう反応していますか？」と私は尋ねた。

「そんなこと言うなよ。また再発生するかもしれないんだから。」彼が自分の気持ちを語っているのか、フォレ族の人の気持ちを語っているのか分からなかった。たぶん両方だろう。「潜伏期間が六十年ということだってありうるんだから。もっともその頃には私はいないだろうけれどね。私は来年オーストラリアに戻るんだ。そうしたらクールーの流行病学的な研究は終わりになる。ここには誰も引き継いでやってくれる人はいないからね。」それは悲しく響いた。

マイケルは、翌日研究所の運転手スティーヴンが、私をワイサに連れて行くよう手配してくれた。マイケルと別れて歩いていると、アガカマタサでカールトンの家の管理をしているコイヤが通りかかった。最近彼は呪術師として、クールーとトゥカブ、つまり人々に毒を盛ったかどで告発されたという。そのため彼は襲われ、首に切りつけられ、もう少しで首を切り落とされるところだったし、胸を何度も刺されたのだという。彼はアガカマタサから別の部族のところに逃げざるをえず、以来そこに住んでいるという。首の傷は治ったものの、黒ずんで厚く隆起した七、八センチの傷痕が残った。私はコイヤをとても気の毒に思った。今でも人々は恐ろしく迷信深い。

ホテルに帰った私は、持って行くナップザックに必要なものを詰めた。残りはゴロカに置いて行くつもりだ。私はおそらくニューギニアで最初のバーニーのスーツ——オーストラリアで学会に出るために持って来たもの——、最初のゼイバーのカバン、最初のクリニック製品を持ち込んだのである。

私は食品の買い出しに出掛けた。食料品店の品揃えは前より悪くなっている。前はフォトナム・メイソンのティーもあったし、トワイニングのティーは全種類があったし、チーズもいろいろ取り揃えてあったものだが。「PNG政府の点検のもとに」製造されたとは書いてあっても「オックス・アンド・パーム社」のコンビーフの缶詰は買う気になれなかった。その代わりにパスタとパンと、ツナ、鮭、カキ、ムール貝の缶詰と、缶入りマーガリンを買った。ノートを一冊買いたかったが、この町ではなかなか見つけられない。時計の修理を頼んだ店はなくなっていた。代わりにそこには安い衣類だの日用品だの雑貨を売っている店があった。棚の上には埃をかぶった古本が六冊横になっていた。ニューギニアに関する本が二冊、トク・ピジンが一冊、そして子供の本が三冊。たった六冊の本が一メートル三〇センチの棚を占領している。店には八・五インチ×一一インチの普通サイズのノートはなく、あるのは速記者用の小さなメモ帳のみだった。

私は五日間ワイサに行くのが突然不安になった。ワイサには電気も電話もないのだ。そんな場所が今いったいいくつ残っているのだろうかと思った。ワイサに出掛ける前に、懸案事項をいくつか片づけておこうと、ニューヨークの職場に電話することにした。電話をかけてみたが、ホテルの部屋からは外線につながらないので、交換台を呼んだ。「電話は現在つながらなくなっています」と交換手は言った。「外部のオペレーターにおつなぎします。何番にかけたいか言って下さい。」

三十分後交換手が電話してきた。「国際電話交換手はその番号は今使われていないと言っていました。」

「いや、使われていないそうです。もう一度かけてみて下さい。」

「いや。使われていないそうです。」

「本当に使われているんですよ！」

とうとう電話が通じた。昔のアメリカからヨーロッパへの電話がそうだったように、何を言っても数秒のタイムラグがあったけれど。最近の進歩した電話の技術ではすっかりなくなっていたはずなのだが。

翌朝、私はスティーヴンと出掛けた。スティーヴンは商店街で車を止めた。四十人のフォレ族の大人や子供がトラックの後部に飛び乗った。彼らはカウカウの入ったビラムや、長さ一メートルのサトウキビや、生きた鶏を抱えていた。

「あなたはワイサにある絵を描いた人だね！」と一人の男が言った。

「あの絵を知っているの？」

「はい。」彼は、私が本当に絵にそっくりだということが、信じられなかったのである。

私たちは町の端の、今ではベテルナッツしか売っていない市場で再び止まった。ライムに似た小型の緑色のフルーツの山の後ろに女たちが二列になって座っていた。「エム・イ・ゴット・ビグペラ・トゥル・ナ・エム・イ・ゴット・リクリク」（本当に大きなのと小さいのを売っているんですよ）とスティーヴンが説明してくれた。それぞれの女がいろいろな大きさのナッツを売っていた。彼はダグマという果物の細く切ったのを買って食べた。すると彼の口は赤く染まった。あとで聞いた話だが、女たちは海岸地方で売春してベテルナッツを手に入れ、それをこの高地で売っているのだという。運悪く、エイズ患者がここでは急速に増えているので、この女たちは危険にさらされていることになる。

ゴロカを出て、通りをいくつか過ぎたところで、もう私たちは熱帯雨林に突き当たった。家はほとんどなく、乾いて埃だらけの竹林がそこここにある。町を出てほんの数分で、突如アスファルトがなくなり、土の道になった。

車は山を登りはじめ、まもなく眼下を谷が走り過ぎるようになった。山岳地帯は私の記憶にあるより高く、幅広く見えた。以前私は、空にそびえる峰よりも、目の前のものに注目した。それは人のこともあれば、人と人との間のやりとりのこともあった。山々の裾野は次々に重なり、その尾根はあちこちに延び、遠くの空に溶け込んでいる。そびえ立つ峰の背後に別の峰がそびえ立つ。峡谷にすら小さな峰がいくつかあった。雲の間から山の頂上が見え、その上にさらに別の峰が覆いかぶさり、その峰は白い霧に包まれている。その向こうにはさらに高い峰が見えた。大概の山は裾野が狭く、高く屹立している。山のいくつかはほとんど垂直な壁で、それほどの高さにしては、他の山との距離が近すぎるように思われた。普通そんなに高い山々は、お互いにもっと隔たっているものだ。この前のニューギニア滞在よりあとの話だが、ロッキー山脈やヒマラヤ山脈など、他の高い山脈も、私は見たのだった。だがここの山はそれらよりも傾斜が急で、険しかった。ここに前回来てから、私はここで撮った写真を現像し、何度も見ていた。だが写真は深さと距離の近さ、この地域のゆったりとした様子を伝えてはいなかった。

トラックに乗っていると、木を燃やす煙と、埃と体臭からなる高地の匂いが再び私の鼻に漂ってきた。この人たちは制汗剤、シャワー、洗髪のいずれとも無縁な人々である。ほとんど何も変わっていなかった。ちょうど他の国の、低木を植えた並木道のように、ここではバナナの木が道の脇にずらりと並んでいる。猪が一頭何げなく道を横切って行く。前回ここに来たとき、はじめは見る物すべてが珍しく、一々立ち止まっては思いを巡らしたのだが、しだいに慣れっこになっていった。以前訪れた場所を再び訪れることは、記憶を呼び覚ますことである。様々なイメージが甦ってきて、私を再び過去と結び付けた。私は文化史を数千年と、私自身の人生を数年さかのぼる旅をしているのであった。

五時間のドライヴの間、私たちがすれ違った車は二台きりだった。どちらも荷台に人がすし詰めになったトラックで、その人たちは選挙の勝利を祝うシングシングに出掛けるところだった。荷台の前方に乗った女たちはカフェオレ色の粘土の粉のパウダーを全身にはたきつけていて、剝き出しの胸を揺すり、腕を高く挙げ、拳を空に向かって突き出していた。その前日、ある村が焼き打ちにあった。隣村の国会議員候補者を、その村の候補者が打ち負かしたのが原因だった。その隣り合った二つの村同士でそれぞれ対立候補を立てていて、自分たちの候補者が負けたら橋は全部焼き払う、とお互いに言い合っていたのである。どちらが勝つにせよ、橋は壊される運命だった。他のところでは、生後三週間の赤ん坊をビラムに入れて運んでいた女が四十人の男にレイプされ、その夫は斧で殺された。女の出身村落の誰かが当選したからだった。誰もが選挙の重要性を感じていた。それでいて争点などなく、あるのは貪欲と、当選したいという熱意だけで、それも当選すれば、当人もワントックもいい思いができるからに過ぎなかった。人々は選挙を部族間抗争とみなしていた。

道路は荒れていた。オーストラリア人がこの道を作ったときには、何台ものブルドーザーを使って定期的に道を掘り起こしてはまた均し、それで道路は保たれていた。私がこの前ここに来たときにはまだブルドーザーが使われていた。だが今では、壊れ、錆び付いて朽ち果てるままに捨てておかれたブルドーザーが、道端に一、二台あるきりだった。深さ二五センチから五〇センチの溝が道路に縦横に走っている。スティーヴンは時速一五キロ以下のスピードで運転した。それでも私たちのからだは前に投げ出されるだけでなく、上下左右に跳びはねる。私は自分の頭が、バネで胴体に付いていて、前後左右にひょこひょこ動き続ける陶磁器の人形の頭になったような気がした。「道路」というのは婉曲語みたいなもので、実際は、木の生えていない、細長く延びた車の幅の地面にすぎなかった。

車は険しいクールー山をゆっくりと登った。てっぺんに着いて、まだ見えない東部高地の谷を眺めていると、さらにいろいろな思い出が甦ってくる。クールーがもっぱらこの地で猛威を振るった事実に、これらの険しい山々と、それらが作り出している隔絶がどれほど与かっているかに私は改めて気づいた。

老人たちは今でも大きな荷物を持って道を歩いている。自分の背丈より大きなシュロの葉で、ムームーに使うものだ。女たちは巨大なビラムを引きずり、頭の上には米やヤム芋が入った袋を載せ、腕には赤ん坊や荷物を抱えている。幼い少女たちでさえ、腰で支えて赤ん坊を運んでいた。

数軒だけだが、前とは違う家があった。町や海岸地方の家を模して竹の支柱の上に乗っていて、荒っぽくたたき切った木で作った狭いはしご段が、幅一五センチのテラスに通じている。ここですら流行は変化するのである。つまり、新しい流行への憧れは、人間にとって本質的な要素の一つであるらしい。進化の観点からすると、この新し物好きは明らかに、淘汰に耐える強さを生み出す。利益を生む可能性のある新しい習慣や行動を定着させるのに役立つからである。

それ以外はほとんど変わっていなかった。

橋の丸太の上をごとごと走っていると、突然ガタンという衝撃を感じた。数メートル行ったところでキーと音を立てて車が止まった。スティーヴンが降りて行き、「スプリング・エム・イ・ブルック。エム・イ・バガラップ」（スプリング、あるいは緩衝器が壊れた、「いかれた《バガード・アップ》」）と言う。私たちは皆車から降りた。スティーヴンはゴムとメタルのワッシャーを見つけて取り替えた。私たちはまた乗り込み、旅を続けた。

数分後またドンという衝撃を感じ、車から降りた。スティーヴンがゴムのワッシャーを見つけたが、メタルのは見つからない。皆で草むらを捜し回った。私も見てみたが、やはり見つからない。彼らでさえ見つけられないのだから、まして私に見つけられるわけがないと思った。四十分後ビンのキャップを見つけたスティーヴンは、ブッシュナイフを取り出してキャップに穴を空け、メタルのワッシャーの代わりにした。二十分後、トラックが三たび故障した。スティーヴンが車を修理する間、私たちはさらに一時間立っていた。

我々はコーヒーの木のあるところを通った。以前見たときより数も増え、気温が低い土地の、ユーカリの木の林に生える雑草のようによく育ち、丈も高くなっていた。

やがてプロサへの分岐点をすぎ、ワイサに近づいた。以前私はこの道を何度も歩いたものだった。こうして戻って来るのは奇妙な感じだ。いつか戻って来る日が来ようとは夢にも思わなかったのである。

広大な山々の広がりの前に、ソバの小さな家と私たちの家があった。かつて考え方の相違や感情の行き違いの、様々なドラマが繰り広げられた舞台だった家が、今はすっかり静まり返っている。近くの小屋で火を炊いていて、煙が上がっていた。

人々は私のところにやってきて恥ずかしそうに握手し、「アピナム」(「こんにちわ」を意味し、英語の afternoon または Good afternoon からきている) と言った。ピジンを話す人は前より多いが、英語を話す人はまだいなかった。

サングラスをかけ、真新しいラグビーシャツを着た若い男が私に歩み寄ってきた。男は私に会えて嬉しそうだ。突然分かった。ジェイソンだったのである。

「あなたの名前を息子につけましたよ」と彼は私に言った。

「なんだって?」

「クリッツマン、こっちにおいで」と彼は、長くて汚い茶色のシャツしか着ていない、四歳のフォレ族の小柄な少年に言った。彼は裸足だ。ジェイソンは「これがクリッツマン。クリッツィ、こっちにおいで」と言った。クリッツマンは駆けて来て母親の脚の後ろに隠れた。

ジェイソンはなおも私の手を揺すり続けた。「アイー! アイー!」彼は私がここにいることが信じられなくて、笑うように叫んでいた。「あなたと一緒に私はトガワとメンティラサに行ったけれど、覚えている?」

「もちろん」と私は言った。

「結婚しているの?」と別の男が尋ねた。

「いや。」

「ここにいたときあなたはほんのピキニニだったよね」つまり子供だったということだ。しばらく喋っていたが、私は荷物と食べ物の箱を持ったままだ。「ちょっと家に荷物を置きに行って戻って来るから」と私は言った。

私はポーチまで歩いて行った。

私たちが家の前に植えたパッションフルーツや花はなくなっていたし、レモンの木は切り倒されていた。たぶん木材にするためだろう。野外トイレは一メートルほど遠くに移してあった。

家に入った。記憶していたよりずっと小さかった。たいしてやることがなくて、朝のうち涼しい窓辺でくつろいでいられた日々の思い出が、突然甦ってきた。ここにいる間に大変なことがたくさんあったものだから、楽しいときも少しはあったのに、それを忘れていた。何時間も家にいられて、お茶を飲み、トマトやジャムトーストをおやつに食べたこと、ときにはロジャーの短波ラジオを聞いたこと。私とジェイソンの似顔絵は、ニューギニアの工芸品に混じって、壁にテープで止めてあり、そのまま何年もたったのである。それは、真摯で無垢な若き日の私の肖像画だった。自分がひどく若く見えたことに驚いた。当時私の前には広々とした世界が広がっていた。もっともあの頃の私にはそれがよく分かっていなかった。むしろ私は注意深くあらねばならない、正しい判断を下さねばならない、賢明でなければならないと意気込んでいた。前にここに住んでいたときから、いかに自分が変わったかを私は思った。現在の私は医師で、精神科医で、医学研究所の助教授で、すでに数冊の著作もあった。私は今では自分の反応、勘、およびそれらに基づいて行動する能力に自信を持っている。そのすべてがここで始まったのであった。

私の部屋は前より小さく見え、寮の部屋のようだった。簡易ベッドがあり、窓の下には小さな机もあって狭苦しい。当時はそう思わなかった。大学を卒業したばかりで、そういう住まいに慣れていたからだ。

机はタイプライターを置くのも難しいくらい小さかったが、なんとか置いていたのである。その机を目にし、触れることが再びあるとは思いもしなかった。表面は平らではない。そのときになって気づいたのだが、それは二枚の板からなっていて、一方がもう一方よりわずかに高く、両方ともかすかに凹凸のある黄色と緑のリノリウムで表面を覆われている。デルフトタイルのような花のデザインだ。

何もかも昔とそっくり同じだった。ポット、鍋、金網付きの戸棚、私が洗濯をした、家の裏手の、平らな金属の流しのあるカウンター。シャワー室は動き回るには小さすぎて、じっと立っているしかない。この家が馥郁たる木の香りに包まれていることを、私はすっかり忘れていた。夢の中にいるような気がした。馴染みのある場所ではあるが、現在ではなく、遠い昔になれ親しんでいた場所だ。その当時ここは地球上の、人が住んでいるところで最も人里離れた土地であり、最も辺鄙な場所なのは確かだった。今でも変わっていない。一方ロジャーとメアリアンと私は、とっくの昔に去り、彼らの洗濯小屋と私の絵以外何一つあとに残っていない。自分がもはや存在していない世界をちらりと垣間見る経験は、やがて年を取ってこの地上から自分がいなくなるプロセスを、前もって経験しているような、奇妙に心騒ぐ感覚だった。とはいえ、だいたいは、自分が本当に戻って来たという事実にびっくりしているというのが正直なところだった。私の現在の生活の場から地理的にとても遠いところにあるこの場所が、まるでタイムカプセルのように、私がここを去ったのはほんの昨日のことだとでも言うように、今でもここにある。この場所が変化した以上に自分が大きく変化したのを私は感じた。外を見てみると、他の思い出も甦ってきた。丈の高いクナイの草とサトウキビ、生け垣——それらは皆ここでしか見たことがないものだった。

それでいてなぜか村は前にも増して貧しく見えた。土壌のせいか気候のせいか、道沿いのほかのところと違って、ワイサの近くではコーヒーの木が育たない。人々の衣服は前よりぼろぼろで汚かった。豚がこの家の裏庭のあらゆるところを掘っくり返し、何かくちゃくちゃ噛んでいる。お陰であたりは、ゆるい土がどこまでも広がっていた。うずたかく積もった土と穴に気をつけて歩かねばならない。土埃があらゆるものを覆っている。

ジェロームとジョン・コリンジはプロサにハイキングに行っていたが、すぐ戻ってきた。ジョンは長身で、はっきりしたイギリスふうの英語を話した。ジェロームは着古した木綿のシャツとハイキング用ズボン姿だった。髪は茶色で、もじゃもじゃのあげくにふわふわしていて、メタルフレームのメガネをかけていた。私たちは一緒に腰をおろした。私は、昔自分の席だった、右の窓のそばの席に座って、彼らのリサーチのことを尋ねた。

「イギリスはクールーにとてもよく似た伝染病を経験しようとしています」とジョンが私に言った。「すでにイギリスでは十二人がCJDで死んでいるし、これからもっと死ぬでしょう。CJDで死んだ人を個人的に知っている人がもっとたくさんいれば、イギリス人もこのことを今より心配するようになるのですが。クールーはガンを理解するうえでも重要です。腫瘍学者たちは伝染性タンパクに興味を持ち出しました。P50のような腫瘍遺伝子はガン抑制遺伝子——いわばプリオン——の異性体で、それがあると人はガンになります。人間の伝染性タンパクは間違いなくほかにも存在します。クールーはそのほんの一例に過ぎないのです。」

「だがクールーについて知るべきこともここにはまだたくさんあります。例えばクールーの平均潜伏期間です。クールー患者の男女比が一対一になったとき、つまり饗宴に出た子供だけが感染したときを見つけだせば、発見できると思います。それが分かればいつイギリスでは狂牛病が最盛期を迎えるか予測できるでしょう。言いかえると、私たちが今見て知っているいちばん短い潜伏期間が平均で、今がまさしく人間における狂牛病の最盛期で、つまりあまり大流行にならないで済むかもしれない、といったことも分かるかもしれません。」

「でも」と私は言った。「大概の人は複数の饗宴に参加しています。感染の機会はいくつかあるわけなので、いつ感染したかをつきとめるのはとても難しいと思いますよ。」

「ああ、あなたの論文なら一部ここにありますよ」とジェロームが口を差し挟んだ。見せていただけるとありがたいですが。」

「あなたのリサーチは鋭く核心をついているようですね。マダンで書いて、その後専門誌に掲載された私の論文が、その家の、クールー関係の情報の入れてあるボックスに、本当に入っていた。それは結局、私のした仕事のすべてにまとまりを与え、それを意味あるものにしてくれる論文なのだと思う。私は、平均潜伏期間について、彼らの言ったことの真偽を確かめるために、最初に収集した家系図に属する人々を、調べてみることもできるのだと気がついた。

ジョンは論文を手に取った。「私たちはクールーの場合の」と彼は続けた。「宿主となるタンパクの構造も知らないし、違った系統のものが存在するかも知れません。私たちが今日にしている、牛から感染したCJDは、分子から言っても症状から言っても新手の変異型で、スクレイピーや他のCJDよりも狂牛病に似ています。言い換えれば、私は狂牛病が羊からではなく、牛のくず肉から発生したのだと思います。最初に感染した家畜から。クールーが狂牛病やCJDとどう違うか知ることは、重要なことでしょう。」

「どうでしょうねえ」と私は言った。「もしクールーが、一般に考えられているように人間のCJDからではなく、伝染性タンパクの病気を持ったポッサムや豚やネズミのような哺乳類から来たのだとしたら？」

「それはとても興味深い問題ですね」と彼は言った。「ことに今私たちは狂牛病にかかり易いかどうかが、人によって様々に異なるという事実を検証しつつありますから、フォレ族の人たちがどの程度クールーにかかり易かったのかを知ることはとても重要です。私たちはDNAテストをし、感染媒体のタンパクを異性体として持つ宿主タンパクの系統がいくつかあることをつきとめました。言い換えればイギリスには、人より牛からCJDをうつされ易い人たちがいるだろう、ということです。新しく開発されたDNAテストがあって、通常のプリオンの遺伝子のDNAが二相性か多相性かが決定でき、それで感受性「どれくらい病気にかかり易いか」が予測できます。もしフォレ族の感受性が遺伝的に高いのだとしたら、クールーへの感受性も人によって異なるでしょう。もし予測されたよりは少なくて済むかもしれません。イギリスで死ぬ人の数は、以前クールーのモデルに基づいて予測されたよりは少なくて済むかもしれません。比較的長い潜伏期間の患者の示す症状は、遺伝的な違いのために、他の患者とは違っている可能性もあります。臨床的に見て、現在病相が変化しつつあるかどうか確かめる必要もあります。こういったことを知るのは重要なことでしょう。ジェロームはあらゆる人から血を採っています。もし私たちが患者を見つけて患者から採血できたら、例えばイギリスではBSEのために何人死ぬのかというような、重要な質問にたくさん答えられることでしょう。でも遅すぎました。今ここにいるのは感染源にさらされなかった人々ですし、残念ながら今ではクールー患者は一人もいないのです。」

「でも前に私がここにいたときには患者がいましたよ。それに感染源にさらされたのに、発病しなかった人もいました」と私は言った。「前にここにいたとき、私はその人たちから採血しましたよ。」

「本当ですか？ すごいな、それは貴重な血だ！ その血で新しいテストをやってみたいものだ。もしその人たちが感受性の低いタイプの遺伝子を持っているとしたら、治療法の改善にも役立つでしょうね。その血は今どこにありますか？」

「分かりません。でもマイケルに聞いてみましょう。」

私が診たクールー患者から、また潜伏期間の異なる患者から、採血してあればよかったのだが、それはしていなかった。それでも少しは採血してあった。私はまた、自分の発見した一つの患者群の中の、年齢の異なる三つのグループ間で、潜伏期間が大きく異なることをつきとめたが、その違いは感染時の媒体摂取量や感染経路の違いによるのではなく、遺伝的な違いによるのかもしれないということに気がついた。つまりイギリスでも他のところでも、他の人よりＣＪＤにかかり易い人たちがいるかもしれないということになる。

その日の夕暮れ時、日の光が山々の背後に消えてゆき、夕闇の迫る中でコオロギが鳴きはじめた頃、私がいなくなったあとの出来事を、ジェロームはたくさん教えてくれた。ルイス夫妻がかなり前にアメリカに帰ったこと。帰国前に、イヴァンゴイの道路沿いに大きなミッションスクールと診療所を作って行ったこと。図書館もイヴァンゴイに移したこと。ワイサの人たちがそれで慌てふためいたこと、ただし誰もたいして利用していなかったのだが。

ジェイソンはマイケルに、海岸地方の大学に入れてもらったが、つい先頃村に帰って来たという。まじめに勉強しなかったので、落第してしまったのだ。また最近病気になったサユマは、ジェイソンに知恵をつけて、国会議員の候補者に接触させた。選挙用裏金として三百キナ払うとその候補者は約束した。ジェイソンは金を手に入れたが着服し、ゴロカで自分の服を買ってしまった。

ジョンは、ここでジェロームに使わせてやろうと持って来た携帯電話を取り出した。驚いたことに、電気や電話回線よりも先に衛星通信がやってきたというわけだ。「わあ、これでピザだって注文できるね」と私は冗談を言った。ジョンもジェロームも笑った。ここの大変さを笑い飛ばせるのは気分がよかった。

翌朝、クールーにかかっていると噂されている人を診に、私たちは出掛けた。ジェロームはこれまでに三度行き、そのたびに「会えないから別のときに来てくれ」と言われていた。一度などはジェロームが近づいて来るのを見て、その男と妻は急いで茂みに隠れてしまったという。「これが最後の挑戦だ」とジェロームは言った。

ジェロームの新顔の三人のクールーガイド——私が家に泊まったことがあるのを覚えていたサナの養子のジム、ミナリ、それにキャンバー——はプロサまで一緒に車で行った。

「クールーが終わったことについてどう思う?」と私はジェロームのガイドたちに聞いた。

「まだ終わっていないよ。」

「でも減っているでしょう。」

「それは呪術師がほとんど死んだからだよ。でもまだ別の毒や呪術があるよ——トゥカブとかね——それは続いているよ。」最近赤ん坊が死んだ。それは毒のせいだということになった。三人の年配の女たちのせいだということになり、三人は絞首刑になり、死体は燃やされた。その煙は周囲の何キロも離れたところからも見えた。「最近では夜呪術師が人を襲うんだ。そのあと、何が起こったか忘れさせるために毒を飲ませる。その呪術の影響は、あとでからだに現れてくるんだ。」

ジェロームは、新しい伝導所の近くにある、丘の頂上に来るように言われていた。私たちは丘のふもとに車を止め、頂上まで登って行った。頂上には竹でできた、黒ずんだ、窓のない小屋が数軒あり、その近くのベンチに三人の男が座っている。我々は握手した。端に座っているいちばん年長の老人は、からだが少し震えているようだ。握手するとき、彼の手は震えていた。私は目立たないように彼を観察した。かすかではあるが、彼の頭と脚はほとんど絶え間なく動いていた。どこか悪いのは明らかだ。彼はクールーにかかっているのだった。

ジェロームのガイドのジムは現地語で三人の男に話しかけていた。私はジョンに近寄ってささやいた。

「左の男は軽い震えがあるね。」

ジョンは彼を見た。「そう思う？」

「思うね。彼はクールー患者だよ。」

「たしかにあの老人はじっとしていられなくて、それを一生懸命抑えようとしているね。」そう言いながらもジョンはまだ確信が持てないようだった。

私はクールー患者をたくさん見ている。ジョンよりも多く。彼はイギリスで、狂牛病起源のＣＪＤの患者を診た経験がある。だが私はその時点で、世界中で確認された狂牛病起源のＣＪＤ患者全部と同じくらいの数のクールー患者を見ていたのである。

「オーケー」とジムはそこにいる若いほうの二人と話をしたあと言った。「患者を診ていいですよ。そこにいる人です。」思ったとおり、年とったほうの男で、名前をワヌポと言った。

私たちはワヌポに立ち上がるように頼んだ。次に足をかかとから地面に下ろして歩いてくれと言った。彼はそうしようとしたが、よろけてしまった。彼の右足はどうしてもねじれたまま足踏みしてしまう。ワヌポは動くのをやめた。できなかったのである。群衆が周りに集まって来ている。私たちは、指で鼻に触るなど、からだの各部の協調を確かめるテストをいくつか試みた。だが彼はできなかった。自分はマラリアにかかっているので、頭のてっぺんが熱いのだとこぼした。「念のためこの患者をマイケルのところに連れて行こう」とジョンが言った。

「いや、その必要はない」と私は言った。「私には分かる。これはクールーだ。」

私はワヌポのことを心から気の毒だと思った。ここで以前に見たどの患者よりもかわいそうに思った。一つには、私が以前ここを去って以来、もっとたくさんの患者を見てきたせいもある。この間私は医学部に進学し、医者になった。インターン時代と研修医時代を通じて、何週間も何カ月も何年も、私は様々な病気の患者を治療してきた。患者であることがどういうことかを私は十全に感得した。「いつまでも続く苦しみ」ということだ。前にそうしたように、ただ患者を診て「はい、終わり」というふうにはできなかった。私は今では単なる研究者ではなく臨床医、つまり病を治す人間である。以前はここの患者を心から気の毒に思っても、何もできなかった。今では私は、できることとできないことが前よりはっきりと分かる。いつでも治療可能なわけではないにしても、どのように診断し、経過の見通しをたて、説明し、同情し、分かってあげるか。往々にして、「分かってあげること」が最も喜ばれるのである。

私はワヌポに歳を聞いた。彼には分からなかった。自分が生まれたのがいつかも彼は知らなかった。

「プロサへの道路ができて、ジョン・ジェイムズが来るより前ですか？」

「はい。」

「道路ができたとき、あなたはこの男の子くらいでしたか？」と私は幼児を指さした。

「いいえ。」

「ではこの子くらい？」と今度は七、八歳の子を示した。

「はい。」

道路ができたのが一九五七年なのは分かっていた。それからすると彼が生まれたのは一九四九年か一九五〇年で、彼は現在は四十六か四十七歳、彼の潜伏期間は少なくとも四十一年ということになる。プロサへの道路ができる直前に饗宴は行われなくなったので、彼が饗宴に参加したのはまだ幼児だったときのはずである。彼の母もクールーの犠牲となった。彼は今四十一年前に食べた肉のために死のうとしている。幼児だった彼には、饗宴への参加を拒否するすべはなかったし、その危険性については誰も知らなかった。彼は今まで、自分の中で時限爆弾がチクタクいっているとは夢にも知らずに生きてきたのである。私はそこに含まれている意味の重さに突然気づいた。それは彼にとってだけではなく、イギリスと世界にとってもやりきれないことだ。イギリスでは、危険とは知らずに食べてしまった、最後の一つのハンバーガーが汚染されていたために、四十年以上たってから人々が狂牛病によって死ぬ可能性がまだあることになる。換言すれば、少なくとも二〇三六年までは！　人間のみならず他の種を含めても、この男は記録に残る最長の潜伏期間を持つことになる。今まさにこの村で、泥と、剝き出しの小屋と、洗っていない足のただ中で、科学的なデータが記録された。同様に、今イギリスでも、おそらく何千という人々が知らずに感染媒体を体内に宿していることだろう。はたしてそれが自分を殺すのか、またいつ殺すのかも知らずに。

クールーはまだ消滅していなかった。流行はまだ終わっていない。いつの日か、クールーの最後の犠牲者として、一人の男か女が死ぬことだろう。その人の潜伏期間が最長ということになる（その頃には誰もそんなことは分からなくなっているだろうが）。これからそういうことが起こりうるとすれば、今はまだ全体像を推測するには早すぎる。さらに、例えば六十年後、まだ潜伏期間の途中の人が、他の病気で死ぬこともありうる。感染後たった数年で死ぬ人もいる一方で、そういう人は、なぜ四十年以上も生き延びられるのだろうか？　その人の遺伝的感受性は早く死んだ人たちとは異なるのだろうか？　私たちは今こういう質問に対する答えを見出したいと思っている。

ワヌポの家系や、どの饗宴に参加したかなど、それ以上の情報を得るのは困難だった。ワヌポ自身、この辺りで最長老の一人だった。（ここの平均寿命は長くない。伝染病や、また換気の悪い小屋の中で絶え間無く煙を吸い続けるため、肺疾患にかかる人が大変多いのである。）私はこの前、ちょうどここの文化が大きく変化する変わり目に居合わせた。当時は一つか二つの饗宴に出ただけという人たちがいたし、カニバリズムの行われた時代を覚えている年とった村人たちもいた。

「彼が死んだら死体解剖して脳が取り出せるよう努力してみる必要がある」とジョンがジェロームに言った。「ここで解剖できると思う？」

「思うよ」とジェロームが言った。

「よし。」その会話、つまり人食い人種の脳を手に入れようとするその熱心さは、私を不安な気持ちにさせた。

「どうして死体解剖が必要なの？」と私は尋ねた。

「脳のどこに病原体が行くのか、その分子構造はどんなものか、どれくらいＣＪＤに似ているかその他、数年前だったら私たちが考えつきもしなかったたくさんの科学的疑問について調査するためです。」確かに脳は重要である。

私たちはトラックに乗り込み、黙ったまま家に戻った。

家にはソバが来ていた。彼は十六年前と同じスキー帽を今なおかぶっている。物資の乏しいこの土地においてすら、人々は自分のスタイルやトレードマークを保っている。ソバは最初私を無視し、あとになってやっと、私のことを覚えていると言った。私は彼に元気ですかと尋ねた。「年とったよ」と彼は言った。「何もしないんだ」と言って微笑んだ。「みんなにやってもらっている。」彼は咳が出るので診て欲しいと言う。たいしたことはなさそうだった。次に彼は、ここにハウス・シクを建てて欲しいと私たちに言った。

「ロジャーとメアリアンのことを覚えている?」と私は聞いた。

「うん。」だが彼はそれ以上何も彼らのことを言おうとはしなかった。

「あれからずいぶんいろいろな変化があったんでしょうねえ。」

「年よりは死んでしまった。新しい子供たちが生まれてきた。公共事業と道路はだめになってきた。」

「私がいなくなってから、研究者がたくさん来ましたか?」

彼は肩をすくめた。「医者が一人来たけど、大酒のみだった。私はマイケルに彼を追い出してくれと頼んで、マイケルはそうしてくれた。」

「本当に?」

「本当さ。ワイサの私たちがマイケルの出世のもとだよ、ねえ。私たちがいるから、彼はゴロカでうまいことやっていい目をみている。研究所全体のボスマンだからねえ。」ソバは相変わらず抜け目ない。彼はあまり話をしなかったが、じっと座ったままで、立ち去りたくないようだった。彼にとっては家の中にいることが重要で、それをもって彼は「偉い」ことになるのである。今でも、テーブルや椅子があるのは村中でこの家だけだ。ジョンが私にリサーチのことを話したがり、実際に話しはじめた。ついにソバが言った。「オーケイ、ユペラ・トク・トクプレス・ビロング・ユー」(オーケー、トクプレス、ないし地方言語で話していいよ)。英語はピジンのもとになった言葉ではなく、単なるトクプレス、それも多数のうちの一つとしかみなされていない。

外ではソバの養子のジョージと彼のワントックが私たちのためにムームーの準備をしてくれていた。準備は朝始まった。十人以上の女たちが一日中座って、山と積まれた、一メートルもある巨大な白いチューバのようなタロ芋の皮をむいていた。「ラム・フラップスでムームーにするんだって!」とキャンバーとミナリは興奮と驚きの表情で私たちに教えてくれた。欧米では肉とはみなされず、家畜のえさにしかならない、あばら骨にぎとぎとする脂身のこびりついたラム・シャンクスは、ここでは高価なご馳走と考えられている。ムームーが始まるとジョージは得意満面でジョンとジェロームと私の前に、湯気の立つ油っこい肉と野菜——ほとんどは味のない、パルプのようなタロ芋だ——の入った大きなボールを置いた。肉はよく火が通っていなくて、私の唇と鼻の穴と指を油だらけにした。みんなが私たちに食べろ、というジェスチャーをしながらこちらを見ていた。どうしたら彼らの気持ちを傷つけずにこの場を切り抜けられるだろうか？　私はタロ芋を一口かじってみた。糊のようだったが、私は一口がぶりと噛んで無理やりにっこりした。「失礼して手づかみで食べるよ」とジョンが言った。実際使えるのは指しかない。幸いトウモロコシとカウカウはおいしかった。私にとってはなじみの味だ。つぶしたバナナとラム・フラップスをバナナの葉に包んで蒸したものもジョージは出してくれた。それを食べるとまた口が脂だらけになり、胃がむかむかした。クリーム色で、背中を覆うほど大きな茶色の斑点が二つ三つついた仔豚が入り込んで来て鼻先を私たちのボールにつっこんだ。ジョンが手を振って豚を追いやった。豚は走り去ったと見るや、たちまち近くの別の食べ物の山ににじり寄って行く。別の人がまた豚を押しやった。

「まったくの話、ぞっとするね」と私は声をひそめてジョンに言った。

「豚は犬と同じくらい賢い（スマート）って知っている？」と彼は返事した。

「本当に？　じゃあどうして奴らは豚のままなのだろう？」

仔豚はさらに他の食べ物の山にすり寄っていく。突然一人の少女が仔豚を引っ捕まえた。仔豚は大声で鳴いたり喚いたりしたが、少女はそのまま連れて行ってしまった。ムームーに参加していた全員が笑った。

ジョンもジェロームも私もまだ空腹だったので、その晩薪ストーブでいり卵を作った。火が通ったかどうか見えないので、テーブルの上のコールマンランプの下まで持って行かなければならない。まるでキャンプしているみたいだった。

ジェロームのガイドのミナリとジムとキャンバーがやってきた。「私たちは研究所にもう一つ家を建ててもらいたい」と彼らは言った。「中立地帯に、『診療所』かハウス・シクを。あなたたちはここにいてはいけない」と彼らは言った。「この家は中立ではない人のものだから。」

「でも研究所はもうここに一軒家を持っている」とジェロームは言った。

「オーケー、分かった。あなたたちはここに住んでいいが、ここで仕事をしてはいけない。それに、血と食べ物を同じテーブルに置いてはいけない。」

ジェロームはマイケルに話す、と言った。

「そして」とキャンバーは付け加えた。「私たちは給料を上げてもらいたい。」まったくの話、ここではほとんど何も変わっていなかった。

私の服と顔は泥と埃に覆われていたので、夜になると私はシャワーを浴びることにした。ジェロームは一度もシャワー室を使ったことがないと言う。「苦労するだけの価値はないよ」と彼は言った。彼はシャワーの代わりに洗面所を使ってからだをきれいにしていたが、私はどうしてもシャワーを浴びたかった。バケツは地面に置いてあって、蜘蛛の巣でいっぱいだ。何年も使われていなかったのである。

次の日ゴロカに行く支度をした。ここに来て数日たってみると、家は大きく快適だし、台所なども機能的にできているし、落ち着ける隅っこもあると再び思えるようになってきた。スーツケースに荷物を詰めて、外に出て行った。私たちを見送ろうと、たくさんの人々が家の前にいたのでびっくりした。私はジェイソンのそばに行った。「気をつけて。君は頭がいいんだ。人生に夢を持って、その実現のために努力するのを諦めてはいけないよ。人に後ろ指をさされたくはないだろう。ならず者になってはだめだよ。」私がなんのことを言っているのか分かって、彼は恥じ入っていた。自分が陥っている状況をどうして私が知っているのか、彼は不思議に思ったことだろう。

別の数十人がトラックのところに、さよならを言いに来ていた。これで村中の人が来てくれたことになる。ソバの養子ジョージが私に歩み寄って言った。「ワイサ・エム・イ・アス・プレス・ビロング・ユ」（ワイサはあなたの「アス・プレス」、つまり「尻を落ち着ける場所」、あなたの生まれたところ、出身地）と。「イングランド・エム・ナンバ・トゥ」（「イギリスはあなたの第二の生まれ故郷。ワイサが第一。」現在ではジョンとジェロームと同様、「イギリス」が私の出身地だと彼らは思っていた）とも彼は言った。今や彼らは、ニューヨークはイギリスのどこかにあると思っている。

ジョージの妻は自分で編んだ美しいビラムをくれた。ビラムは現在では、鮮やかな色合いの市販の糸を使って作られている。林に生えている蔦でこういうバッグを作り、地元の染料で染める技術がたちまち失われることは、疑う余地もなかった。キャンバーは自分で作った矢をくれた。ジェイソンは特殊なヤシの木を切り出して作った、長くて黒い弓をくれた。「これをあなたの家の壁に飾って下さい」とキャンバーは言った。「ビラス・ビロング・ハウス・ビロング・ユー」。彼らは人だけでなく家もビラス、つまり装飾品を所有するというふうに考えていた。

私たちはでこぼこ道をゆっくり下って、もと来た道を戻って行った。

研究所に戻るとデボラが私を呼び、あごひげのある、がっしりした背の高い若者を私に紹介してくれた。「ビナビを覚えている?」と彼女は聞いた。信じられなかった。アルパーズ一家と暮らしていた少年が今や結婚して父親になり、子供が二人もいるのだ。

その晩マイケルとデボラは、ジョン、ジェローム、私と落ち合って「ザ・バード」で夕飯を食べた。私はバナナ・リパブリック［しゃれた、カジュアルウェアの店］で買った縞模様のワイシャツ、着古したカーキー色のズボン、そしてベルトというでたちだった。ニューヨークにいるときならいちばんさえない外出着だ。それでも着飾りすぎという気がした。ここでは人々はほとんど衣服を持たず、数枚の衣服を何度でも着るのである。

前に私が採取した血液はどこにあるかマイケルに聞いてみた。彼は調べてみると言ってくれた。もう分析されて、なんらかの鍵が見つかっているかもしれない、とも。

九時五〇分になると、マイケルとデボラは帰ろうと言って突然立ち上がった。レストランから急いで出て行く人たちがほかにも数人いた。私たちの周りには、座席に着いたまま飲み続けているニューギニア人たちもいた。「あの人たちはこのままこのホテルにいたほうがいいのよ」とデボラは言った。

「どうして？」と私は聞いた。

「午後一〇時以降外出禁止令。」それは今でもトラブルの可能性があることを思い出させる。

翌日、トラックの荷台に立ったまますし詰めになって、男たちが街に乗り込んで来た。彼らは髪に木の葉をつけ、手に持った小枝を振って、「アー！　オー！　アー！　オー！　アー！　オー！」と二拍子の叫びを繰り返している。勝利のパレードだ。首相のジュリアス・チャンが選挙に敗北したという発表があった。誰もが選挙結果に興奮している。古い人たちが破れ、新しい人たちが当選した。だが社会の仕組みはなんら変わらない。

次の晩はここを発つ前の晩だったが、私はマイケルのところでワインを飲んだ。私も料理したことのある台所を再び目にした。ここではスパイスを使った料理もできるし、冷蔵庫もあれば、素材もワイサよりずっといろいろある。前面がガラス張りの食器棚にはワイングラスが入っていて、地震の間中それが皆地震計みたいにカタカタいい続けたものだった。シェークスピア戯曲全集が揃っている。『ローマ帝国衰亡史』の完全版もある。コーナーテーブルのまわりに、丈の低いモダンな椅子が並んでいるのを私は忘れていた。そこにはランプがあり、その光に照らされたところに電話があった。初めてここに来たとき、家に電話をかけた思い出の電話だ。

翌日、研究所の研究員の一人パトリック・ミーズが、飛行機に乗る私を空港まで車に乗せて行ってくれた。モレスビーに行き、そこでオーストラリア行きの便に乗り換える予定だ。

チェックインしようとすると「申し訳ありませんが」と言われた。「今日は一便もありません。」

「どういうことですか?」

「ポートモレスビーからの便が着いていないので、モレスビーに戻る飛行機もないのです。」

「どうすればいいんですか?」

「明日は飛行機があるはずです。」

「ある『はず』ですか?」

「はい。」

「何時に?」

「まだ分かりません。明日の朝来てみて下さい。」

信じられなかった。明日うまく乗り継げるかどうかも分からない。心配と苛立ちが私の中で煮えたぎる。

パトリックは驚いていないようだ。「飛行機があると思ったの?」と彼は笑った。「ここではこういうことはしょっちゅうさ。戻って一杯やろう。」彼の家まで戻った。ニューギニア人のコックが飲み物を用意してくれた。コックはそれが済むと、座って、英語字幕付きのテレビ映画を見はじめた。彼は読み書きが出来ず、現地語とピジンしか話せなかったが、それでも魅せられたようにテレビの前に座っている。

翌朝早くに私は空港に向かった。数時間後にポートモレスビーからの便が到着し、戻る飛行機に私は乗り込んだ。乗客のほとんどはニューギニア人で裸足だ。飛行機は上昇して雲の中に入り、一時間後にポートモレスビーに着いた。手荷物受け取り所の係員はたった一人で、その人が二つのトラックからテーブルに荷物を投げ下ろしていた。大量のバナナが荷物としてチェックインされ、札が付けられている。印刷された行き先札が細い白い紐で房に取り付けてある。私はスーツケースを受け取り、オーストラリアのケアンズ行きの便に乗った。今度の乗客は白人ばかりだ。離陸したとき、私はニューギニアをちらりと眺めた。ニューギニアはたちまち水平線の彼方に消えて行った。今回のニューギニアでの旅は、前回にも増して困難だった。電話も飛行機も道路も、皆だめになっていた。それでもニューギニアを再訪できてとても良かった。ニューギニアは風変わりなままだった。それは言わば人間や、文化や、時の経過の及ぼす影響を理解するための、天然の実験室だ。いつかもう一度ニューギニアに行ってみるべきだとはずっと思っていた。だがはたして本当に自分が行くのか、行くとすればいつのことか、また現に行ったとしてニューギニアと私がどれほど変わっているか、といったことは分からなかった。それでも、前回同様今回の旅でも私は多くのことを学んだ。

この国での経験がどんなに重要だったかを私は改めて認識した。それに比べ、それ以降の医学部やインターン時代、研修医時代、研究員時代の経験はなんとありきたりで凡庸なことか。これまでの休暇中の旅のどれをとっても、ニューギニアでの経験ほど予測不可能で興味深いものはなかった。ここで過ごした時間が、私の大人としての人生の始まりを示しているのである。それは大学卒業後私が初めてした仕事だったし、それ以前もそれ以後も含め、私がした最大の冒険だった。
モレスビーを発って一時間半後、私は再び文明の中に降り立った。Eメールやファックスや、現代の電気通信技術で世界の他の場所と再び連絡がとれるようになって、自分がとてもほっとしたことに気づいて、我ながらびっくりした。行きすぎや欠陥が数多くあると認識しているにもかかわらず、自分がいかに自分の文化にどっぷりと浸っているかが分かった。その日の夕方は、オーストラリアの海岸のリゾートホテルに泊まり、木々に囲まれたプールサイドで夕飯を食べた。ニューギニアまでは飛行機ですぐ行ける距離だが、それは時間的に見れば、二千年も隔たっているのである。

カミュは小説『ペスト』の最後に医者を登場させ、もしまた町をペストが襲うとしたら、いったいいつのことだろうかと考えさせて終わっている。伝染病の終わりがいつかを知ることは困難だ。一人でも新たな患者が出現すれば、まだ終わっていないことになるからだ。だがクールー患者の数が減りはじめてから、すでに二世代が生まれてきている。クールーの流行のことなどまったく知らない世代も現れてきた。それはますます過去に遠のきつつある。だが不安感はなおも残っている。

現在まだよく知られていない、新しい伝染性の病原体によって、いつか別の疫病が突然大流行することは間違いない。以前は接触のなかった、地球上のある地域と他の地域が互いに影響しあうことは、ますます増えている。空の旅のスピードも便数も増しているので、熱帯雨林を朝発って、その晩にはロンドンかニューヨークに着く、もしくはその逆ということも可能となっている。このようにしてここ数十年間に発生した病気に、エボラ熱、エルハサ熱、そしてレジオネラ病がある。病原菌や寄生虫は常に新たな居場所を見つける。私たちの誰もが、これまでに遭遇したことのない病気の保菌者となり、犠牲者となる可能性もますます増加している。そういう新たな疫病は病気、伝染病そして人間に関する既存の知識に対し、私たちに深刻な疑問を抱かせることだろう。

私が医学部に進学した当時、伝染病の分野は名声と刺激をなくしていた。伝染病はもうすべて克服したと、医者たちは考えていた。だが前述のような「新しい」病気の発生に加えて、結核のような「昔の」病気が再登場し、伝染病を克服したという私たちの以前の認識が、思い上がりに過ぎなかったことを明らかにした。

狂牛病そのほかの伝染性タンパクによる病気の話はまだまだ終わっていない。最近では数年ごとに、それまで知られていなかった病気が見つかっているようだ。今後数十年にわたり、イギリスでも他のところでも、新しい病気の患者が数え切れないほど現れるかもしれない。このような病原体から起こる病気は、おそらく、病気への恐れ、抵抗、病気であるという事実を否定したいという気持――その結果病気はさらに広がるのであるが――、答えと解決法のやみくもな探求へと人々をかり立てるであろう。それはまさしく私がニューギニアで見たのとそっくり同じ反応なのである。

謝　辞

本書が世に出るに当たっては、たくさんの団体や多くの人々のお世話になった。とりわけ、私をパプアニューギニアに送り出してくれたカールトン・ガイダシェック博士、また現地において私の仕事を後援してくれた国立伝染性神経病研究所には大変お世話になった。マイケル・アルパーズはパプアニューギニア国立医学研究所での私の仕事を指導してくれた。彼と夫人のウェンディはしばしば私を自宅に招いてねぎらってくれた。彼らの親切がなかったら私はとてもゴロカで一年間過ごすことは出来なかったことだろう。また私はグラハム・ヘンダーソンと夫人のロザリン、デボラ・レーマン、アウヤナ、アヌア、そしてイガナに、また聞き取り調査に協力してくれた患者とその家族に感謝を捧げる。

原稿の作成に当たってはリチャード・A・フリードマン、ルネ・C・フォックス、シャーリー・リンデンバウム、とりわけロイス・フリッピンに感謝したい。エイジェントのクリス・ダール、そのアシスタントのキンバリー・キニーリにも深く感謝したい。エリカ・ゴールドマンは編集者として熱心に私を援助してくれた。原稿タイプについてはことにロイス・リンに、またナンシー・ラング、ロバータ・レフテナント、ローヒット・バンサル、そしてブレイク・ブリンソンにも感謝する。エイズを含む伝染病の文化的研究については、アーロン・ダイヤモンド研究基金、ロバート・ウッド・ジョンソン研究基金、ピッカー・コモンウェルス・スカラーズ・プログラム、国立精神衛生研究所の研究奨励金（キャリア習得奨学金 K08 MH1420-1、センター奨励金 P50 MH43520、研修医奨励金 T32 MH19139）に多くを負っている。本書の原稿の一部を書く場所を提供してくれたヤドーにも感謝を捧げる。

訳者後記

本書はRobert Lloyd Klitzman博士の*The Trembling Mountain* (New York, Perseus ; 1998) の全訳である。原著の明らかな誤植や誤記等は著者の了解を得て訂正してある。またフォレ族と、ガイダシェック博士の名前の表記は、これも直接著者クリッツマン博士に確認し、できるだけ原音に近いものを採用した。文中の〔 〕内の小活字および［ ］は訳注を示す。

クリッツマン博士は現在コロンビア大学生命倫理研究所副所長であり、医学部臨床精神医学科助教授である。本書の他にも*A Year-Long Night : Tales of A Medical Internship* (Viking, 1989), *In a House of Dreams and Glass : Becoming a Psychiatrist* (Simon and Schuster, 1995), *Being Positive : The Lives of Men and Women with HIV* (Ivan R. Dee, 1997), という三冊の著書がある。また今年の一一月には*Mortal Secrets : Truth and Lies in the Age of AIDS*が出版の予定という。博士はプリンストン大学卒業後、イエール大学医学部に進学、その後ペンシルバニア大学でロバート・ウッド・ジョンソン臨床医学基金研究員として勤務した。博士の論文は数々の科学雑誌やテキストに掲載されている。また「ニューヨーク・タイムズ」その他の新聞・雑誌にもしばしば記事を載せている。博士はたびたび表彰されたり、研究奨励金を受けたりしている。その中にはアメリカ精神医学会の、精神医学における若き指導者のためのバロウズ・ウェルカム・フェローシップ、アーロン・ダイヤモンド基金フェローシップ、ピッカー／コモンウェルス研究奨励金などが含まれる。博士はまた芸術家・作家等の創作活動の施設ヤドーとマクドウェルの会員である。

クリッツマン博士は、アメリカ国内はもちろんのこと、「南極以外の世界中の大陸には数回ずつ行っている」というほどの旅行好きで、他には「写真を撮ることと、ジョギングも大好き」だそうである。現在は患者を診ることはなく、もっぱら本を書くことに専念する日々で、そのテーマは生命倫理学、あるいは医学的文化人類学といったようなものである。

本書はアメリカで発売されるや人々の注目を集め、「ニューイングランド・メディカル・ジャーナル」を始め、様々な雑誌や新聞、また「ディスカバー・チャンネル」、「ヒストリー・チャンネル」というテレビ番組にも取り上げられた。原著はハードカバーが五〇〇〇部、ペーパーバックはこれまでに四〇〇〇部売れ、今もよく売れているそうである。パプアニューギニアの東部高地でかつて行われていた儀式としてのカニバリズムのために、狂牛病に似たクールーにかかる人が続出した。そのクールー調査の見聞録が本書の内容である。興味深いのは、パプアニューギニアの、フォレ族の人々の暮らしぶり——電気もガスも水道もない、まるで原始時代さながらの——や、屹立する山々のエキゾチックな風景などにとどまらない。クールー患者の調査を続ける中でクリッツマン博士は、時間を守るという感覚を持たず、西洋風のものの考え方など意にも介さない、フォレ族をはじめとするニューギニアの人々と様々な交渉をしつつ、調査を続けていく。その中で博士はニューギニアの人々の世界観や価値観を学んでいくのみならず、アメリカや文明国のなんたるかにも改めて目を向けるのである。ニューギニア人は決して「高貴な野蛮人」などではなかった。しかしまた一方アメリカが本当に文化的に進んだ、素晴らしい国であると言い切るのにも躊躇せざるを得ない。そのような、一種中立的な博士のスタンスは、当然のことながら人々の心を開き、通り一遍ではない魂の交流と、有効な情報収集が可能となったのである。

この本の翻訳に取りかかったときには、「炭疽菌」という言葉は聞いたことのない人の方が多かった。二〇〇一年九月にはアメリカで同時多発テロが起こった。日本でも狂牛病の牛が見つかって大騒ぎになり、そしてこれを書いている二〇〇三年にはSARS（新型肺炎サーズ）が世界を震撼させている。すべて何らかの形で本書に関係のある事柄である。

クールーによって死にかけている人の家族に、「助けてあげることはできないが、あなたの奥さんを診させてもらうことで、クールーの研究が進む。そうでなければこれからもクールーで死ぬ人が沢山でますよ」と言われて協力する人々がいる。しかも彼らは人に見られるということで、病人が死んだりするかも知れないと信じる迷信深い人々なのである。こういったごく普通の人間の、ささやかな勇気と善意が如何に人間を支えてきたことだろうか。現代のニューヨークでも東京でも、サナのような立派な人もいれば、サユマのように抜け目ない人もいる。「高貴な野蛮人」という幻想は消えても、どんな文化程度の、どんな国や地域でも、民族や文化の違いを超えてコミュニケーションが成り立つ瞬間も多々あるという発見は、二一世紀を生きる私たちに大きな勇気を与えてくれる。

なお、クリッツマン博士へのインタビューを『文学研究』二一八号に、他の本の紹介と、「ニューヨーク・タイムズ」に掲載された記事（妹さんを同時多発テロでなくされ、ご自身が鬱病になってしまった辛い経験を書いたもの）の翻訳を『文学研究』三十号に、また本書『震える山』の紹介を拙著『イギリス小説のモンスターたち』の第六章に載せたので、ご参照いただければ幸いである。

翻訳には万全を期したつもりであるが、専門外の仕事であるだけに、間違いも多々あることと懸念する。お気づきの点はご指摘いただければ幸いである。

この本を訳す機会に恵まれたことは、訳者にとって大きな幸せであった。クリッツマン博士は二度にわたるインタビューに快く答えてくれ、頻繁なEメールによる質問にも即座に返事を下さった。原書と同じく訳書に挿入した写真も博士から直接CDで提供していただいた。また本書が世に出るに当たっては当時訳者と同じ大学にいらした山形和美先生（現在は聖学院大学大学院教授）のお陰によるところ大である。本書の話しをすると先生は即座に「それは面白い。それなら法政ですね」と藤田さんに声をかけて下さった。先生がいなければこの本が日本の読者の目に触れることはなかったかもしれない。この本に出会うきっかけとなった、山内一也教授のサイトを教えてくれたのは春田弘司氏（国際協力銀行財務部長）である。更に医学用語については山田晴子氏（元玉川大学名誉教授）、菱田治子氏（浜松医科大学助教授）、中国に関することでは池上貞子氏（跡見学園女子大学教授）の助けをお借りした。同僚の岩村太郎氏（恵泉女学園大学教授）、長年の友人の川辺京氏（コピーライター）にもなにかとお知恵を拝借した。法政大学出版局の藤田信行氏にはひとかたならずお世話になった。この他にも多くの先生方、友人、学生の皆さんに教えられたり支えられたりしてここまでたどりついた。心から感謝する次第である。なお翻訳に当たっては二〇〇一年度恵泉女学園大学平和文化研究所研究奨励金の交付を受けたので、ここに記して心からの感謝を捧げる。

二〇〇三年六月二五日

マセライに感謝を捧げつつ

榎本真理子

ま行

や，ら，わ行

略記号

た行

な行

は行

索　引

この索引は原書通りではなく，利用の便を考慮し訳者が適宜に項目の取捨を行い再編成した.

震える山
クールー，食人，狂牛病

発行　2003年11月10日　　初版第１刷

著者　ロバート・クリッツマン
訳者　榎本真理子
発行所　財団法人　法政大学出版局
〒102-0073 東京都千代田区九段北3-2-7
電話03(5214)5540／振替00160-6-95814
製版，印刷　平文社
鈴木製本所

ISBN4-588-77201-5
Printed in Japan

著者

ロバート・クリッツマン
(Robert Klitzman)
1958年生まれ．コロンビア大学医学部臨床精神医学科助教授，生命倫理研究所副所長，医学博士．著書として本書のほかに *A Year-Long Night: Tales of A Medical Internship, In a House of Dreams and Glass: Becoming a Psychiatrist, Being Positive: The Lives of Men and Women with HIV*〔以上，未邦訳〕などがある．

訳者

榎本真理子（えのもと　まりこ）
1951年生まれ．津田塾大学大学院博士後期課程満期退学，1981-82年ケント大学留学，1993-94年ケンブリッジ大学客員研究員．恵泉女学園大学英米文化学科教授．著書：『イギリス小説のモンスターたち』(彩流社)，『アンジェラ・カーター』(共著，勁草書房)『イギリス女性作家の半世紀1　50年代・女が問う』(共著，勁草書房) ほか．

クリッツマン博士のパプアニューギニア高地への旅は，素晴らしく，魅力的で，ときに恐ろしい．それは無垢と科学的調査と，そして信じられないような美しい背景とが結びついた，恐るべき話でもある．読者は博士に誘われて旅の一歩一歩を博士と共にする．この本は，一度読み出したら最後までやめられず，読んだ後も長らく記憶に残る本である．

――トバイアス・シュネーバウム，『精霊の棲むところ・ニューギニア熱帯雨林のオデッセイ』の著者

ロバート・クリッツマンの回想録は，石器時代のような生活を送る人々から伝染病の決定的なデータを集めようとして，厳しい現実に直面する若き医学者の経験を，魅惑的な洞察に満ちた筆で描き出している．

――ギュンター・S・ステント，カリフォルニア大学バークレー校神経学教授

本書『震える山』に寄せられた賛辞

『震える山』はパプアニューギニア高地の豊かな緑の地を探り，謎に包まれた人間の病気と欲望と先史時代の生活に光を当てる．

——リチャード・ローズ，『プリオン・死の饗宴』，『原子爆弾の製造』の著者

クリッツマン博士の『震える山』は，医学研究者の大胆な冒険を描いている．ニューヨーク出身の医者の卵が，つい最近カニバリズムをやめたばかりの人々と，パプアニューギニアの原野で出会う．博士がクールー患者の足跡をたどっていく勇敢な研究者魂は，魅惑的で教育的である．それは文化を異にする地での医学調査を試みる人々へのたくさんの教訓に満ちている．

——サミュエル・シェム博士，『神の家』，『悲惨な山』の著者，ハーバード大学医学部

本書から，クールーや狂牛病のようなプリオン病について多くを知ることが可能である．この病気の研究に関しては二人の科学者がノーベル賞を受賞している．多くの知識を与えてくれるこの回想録の中で，クリッツマンは我々に，まだ人間にとって未知のことは数多くあるという事実を思い出させる．医学者が一人前になっていく過程を，そしてニューギニアで未知のものと折り合いをつけていく過程を描いたこの実話は，まさしく医学的文化人類学の伝統に収まるものである．冒険家は，海外にあっては現地の習慣に敬意を払わなければならないが，帰国のためにはきれいなスーツを用意しておくべきだ，というディドロの忠告にも博士は忠実に従っている．

——ジェラルド・ヴァイスマン，『民主主義とDNA』，『双頭の医者』の著者